国家卫生健康委员会"十三五"规划教材

全国高等职业教育配套教材

供医学影像技术专业用

超声检查技术
实训与学习指导

主 编 周进祝 吕国荣

副主编 谭 文 游晓功 杨兴益 韦中国

编 者（以姓氏笔画为序）

丁 红（复旦大学附属华山医院）　　吴家祥（泉州医学高等专科学校）

于 昊（长春医学高等专科学校）　　吴雪玲（山东医学高等专科学校）

王雪梅（襄阳职业技术学院）　　　何彩云（肇庆医学高等专科学校）

韦中国（阜阳职业技术学院）　　　陈雨娜（商丘医学高等专科学校）

吕国荣（泉州医学高等专科学校）　　陈益红（杭州医学院）

刘媛媛（咸阳职业技术学院）　　　周进祝（上海健康医学院）

闫国珍（内蒙古科技大学包头医学院　周毓青（上海市长宁区妇幼保健院）

　　　　第一附属医院）　　　　　　徐晓红（广东医科大学附属医院）

孙建刚（绍兴文理学院附属医院）　　黄晓云（曲靖医学高等专科学校）

李玲玲（鹤壁职业技术学院）　　　游晓功（泰山护理职业学院）

李素和（鄂尔多斯应用技术学院）　　简燕进（铜仁职业技术学院）

杨兴益（山西医科大学汾阳学院）　　谭 文（江西医学高等专科学校）

人民卫生出版社

·北 京·

图书在版编目(CIP)数据

超声检查技术实训与学习指导/周进祝,吕国荣主编.—北京:人民卫生出版社,2021.9(2024.2 重印)
　ISBN 978-7-117-31968-3

　Ⅰ.①超… Ⅱ.①周…②吕… Ⅲ.①超声波诊断-医学院校-教学参考资料 Ⅳ.①R445.1

　中国版本图书馆 CIP 数据核字(2021)第 168875 号

人卫智网	www.ipmph.com	医学教育、学术、考试、健康,购书智慧智能综合服务平台
人卫官网	www.pmph.com	人卫官方资讯发布平台

超声检查技术实训与学习指导
Chaosheng Jiancha Jishu Shixun yu Xuexi Zhidao

主　　编:周进祝　吕国荣
出版发行:人民卫生出版社(中继线 010-59780011)
地　　址:北京市朝阳区潘家园南里 19 号
邮　　编:100021
E - mail:pmph @ pmph.com
购书热线:010-59787592　010-59787584　010-65264830
印　　刷:三河市潮河印业有限公司
经　　销:新华书店
开　　本:787×1092　1/16　印张:14
字　　数:377 千字
版　　次:2021 年 9 月第 1 版
印　　次:2024 年 2 月第 3 次印刷
标准书号:ISBN 978-7-117-31968-3
定　　价:48.00 元

打击盗版举报电话:010-59787491　E - mail:WQ @ pmph.com
质量问题联系电话:010-59787234　E - mail:zhiliang @ pmph.com

前　言

　　本书编写以推行国内超声医师与技师协同发展和各司其职的工作模式为目标,注重培养胜任超声医学检查技术岗位任职需求的职业能力,侧重临床常用超声检查技术,突出扫查方法、探测要点、注意事项以及临床图像与数据采集、重建、存储及传输的基本操作规范,以满足当前超声技师的人才培养需求。

　　本书以高等职业教育医学影像技术专业规划教材《超声检查技术》为蓝本进行编写,是《超声检查技术》的配套教材,章节目录、编写风格与主教材基本一致。全书内容包括绪论、超声成像的物理原理、腹部超声检查方法、肝超声检查、胆囊和胆管超声检查等。本书共20章,各章根据需要设置了学习目标、教学重点、教学难点、学习指南、教学内容、知识拓展、案例分析、目标检测、参考答案和实训指导等内容。其中目标检测包括单项选择题、多项选择题、思考题和案例分析4种题型;参考答案中除包含本配套教材中4种题型的参考答案外,还提供了主教材中思考题的参考答案。

　　本书编写以加强技能训练规范化指导为核心,以提高临床操作训练质量控制为重要环节。希望通过本配套教材的学习,能帮助学生进一步理解和巩固课堂讲授的理论知识,强化学生动手操作能力和对常见病及多发病超声图像认知的能力及自主学习的能力。

　　本书编写中参考了国内外相关专家的著作、论文和教材,在此一并表示衷心感谢!

　　本书编写过程中,全体编写人员以精益求精的态度对全书内容进行修改和筛选,但限于我们的学术水平和知识水平,疏漏或不足难以避免,恳请广大师生和读者批评指正。

周进祝　吕国荣

2021 年 4 月

目 录

第一章　绪论

一、学习目标

1. 掌握　超声检查技术的内容。
2. 熟悉　超声检查技术的临床应用价值。
3. 了解　超声医学发展的概况。

二、教学重点

1. 超声检查技术的内容。
2. 超声检查技术的临床应用价值。
3. 超声检查技术的评价。

三、教学难点

1. 国内外超声医技协同发展工作模式对比介绍。
2. 超声技师培养路径及方法。
3. 超声检查技术学习指导。

四、学习指南

　　充分利用现代网络资源、学校图书馆专业期刊、书籍、教学软硬件资源,介绍超声检查技术课程的基本内容和发展前景;邀请行业专家或校友来校介绍胜任岗位工作所需的素养、知识及技能要求,坚持"立德树人、德技并重"育人;推荐学习参考书籍、期刊、网站,指导学生主动学习、团队学习、讨论学习、基于问题导向的学习、项目学习等方法。

　　教师要坚持临床实践、动态了解岗位工作胜任力的要求、加强专业知识和技能的学习与经验积累;加强课程标准的学习与研究;拓展对超声医技协同发展工作模式深度与广度的认识、知晓国家的相关政策、行业的需求、国内外的现状;研究教学对象、坚持因材施教,做好导学、助学、辅学工作,坚持"教为主导、学为主体、用为根本"的理念,"做学一体"让学生在做中学,变学会为会学,以能力培养引领具体的知识和技能学习。具体建议如下:

　　1. 超声检查技术的临床应用

　　(1) 形态学检测:可以结合各脏器的解剖模型、病理标本铸型对照超声影像资料学习,如有条件则可应用数字人教学资源或教学仿真软件辅助教学。

　　(2) 功能性检测:可在超声操作体验式学习或临床见习中观察脏器功能检测教学内容,如有条件则可用教学视频或教学仿真软件辅助教学。

（3）血流动力学检测：在"做学一体"教学中完成，亦可用教学视频或教学仿真软件辅助教学。

（4）介入性超声诊疗：在临床见习或结合视频资料学习本项目教学内容。

2. 超声检查技术的评价 优点及局限性可在临床见习及后续的相关影像技术专业课程学习和临床实习中不断加深理解并进行比较；此类内容网站及企业宣传资料多有介绍，可选择采用。

3. 超声诊断发展简介

（1）国外超声诊断发展简介：充分利用网络资源，加强自主学习的能力训练，重点查阅国外的检查技术操作流程和超声技术人员能力培养的途径与方法，思考国外超声医技协同发展工作模式对我国超声技术人员培养的借鉴意义。

（2）中国超声诊断 60 年回顾：用好网络资源、图书馆期刊及相关专业书籍的介绍，知晓中国超声诊断应用于临床的起始时间、发源地及中国超声诊断现状。关注 2013 年上海启动的医技协同发展工作模式的试点工作。

4. 超声医技协同发展工作模式简介 以教师或行业专家介绍为主，充分阐述超声技师培养路径及方法、职业发展平台和空间。

5. 超声检查技术的学习方法

（1）案例介绍：阐述具备理、工、医三方面知识的必要性与紧迫性。可通过医院、企业见习、实训室操作训练的深度学习来完成。利用图书馆的纸质、声频、动画、课件、教学软件、网络资源及本教材的数字教学资源和学校相关专业实训室的教学资源自主学习，温故知新、循序渐进，不断拓展职业生涯可持续发展的能力。

（2）超声检查技术的客观认识：要用哲学的思维方法，辩证地看待超声检查技术在临床应用中的价值，坚持临床和术后追踪随访，如实评价超声探测结果，减少漏诊、误诊，不断提高操作技术水平和图像采集、重建、传输与存档能力。

（3）实践操作技能训练的重要性："实践出真知"，要坚持"做学一体"在"做中学、学中做，变学会为会学"，坚持操作者与被检者不同角色往复循环体验，坚持实践操作—总结—再操作—再总结，直至学习目标达成。

五、教学内容

1. 超声检查技术的概念 超声检查技术是一门研究和应用超声成像的基础理论、检查操作流程及图像的采集、重建、存档与传输技术，服务临床达成精准超声诊断，促进超声医学学科的科学发展、满足临床健康普查及疾病诊断、治疗、预防和康复需求的医学影像专门检查技术。

2. 超声检查技术的临床应用

（1）形态学检测：可以观察各脏器的解剖结构、病变组织的病理学形态改变。

（2）功能性检测：可用于心脏舒缩、胆囊收缩、膀胱和胃肠排空等功能检测。

（3）血流动力学检测：检测血流方向和血流动力学不同参数，观察器官组织正常或病变状态下的血流分布及灌注情况。

（4）介入性超声诊疗：在实时超声引导下行囊液的穿刺引流或置管、化疗药物的注入，穿刺活检做细胞或组织病理学检查，实施肿瘤的局部治疗及超声造影等。

3. 超声检查技术的评价

（1）超声检查技术的优点：①无创或微创、费用较低，适用于各种年龄和人群的疾病诊断及健康普查。②信息丰富、层次清楚、图像清晰。超声对人体软组织有良好的分辨能力,对含液器官无须任何对比剂即可显示器官结构,尤其对于血管、胆道、膀胱的检测较其他影像学检查技术更具优势。③实时显示、动态观察。能客观、真实记录活动界面的动态资料,适宜床边及术中检查,特别是年老体弱及各种急危重症患者的检测。④应用多普勒超声和彩色血流显像技术可实时检测人体多部位及脏器的血流特征及多种生理、病理参数,能精确判定血流动力学变化情况,尤其适用心脏和血管病变的检查。⑤新技术的应用,提高了超声诊断的特异性和敏感性。

(2)超声检查技术的局限性:①对含气器官如肺及骨骼等高密度组织显示较差,不如 CT、MRI。病变与脏器界面之间声阻抗差较小时,图像显示缺乏特征,容易漏诊。②脉冲多普勒超声受到脉冲重复频率的限制,对高速血流的检测易产生混迭现象;连续多普勒超声缺乏距离分辨力,难以定位。③超声成像中伪像较多,如不能正确识别可能会导致漏诊或误诊,且超声扫查显示范围较小,整体观不如 CT、MRI。④超声检查操作流程不一,图像采集经验成分较多,检查技术操作指南及图像断面(观)采集行业标准的推广及培训有待加强,以便将图像及数据采集经验依赖的个性化特征转化为客观标准的共性操作指南。

4. 国外超声诊断发展简介

(1)超声诊断起源于 20 世纪 40 年代。1942 年,奥地利精神科医师 K. T. Dussik 首先采用 A 型超声装置,以穿透法探测颅脑,开创了超声诊断的先河。随后超声诊断用于临床的报道日渐增多,不同的超声诊断技术面世,至 20 世纪 50 年代后期 A 型、B 型、M 型和 D 型超声检测技术先后应用于临床诊断。随后的 50 余年更是超声诊断日新月异发展的年代,新技术层出不穷,诸如经颅多普勒技术、彩色多普勒血流成像、彩色多普勒能量成像、超声组织定征、血管内超声、腔内超声、超声造影、术中超声、介入超声、实时三维超声、超声弹性成像等检测技术均获显著发展。

(2)超声医技协同发展制度:医师和技术员协同发展、各司其职,各有其工作岗位设置、考核指标和培养途径及机构。技术员按行业协会规定的技术标准切面进行图像采集、重建、传输及存储工作;而医师则根据技术员存储的图像资料结合病史及临床其他检查数据进行影像资料分析诊断疾病。

5. 中国超声诊断 60 年回顾

(1)中国超声诊断起源于 20 世纪 50 年代末期,上海市第六人民医院是中国超声诊断的发源地。1958 年 9 月,上海市第六人民医院首先探索用工业探伤仪探测四肢软组织和骨骼,随后经院内协助组对 250 例各种肿瘤的探测比较及对工业探伤仪的探头改进,于 1958 年底宣告超声波探测癌肿获得成功,揭开了中国超声诊断的序幕。

(2)1959 年 4 月,上海市成立超声医学应用研究小组;1959 年 6 月,第一届全国超声学术会议召开;1960 年 1 月我国第一篇超声医学诊断系统性论文《超声波临床诊断应用的初步报告》在《中华医学杂志》上发表。

(3)目前,我国在超声诊断领域中开展了几乎所有的诊断新技术,迈出了走向世界先进水平的坚实步伐。2013 年,上海市第六人民医院和上海市长宁区部分社区卫生服务中心合作,开始了超声医技协同发展工作模式的试点工作。

6. 超声医技协同发展工作模式简介

(1)国外超声医技协同发展工作模式

在日本及欧美等国,超声医学目前已形成体制健全,机制成熟,医、技分工明确,配合有序的协同发展模式。

(2)国内超声医技协同发展工作模式(探索中)

1)初始阶段:超声诊断自 1958 年应用于临床至 1998 年前。此阶段,医师及经过培训考核取得技师资格的人员都在临床一线独立为患者进行超声检查并出具诊断报告。

2）转型阶段：1998 年《中华人民共和国执业医师法》出台，规定"出具超声诊断性报告，必须是经注册的执业医师"，超声医学从业人员快速朝向高学历、纯医师化方向转型。

3）提升阶段：2007 年上海超声医学分会在其当年的年会上正式提出超声技师培养的意见，倡导超声医技协同发展工作模式，让超声医师和技师各司其职，从源头上解决提高服务质量的重大医疗问题，促进超声医学学科的科学发展。

（3）超声技师培养路径及方法

1）校医企融合：这是人才培养的根本保证。①工作任务。超声诊疗过程中需要完成的具有相对独立性的任务：超声技术人员工作职责主要是图像与数据的采集、重建、存储、传输，介入性超声诊疗的辅助配合及新的检查技术协同开发和仪器设备不同功能挖掘使用与日常的仪器维护、保养等工作。②岗位能力。完成工作任务需要采取的行为，包括动作技能和智慧技能。独立完成技术性的图像采集与重建工作；具备识别脏器形态结构变化、观察器官运动状态、检测脏器不同功能、评价脏器血流动力学参数、判断病变部位的物理特性等方面的能力。③课程标准。遵循超声技术人才成长规律，精心修（制）订课程标准、分析岗位典型工作任务所需具备的能力并通过专家论证。

2）培养方式：学历教育、继续教育、岗位培训。

（4）超声医技协同发展工作模式推广的渐进性：超声医技协同发展的工作模式推广应遵循渐进性的原则，确保风险可控、稳步推进、项目引领，争取用 5~10 年时间完成真正意义上的超声医师、技师各司其职协同发展工作模式的转型。

7. 超声检查技术的学习方法

（1）要掌握有关的理工基础知识：超声成像的原理涉及声学，电子学及工科的基础知识，且目前超声设备更新迅速、新技术不断推向临床，要求操作者必须具备理、工、医三方面的知识。因此，超声设备使用时要经常复习与之有密切联系的相关理工知识，加深对超声仪器设备工作的原理及超声成像机制的理解，提高对伪像的认识，力求使图像采集、重建、传输及存储更客观、真实。

（2）要学习相关基础医学知识：组织胚胎学、解剖学、病理学等基础医学知识是精准超声诊断的前提，认识不同切（断）面所表现的正常超声图像的变化规律及病理情况下组织结构的特征性改变，均有赖于对基础医学知识的深刻理解。

（3）要学习必要的临床医学知识："同病异图、异病同图"的现象在临床并不少见，为此必须结合临床相关知识的学习，以加深对图像成像机制及图像特征的理解和分析能力，减少图像采集的失误率。

8. 超声检查技术的客观认识 要学会正确的临床思维方法，超声检查所获得的物理形态学、血流动力学、组织声学特征和功能信息提供了临床超声诊断的影像学依据，但通常情况下超声诊断是由多种因素综合决定的。超声成像原理决定了其临床应用可能出现的局限性，以及患者病情的不断变化和由于操作者的经验、态度所致的漏诊、误诊，因此对超声检查资料的认识应持客观态度。为全面评价超声诊断的准确性，应配合医师坚持临床和术后追踪随访，对超声检查结果进行随访验证，不断提高检查技术水平。

9. 要重视实践操作技能的训练 超声诊断的有效性和正确性在很大程度上取决于技术人员的操作水平，从某种意义上来说超声检查的技术水平比设备更重要。正确的超声诊断有依赖于对客观、真实的标准切（断）面图像资料的分析。标准切（断）面超声图像来源于技术人员规范而熟练的图像采集，对此需要经历无数次的实践。因此，实践操作技能的训练对于超声技术人员来说至关重要，必须予以高度重视并在实践中不断探索、提高。

实训教学内容通过教师操作演示、视频资料学习及学生动手操作训练等方法来实现教学目标的达成,具体见实训项目教学。

六、知识拓展

详见本教材相关章节或上网查询和分享老师与同学的学习成果。

七、案例分析

详见本教材相关章节或其他教学资源,提高分析与综合应用能力。

八、目标检测

(一)单项选择题

1. 超声波是指人耳听不到的机械波,其频率是指超过:

　　A. 1kHz　　　　　　　　　B. 2kHz　　　　　　　　　C. 5kHz

　　D. 10kHz　　　　　　　　E. 20kHz

2. 声像图反映体内不同组织间:

　　A. 密度差　　　　　　　　B. 声速差　　　　　　　　C. 声阻抗差

　　D. 厚度差　　　　　　　　E. 弹性差

3. 彩色多普勒超声检查技术不用于下列检查中的:

　　A. 表浅器官　　　　　　　B. 心血管系统　　　　　　C. 腹腔积液定位

　　D. 腹腔脏器　　　　　　　E. 盆腔脏器

4. 脉冲多普勒超声检查技术可用于下列检查中的:

　　A. 某点瞬间血流　　　　　B. 高速血流　　　　　　　C. 彩色判断

　　D. 胸腔积液定量　　　　　E. 腹腔积液定位

5. 连续多普勒超声检查技术可用于下列检查中的

　　A. 某点瞬间血流　　　　　B. 高速血流　　　　　　　C. 彩色判断

　　D. 胸腔积液定量　　　　　E. 腹腔积液定位

6. 超声弹性成像技术可以判断组织的硬度,有助于:

　　A. 良恶性肿瘤的判断　　　B. 心脏瓣膜病的判断　　　C. 胎儿畸形的判断

　　D. 心血管畸形的判断　　　E. 血流速度的判断

7. 国外超声诊断起源于20世纪:

　　A. 20年代初　　　　　　　B. 30年代初　　　　　　　C. 40年代初

　　D. 50年代初　　　　　　　E. 60年代初

8. 世界上最早用于临床诊断的超声检查技术是:

　　A. A型超声　　　　　　　B. B型超声　　　　　　　C. C型超声

　　D. D型超声　　　　　　　E. M型超声

9. 中国超声诊断起源于20世纪:

　　A. 20年代末期　　　　　　B. 30年代末期　　　　　　C. 40年代末期

　　D. 50年代末期　　　　　　E. 60年代末期

10. 中国超声诊断起源于:

　　A. 上海市第一人民医院　　B. 上海市第六人民医院　　C. 上海中山医院

　　D. 武汉同济医院　　　　　E. 北京协和医院

（二）多项选择题

1. 超声诊断临床可用于：

    A. 形态学检测   B. 功能性检测   C. 介入性超声

    D. 病理学诊断   E. 细胞学诊断

2. 下列选项中,符合彩色多普勒血流显像的特点的是：

    A. 血流方向朝向探头,显示红色   B. 血流方向背离探头,显示蓝色

    C. 动脉血流显示为红色   D. 出现湍流为混合色

    E. 血流速度快显示亮度大

3. 三维成像技术可以获得立体空间结构图像,有助于判断下列选项中的：

    A. 组织弹性的判断   B. 心脏结构的判断   C. 胎儿畸形的判断

    D. 心血管畸形的判断   E. 血流速度的判断

（三）思考题

举例说明超声检查新技术的应用,提高了临床诊断的特异性和敏感性。

九、参考答案

（一）单项选择题

1. E   2. C   3. C   4. A   5. B   6. A   7. C   8. A   9. D   10. B

（二）多项选择题

1. ABC   2. ABDE   3. BCD

（三）思考题

举例说明超声检查新技术的应用,提高了临床诊断的特异性和敏感性。

答:新技术的应用,提高了超声诊断的特异性和敏感性。如应用组织谐波成像技术能有效抑制基波回声噪声,从而提高组织结构的细微分辨力和灰阶图像清晰度;应用三维成像技术可以获得器官或病变的立体空间结构关系和形态,有助于胎儿畸形及心脏瓣膜病和先天性心血管畸形的病变性质和部位判断;应用对比超声成像(超声造影)技术可以利用超声造影剂进入血管产生强烈回声对比效果的特点来观察病变区域血流灌注信息,帮助判断心脏、肝、肾、甲状腺、乳腺、淋巴结等器官的病变和功能;应用超声弹性成像技术可以判断组织的硬度,从组织的弹性特征来了解组织质地的变化,有助于良恶性肿瘤的判断。

附：主教材正文思考题及参考答案

1. 简述超声检查技术的临床应用价值。

答:(1) 形态学检测:可以观察各脏器的解剖结构、病变组织的病理学形态改变。

(2) 功能性检测:可用于心脏舒缩、胆囊收缩、膀胱和胃肠排空等功能检测。

(3) 血流动力学检测:检测血流方向和血流动力学不同参数,观察器官组织正常或病变状态下的血流分布及灌注情况。

(4) 介入性超声诊疗:在实时超声引导下行囊液的穿刺引流或置管、化疗药物的注入,穿刺活检作细胞或组织病理学检查,实施肿瘤的局部治疗及超声造影等。

2. 简述超声检查技术的优缺点。

答:(1) 超声检查技术的优点:①无创或微创、费用较低,适用于各种年龄和人群的疾病诊断及健康普查。②信息丰富、层次清楚、图像清晰。超声对人体软组织有良好的分辨能力,对含液器官无须任何对比剂即可显示器官结构,尤其对于血管、胆道、膀胱的检测较其他影像学检查技术更具优势。③实时显示、动态观察。能客观、真实记录活动界面的动态资料,适宜床边及术

中检查,特别是年老体弱及各种急危重症患者的检测。④应用多普勒超声和彩色血流显像技术可实时检测人体多部位及脏器的血流特征及多种生理、病理参数,能精确判定血流动力学变化情况,尤其适用心脏和血管病变的检查。⑤新技术的应用,提高了超声诊断的特异性和敏感性。

（2）超声检查技术的局限性:①对含气器官如肺及骨骼等高密度组织显示较差,不如 CT、MRI。病变与脏器界面之间声阻抗差较小时,图像显示缺乏特征,容易漏诊。②脉冲多普勒超声受到脉冲重复频率的限制,对高速血流的检测易产生混迭现象;连续多普勒超声缺乏距离分辨力,难以定位。③超声成像中伪像较多,如不能正确识别可能会导致漏诊或误诊,且超声扫查显示范围较小,整体观不如 CT、MRI。④超声检查操作流程不一,图像采集经验成分较多,检查技术操作指南及图像断面(观)采集行业标准的推广及培训有待加强,以便将图像及数据采集经验依赖的个性化特征转化为客观标准的共性操作指南。

3. 简述实践操作技能训练的重要性。

答:超声诊断的有效性和正确性在很大程度上取决于技术人员的操作水平,从某种意义上来说超声检查的技术水平比设备更重要。正确的超声诊断有依赖于对客观、真实的标准切(断)面图像资料的分析。标准切(断)面超声图像来源于技术人员规范而熟练的图像采集,对此需要经历无数次的实践。因此,实践操作技能的训练对于超声技术人员来说至关重要,必须予以高度重视并在实践中不断探索、提高。

4. 略。

（周进祝 吕国荣）

第二章　超声成像的物理原理

一、学习目标

1. 掌握　超声波的定义及超声波传播中频率、声速、波长三者之间的关系；人体组织对入射声束的反射、折射、散射等作用。
2. 熟悉　入射超声对人体组织的热效应、机械效应、空化效应、化学作用等作用。
3. 了解　超声诊断的安全性及注意事项。

二、教学重点

1. 超声波的定义。
2. 波长、频率、声速的概念及三者关系。
3. 人体组织对超声的作用。

三、教学难点

1. 轴向分辨力、侧向分辨力、横向分辨力的概念及意义。
2. 超声波产生和接收原理。

四、学习指南

学生要做到课前学习、课中学习、课后学习，做好三个方面的学习，是学好专业知识的基础。

（一）课前学习

1. 充分利用学校网络教学资源、期刊、图书、教材等资源，对本章节学到的基础知识进行复习和预习。
2. 预习教材中相关内容，了解知识的前后关系和内在联系，对所学知识有一个初步认识，提高课堂的听课效率。

（二）课中学习

1. 学习方法　学生在自学的基础上，进行讨论学习，实现师生互动。听讲时要紧跟老师的讲解思路，在预习中不明白的内容重点听讲，突出重点、难点内容，有疑问的地方与同学和老师进行讨论。
2. 学习内容需注意的问题

（1）在超声波的传播过程中，注意波长、频率、声速的关系。声速是由介质决定的，在同一介质中不同频率的超声波声速相同。由于声速等于波长与频率的乘积，所以，同一介质中，波长与频率成反比,频率越高,波长越短,分辨率越好,但穿透力越弱。

（2）空间分辨力要在三维空间进行理解,在三维坐标轴上去理解轴向分辨力、侧向分辨力和横向分辨力。

（3）注意反射回声不仅与界面的声阻抗差有关,也和声束的入射角度有明显关系,当声束垂直入射到界面,则探头能接收到最大的反射回声。若声束与界面成角,反射的回声就可能不能被探头接收;因此,在超声检查中,应注意手法,使入射声束方向与被探测器官表面尽量垂直,以接收尽可能多的回声。

（4）在超声检查中要注意"折射声影"的存在,当第二种介质的声速大于第一种介质,则折射角将大于入射角;当入射角超过临界角时,则入射的声能全部返回第一种介质,出现全反射,造成第二种介质的信息丢失,形成"折射声影"。

（三）课后学习

1. 对本章节所学过的内容进行梳理和总结,加深对概念和原理的理解、记忆,对本章节所涉及的知识进行归纳整理,形成一个完整的知识链。

2. 认真完成课后作业,通过微信、QQ 群等方式与同学、老师进行问题探讨。

3. 通过在线精品资源共享课程、微课、网络、图书馆等,对本章节知识以及新进展、新技术等进行进一步的学习和提高。

五、教学内容

（一）超声成像的物理基础

1. 超声波的定义　超声波是指振动频率超过 20 000Hz,超出人耳听觉上限的机械波。

2. 超声波的特性　超声波在弹性介质(气体、液体、固体)中以纵波形式传播,遵守机械波的物理特性。

3. 超声波的发生　超声波发生的原理是压电效应。压电效应分为正压电效应和逆压电效应。超声波的产生是利用压电材料的逆压电效应,超声波的接收是利用压电材料的正压电效应。

4. 超声波的传播

（1）超声波的传播与波长、频率、声速的关系

超声波的传播与波长、频率、声速有密切关系,波长、频率、声速的关系:$c=\lambda \times f$,c 为声速,λ 为波长,f 为频率。

声速是由介质决定的,不同频率的超声波在单一介质中传播时声速相同;不同介质中的声速不同。

在声速相同的同一介质中,频率越高,波长越短,分辨率越好,但穿透力越弱。

（2）声场:声场是介质中有声波能量存在的空间范围。在靠近声源的一段距离内,声束几乎等宽,这部分区域称为近场区;离声源距离较远的区域,声束则会产生扩散而呈喇叭形,称为远场区。

（3）超声分辨力:超声分辨力是指超声波能够发现最小障碍物的能力。

1）空间分辨力:是指超声波能够分辨两个细小目标最小距离的能力。①轴向分辨力:是指超声波在声束传播方向上能够区分两个目标最小距离的能力,它与超声波的频率成正比。②侧向分辨力:是指超声波在与声轴垂直的平面上,沿探头长轴方向上能够分辨相邻两点间最小距离的能力,侧向分辨力由声束扫查方向的声束宽度决定。③横向分辨力:是指超声波在与声轴垂直的平面上,沿探头短轴方向上能够区分相邻两点间最小距离的能力,由探头短轴方向上声束的宽度决定。

2）对比分辨力:主要取决于系统的信噪比和像素大小。

3）时间分辨力：时间分辨力的高低取决于帧频。

（二）人体组织对超声的作用

1. 声阻抗　声阻抗为超声波在介质中传播时所遇到的阻力，是超声诊断中最基本的物理量。人体各组织的特异性声阻抗差别是超声成像的基础。

2. 界面　界面是指声阻抗不同的两种介质的交界面。当界面尺寸大于超声波波长时，称为大界面，反之被称为小界面。

3. 反射　反射是人体内大界面超声成像的基础。介质声阻抗差越大，反射越强。

4. 散射　散射是脏器内部细微结构（小界面）成像的基础。

具体来说，人体内大界面的反射与小界面的散射是超声成像的基础。

5. 折射　折射是指当界面两侧的介质声速不同时，超声波进入第二种介质后，其传播方向发生改变的现象。当入射角超过临界角时，会出现全反射。

6. 衰减　超声波在介质传播过程中，会出现衰减。衰减的主要原因有：大界面的反射、小界面的散射、介质的吸收和声束的扩散。在人体组织中声衰减的一般规律是：骨>肌腱（或软骨）>肝>脂肪>血液>尿液（或胆汁）。

（三）超声对人体组织的作用

1. 超声生物效应　超声生物效应包括热效应、机械效应、空化效应和化学作用。

2. 超声诊断的安全性　我国医用超声设备标准化委员会规定，空间峰值时间平均声强应小于 $100mW/cm^2$。

只有在医学上具有明确理由时，才对人体使用诊断超声。以商业显示和获得实验图像为目的时，不应把超声用于辐照人体，特别是辐照孕妇。在保证获得良好图像质量和取得必要诊断信息的前提下，应尽量减小超声设备的输出强度。

3. 超声诊断的注意事项　在超声检查过程中，必须坚持最小剂量原则。对中枢神经系统、视网膜、生殖腺、早期妊娠的胚胎、孕期胎儿的颅脑和心脏等超声波敏感脏器结构进行超声检查时，每一固定切面持续检查时间不应超过 1min。

六、知识拓展

1. 声能、声强　声能是指介质中声波使媒介附加的能量。当声波传播到介质中的某处时，该处原来静止的质点开始运动，因而具有动能；同时该处的质点离开平衡位置，因而还具有势能。动能与势能之和为波动质点的总能量。

声强是指在垂直于声波传播方向上，单位时间内通过介质单位面积的能量。

超声辐照剂量是指超声声强与辐照时间的乘积。声强在空间上和时间上都是不均匀的，必须注意声强的空间与时间特性。

（1）空间变化：在聚焦区域，声束缩窄，能量聚集在一个小区域内，聚焦区的声强是声场平均声强的许多倍。声强的最大值，即被称为空间峰值（SP）。空间平均值（SA）则是声束强度在整个声束空间中的均值。

（2）时间变化：脉冲回波式超声声束是脉冲式的，不是连续波，所以声波强度随时间而变化。声强的时间变化可以用三个量来描述；①时间峰值（TP），是在超声脉冲作用时间内测量到的最大声强。②时间均值（TA），是声强除以脉冲重复周期。③脉冲均值（PA），是声强除以脉冲持续时间。

将声强在空间和时间上的变量进行组合，我们可以得到 6 种声强的表示方法：①空间峰值时间峰值（SPTP）。②空间峰值脉冲均值（SPPA）。③空间峰值时间均值（SPTA）。④空间均值时间峰值（SATP）。⑤空间均值脉冲均值（SAPA）。⑥空间均值时间均值（SATA）。如果超声的强度太大，将会引起一些负面的生物效应。不同类型的超声设备的声强水平也不相同。一般来说，连续波多普勒仪器比 B 型超声诊断成像设备的声强要高很多。

2. 声速、声阻抗　声阻抗为介质密度与介质中声速的乘积。声速只与介质的性质有关，各种频率的超声波在同一介质中声速都相同；频率相同的超声波在不同的介质中传播时声速不同。人体几种组织的密度、声速和声阻抗见表 2-1。

表 2-1　人体几种组织的密度、声速和声阻抗

介质名称	密度/(g·cm⁻³)	声速/(m·s⁻¹)	声阻抗/(10⁵g·cm⁻²·s⁻¹)
空气*	0.001 18	334	0.000 407
血液	1.055	1 570	1.656
羊水	1.013	1 474	1.493
大脑	1.038	1 540	1.599
脂肪	0.955	1 476	1.410
肌肉	1.074	1 568	1.684
软组织	1.016	1 500	1.524
肝	1.050	1 570	1.648
肾	1.038	1 560	1.620
颅骨	1.658	3 860	5.571

注：* 空气温度为 22℃。

从表中可以看出肝、肾、肌肉、脂肪、大脑及血液的声速大致在 1 500m/s 左右，因此一般近似认为人体软组织中的声速都一样，这是目前超声诊断仪测量脏器大小的基础。但实际上各种软组织声速之间有 5% 左右的差异，因此，超声诊断仪测量脏器大小的系统误差也在 5% 左右。若能将软组织声速的差异考虑进去，对于脏器大小、病灶范围的测量将会更准确。

超声检查时回声水平的强弱，取决于各种组织界面之间声阻抗差异的大小，两介质声阻抗差越大，反射越多，回声越强；两介质声阻抗差越小，反射越少，回声越弱。当声阻抗差大到一定程度时，可造成超声的能量几乎全部反射。人体肺和胃肠内有较多气体，气体与软组织的声阻抗差最大；其次，骨骼与软组织的声阻抗差也很大，在此界面上超声波几乎被全部反射，产生强回声。

七、案例分析

1. 临床资料　患者，男性，28 岁，行胆囊超声检查，胆汁在声像图上呈无回声。请分析胆汁呈无回声的原因是什么？

2. 超声分析　胆汁间无明显的声阻抗差，不能产生反射和散射，故没有回声信号。

八、目标检测

（一）单项选择题

1. 超声波的频率范围是：

A. >2 000Hz　　　　B. >20 000Hz　　　　C. >200 000Hz

D. >2 000 000Hz　　E. >20 000 000Hz

2. 诊断最常用的超声频率范围是：

　　A. 1~10MHz　　　　　　B. 1.5~10MHz　　　　　　C. 2~10MHz

　　D. 5~10MHz　　　　　　E. 7~10MHz

3. 超声基本物理量频率(f)、波长(λ)和声速(c)三者之间的关系应是：

　　A. $\lambda=1/2c \cdot f$　　　　B. $\lambda=c/f$　　　　　　C. $c=1/2\lambda \cdot f$

　　D. $c=2\lambda \cdot f$　　　　　E. $f=c \cdot \lambda$

4. 超声的横向分辨力与下述哪项因素最有关：

　　A. 超声波长(λ)或频率(f)　　　　　　　B. 扫描声束

　　C. 与探头厚度方向上的声束宽度及其聚焦性能　　D. 超声脉冲宽度

　　E. 声场的远近及其能量分布

5. 根据美国FDA对产科胎儿超声照射强度规定,应将空间峰值时间平均声强(I_{SPTA})控制在：

　　A. <20mW/cm^2　　　　B. <100mW/cm^2　　　　C. <200mW/cm^2

　　D. <300mW/cm^2　　　　E. <400mW/cm^2

6. 当超声束从一介质穿到另一个弹性和密度都不同于前者的介质时,声束方向将发生变化,该变化称为：

　　A. 折射　　　　　　　　B. 稀疏　　　　　　　　C. 多普勒效应

　　D. 反射　　　　　　　　E. 衍射

7. 人体组织内引起超声波反射的条件是：

　　A. 相邻两种物质的声阻抗相等　　　　　　B. 两种物质之间声阻抗存在差别(>1/1 000)

　　C. 声波与界面平行　　　　　　　　　　　D. 界面径线小于波长的二分之一

　　E. 界面径线与波长相近

8. 超声波在介质中的传播速度(声速)由小到大依次是：

　　A. 空气、骨骼、水、肝　　　B. 水、肝、骨骼、空气　　　C. 空气、水、肝、骨骼

　　D. 骨骼、空气、肝、水　　　E. 空气、骨骼、肝、水

9. 超声探头的核心是压电晶片,其作用是：

　　A. 能将电能转换为机械能,亦能将机械能转换为电能

　　B. 能将电能转换为机械能,但不能将机械能转换为电能

　　C. 不能将电能转换为机械能,但能将机械能转换为电能

　　D. 不能将电能转换为机械能,亦不能将机械能转换为电能

　　E. 压电晶片发射超声与能量转换无关

10. 高强度超声治疗最常用的效应是：

　　A. 空化效应　　　　　　B. 冷冻效应　　　　　　C. 辐射效应

　　D. 热效应　　　　　　　E. 化学效应

11. 哪种情况下能够得到最佳的超声反射：

　　A. 入射波平行于反射界面　　　　　　　　　B. 入射波垂直于声阻抗不同的界面

　　C. 入射波发生绕射、衍射、折射及表面反射　　D. 声束入射与反射间的夹角>90°

　　E. 声束入射与反射间的夹角<90°

12. 超声探头最重要的部件是：

　　A. 保护层　　　　　　　B. 匹配层　　　　　　　C. 压电材料

　　D. 负极引线　　　　　　E. 探头导线

13. 对超声波敏感的人体组织器官**不包括**：
    A. 胎儿　　　　B. 眼球　　　　C. 卵巢　　　　D. 肝　　　　E. 睾丸

14. 超声波产生的原理是：
    A. 换能器的机械效应　　　　　　　　B. 换能器的压电效应
    C. 换能器向人体发射微弱的电信号　　D. 换能器的热效应
    E. 换能器的电磁辐射效应

15. 超声波频率(f)、波长(λ)和声速(c)的定义及关系,描述**错误**的是：
    A. 频率指每秒声源振动的次数,以赫兹表示
    B. 声速指单位时间声波在介质中传播的距离,以米/秒表示
    C. 波长指单位时间声波传播的深度,以米表示
    D. 纵波波长指两个相邻的压缩区中心点的距离,以毫米表示
    E. 同一介质中频率越高,波长越短

（二）多项选择题

1. 超声波在人体组织传播过程的声衰减与下列哪些有关：
   A. 声能转换成热能被"吸收"　　　　　　B. 声束在传播中逐渐扩散
   C. 超声波被不同声阻抗界面反射　　　　D. 运动目标使超声波产生频移
   E. 声波被介质散射

2. 利用声影对于以下哪项病变诊断有帮助：
   A. 胆囊结石　　　　　　　　　　　　　B. 肝内钙化灶
   C. 肿瘤内变性、坏死液化　　　　　　　D. 陈旧性动脉粥样硬化性斑块
   E. 输尿管内小结石

3. 超声生物学效应中包括：
   A. 致热效应　　B. 空化效应　　C. 电离效应　　D. 机械效应　　E. 化学效应

4. 以下何项属于大界面：
   A. 心包膜与心包腔内薄层心包液体界面
   B. 心外膜与心室肌层界面
   C. 心室内膜面(被肌小梁分成无数小孔)与心腔内血液界面
   D. 乳头肌腱(细线状与瓣膜相连)与心腔血液界面
   E. 血液中的红细胞

5. 比较以下液体的衰减程度,**错误**的是：
   A. 血液<胆汁(含胆汁酸盐)　　　　　　B. 血液<尿液(含尿酸盐)
   C. 血液<囊肿内液(含少量红细胞)　　　D. 血液<漏出性腹水(蛋白含量较少)
   E. 血液>渗出性腹水(蛋白含量较多)

（三）思考题

1. 超声对人体组织有哪些作用?
2. 超声检查应遵循的原则和早孕超声检查注意事项是什么?

九、参考答案

（一）单项选择题

1. B　　2. C　　3. B　　4. C　　5. B　　6. A　　7. B　　8. C　　9. A　　10. D
11. B　　12. C　　13. D　　14. B　　15. C

（二）多项选择题

1. ABCE　　　2. ABDE　　　3. ABDE　　　4. ABCD　　　5. ABCD

（三）思考题

1. 超声对人体组织有哪些作用？

答：超声对生物组织具有热效应、机械效应、空化效应和化学作用。

2. 超声检查应遵循的原则和早孕超声检查注意事项是什么？

答：超声检查应遵循的原则：考虑到超声的安全剂量问题，在超声检查过程中，必须坚持最小剂量原则，即在保证获得必要诊断信息的前提下，应尽量采用最小超声强度和最短照射时间。

早孕超声检查注意事项：拒绝一切与诊断无关的胎儿超声检查。对早孕胚胎不做或少做超声检查。早孕超声检查时，每一固定切面持续检查时间不应超过 1min。

附：主教材正文思考题及参考答案

1. 简述超声波的定义。

答：振动频率超过 20 000Hz，超出人耳听觉上限的机械波。

2. 超声成像的基础是什么？

答：人体各组织的声阻抗差别是超声成像的基础。反射是人体内大界面超声成像的基础，散射是脏器内部细微结构（小界面）成像的基础。

3. 人体组织对入射超声有哪些主要作用？

答：人体组织对入射超声主要作用有反射、折射、散射、衍射、吸收和衰减。

（游晓功　韦中国）

第三章　超声成像技术及伪像

一、学习目标

1. 掌握　超声成像的基本要求;超声显示方式及其意义;多普勒效应的基本概念。

2. 熟悉　彩色多普勒技术使用注意事项及正常血流特征;超声成像中的常见伪像及应对措施。

3. 了解　高脉冲重复频率多普勒显像和组织多普勒显像。

二、教学重点

1. 声束聚焦、时间增益补偿(TGC)/深度增益补偿(DGC)调节的概念及功能。

2. 脉冲回声法和差频回声法的工作原理及类型。

3. 多普勒效应的概念。

4. 彩色多普勒血流显像的基本原理。

5. 彩色多普勒技术应用的注意事项。

6. 正常血流特征。

三、教学难点

1. 脉冲多普勒和连续多普勒的区别。

2. 多普勒血流显像的基本原理。

3. 多普勒血流成像系统的应用。

4. 彩色多普勒技术应用的注意事项。

5. 超声成像中常见伪像产生的机制。

四、学习指南

(一)课前学习

1. 预习教材中相关内容,了解知识的前后关系和内在联系,对所学知识有一个初步认识,提高课堂的听课效率。

2. 对本章节在学习中要用到的基础知识,课前要进行复习,为本章节学习打好基础。

(二)课中学习

1. 学习方法　认真听课,紧跟老师的授课思路,边听边记忆,尤其是在预习中不懂的内容重点听讲,认真做好必要的笔记,对没听懂的内容做个标记,课后向老师进一步请教。

2. 学习重点

(1) 成像的分类:实时成像、静态成像、准实时成像,它们之间有何不同。

(2) 声束聚焦:声束聚焦定义,声束聚焦分为非电子聚焦和电子聚焦,声束聚焦的意义及方法。

(3) 时间增益补偿:意义及方法。

(4) 超声显示方式及其意义:脉冲回声法的分类,辉度调制型及活动显示型的工作原理;差频回声法的工作原理及分类,各种类型的特点。

(5) 多普勒效应:可测算出有无血流或组织活动、活动方向及活动速度。检查时,应尽可能选择声束方向与血流方向平行的切面,使频谱多普勒取样容积与血流方向夹角尽可能小于60°,以保证频谱测定的准确性。

(6) 不同的超声多普勒成像技术有各自的优缺点、适应性和局限性,要熟知每种成像技术的优缺点,选用合适的方式,最恰当地显示各项真实血流信息。通常先选择彩色多普勒观察某部位血流的分布与走向,再选用脉冲多普勒或连续多普勒进行重点部位血流采样,取得相应的血流曲线,测定其相关血流动力学参数。

(7) 超声检查中的一些技术参数是互相制约的,一些参数的提高必然会影响其他有关参数。实际操作中应从整体考虑,选择合适的参数,以达到最佳显示。

(8) 在实际工作中,要想做出正确的超声诊断,应将 M 型、二维超声、多普勒超声检查三者紧密结合起来,同时,要紧密联系临床情况。

(9) 超声伪像:混响效应、振铃效应、侧壁失落效应、后壁增强效应、声影、部分容积效应、衰减伪像的形成原因及应对措施。

(三)课后学习

1. 对本章节所学过的内容进行梳理和总结,加深对概念和原理的理解、记忆,对本章节所涉及的各类知识进行归纳整理,形成一个完整的知识链,将所学知识牢记心中。

2. 独立认真完成课后作业。

3. 可通过在线精品课程、慕课、微课、网络、图书馆等,对本章节知识的新进展、新技术以及新的知识点进行进一步学习和提高。

五、教学内容

(一)超声成像的基本要求

1. 超声成像 分为实时成像、静态成像和准实时成像。实时成像扫描成像速度每秒达 24 帧以上,可实时显示与记录各种静态和活动脏器的情况。

2. 声束聚焦的分类 产生超声聚焦的方法有非电子聚焦和电子聚焦两大类,非电子聚焦主要用来提高横向分辨力,而电子聚焦主要改善纵向分辨力。

3. 时间增益补偿 生物组织对超声的衰减作用,对不同深度的相同病变仍能获得相近的声像图而采取的措施。

（二）超声显示法的主要种类概括（表3-1）

表3-1 超声显示法的种类

信号特点	信息空间	超声诊断法	主要特点	显示方式
回波幅度法	一维	A 型 M 型	深度方向的组织界面回波 深度方向的组织界面的时间位移曲线	幅度调制 辉度调制
	二维	B 型 C 型 F 型	与声速方向一致的切面 与声速方向垂直的切面 与声速方向垂直的曲面	辉度调制
	三维	3D	立体图	辉度调制
多普勒法	一维	伪彩	二维和三维图像灰阶变为彩阶	彩色编码
		D 型	CW:发射连续波,不能确定目标深度位置,但可检测高速血流	辉度调制
			PW:发射脉冲波,能确定目标深度位置,但测量最高血流速度受脉冲重复频率限制	
	二维	CDFI	滤去低速的组织活动信息,在二维图上以彩色显示血流二维信息	彩色编码
		CDTI	滤去高速的血流信息,在二维图上以彩色显示组织的运动信息	
		CDE	利用多普勒信号幅度,显示低速的血流,但无方向性	
		DPA	结合 CDFI 和 CDE 的特点显示低速血流及其方向	
	三维	3DCFM	立体彩色透视图或立体图	彩色编码或辉度调制
谐波法	以上超声诊断法都是从超声波的主谐波(基频)获取信息,近年新发展的谐波诊断法是从超声波的二次谐波或高次谐波获取信息			
		CHI	显示微泡造影剂的二次谐波所传递的信息	灰度/彩色编码 辉度调制
		THI	显示组织高频和高次谐波的信息	

（三）多普勒血流显像基础

1. **多普勒效应** 当波源与接收器作相对运动时,接收器接收的频率与波源发出的波频率会不一致,当两者距离随时间而变短时,接收器接收到的频率升高,反之则降低,这一现象被称为多普勒效应,这种频率的变化被称为多普勒频移。利用多普勒效应可测算出有无血流或组织活动、活动方向及活动速度。

2. **超声多普勒成像技术分类** 超声多普勒成像技术可分为频谱多普勒成像和彩色多普勒成像两种形式。根据探头发射超声波的工作方式不同,频谱多普勒又分为脉冲波多普勒、连续波多普勒等成像方式。①脉冲多普勒技术是通过发射短脉冲超声波,发射和接收差频信号,处理得到检查目标的运动情况。该技术具有较好的距离分辨力,能精确地定位测量取样容积内的目标流速情况,但它所能测量的最大目标流速有一定限度。②连续多普勒技术是通过双晶片探头连续发射超声波,发射和接收差频信号,处理得到检查目标的运动情况。它可测的最大流速不受限制,但无距离分辨力。③彩色多普勒成像利用自相关技术在目标检测区采集差频信号,并对信号进行彩色编码,处理得到检查目标的运动情况。它能在二维切面上直观地显示血流方向、血流速度和血流状态等重要信息。

3. 彩色多普勒血流成像系统在临床中的应用　①M 型超声主要用于测量房室腔及血管内径、室壁厚度、瓣膜形态及活动情况等。②二维超声成像可直观地显示扫查区域的组织结构情况。③脉冲波多普勒主要用于正常瓣口或血管低速血流的定量分析研究。④连续波多普勒主要用于评价狭窄口、反流口及分流口的异常血流速度,并据此估算压力阶差。⑤彩色血流多普勒可进行反流、分流和狭窄口的血流显像研究。

4. 多普勒血流显像分析　①血流方向:频谱多普勒曲线中,向上波形说明血流朝向探头,向下波形说明血流背离探头。彩色多普勒成像中,红色代表血流朝向探头,蓝色代表血流背离探头。②血流速度:频谱的幅度反映血流速度。彩色多普勒成像中,色彩的亮暗可反映血流速度,速度愈快,色彩愈亮。③频谱离散度与多彩镶嵌图像:频谱离散度代表取样容积内活动速度的分布状况。层流者离散度小,频谱窄,与基线为一空窗;湍流或涡流者,离散度大,频谱宽,呈充填频谱图。彩色多普勒成像时,层流显示为单一颜色,湍流则显示为多彩镶嵌图。

5. 多普勒超声检查常用指标　通常先选择彩色多普勒观察某部位血流的分布与走向,再选用脉冲多普勒进行重点部位血流采样,取得相应的血流曲线,测定其相关血流动力学参数。在血流动力学检测中常用下列指标:收缩期最大血流速度(SPV)、舒张期末血流速度(EDV)、平均血流速度(MV)、加速度(AV)、加速时间(AT)、阻力指数(RI)、搏动指数(PI)等。阻力指数(RI)和搏动指数(PI)两项指标,在一定范围内反映被测血管的远端阻力和动脉管壁弹性等综合因素的情况,有较大的参考价值。

（四）超声伪像

1. 伪像　是指图像中出现的任何非预期的不能代表目标物体的信息。从某种意义上来说,伪像包含了负面信息,因为它使得对图像的解释变得复杂化,甚至会混淆真实的信息。伪像产生主要与超声的物理性质、人体界面的复杂性、仪器的性能、探查技术等有关。伪像分为混响效应、振铃效应、镜像效应、侧壁失落效应、后壁增强效应、声影、旁瓣效应、部分容积效应和衰减伪像等。

2. 伪像产生的条件　各种超声伪像产生的条件是不同的。

（1）混响效应:①平滑大界面。②两边声阻抗差别大。③前面组织衰减小。

（2）振铃效应:①平滑大界面。②两边声阻抗差特别大。③交界处声束接近全反射。

（3）镜像效应:①深部、平滑大界面。②两边声阻抗差别大。

（4）侧壁失落效应:①曲率半径大的界面。②入射角特别大。

（5）后壁增强效应:TGC"过补偿"。

（6）部分容积效应:当检查目标尺寸小于声束宽度,或者尺寸虽然大于声束宽度,但只有部分处于声束内时,则检查目标就会与周围组织的回声重叠,产生部分容积效应。

（7）声影:①当声束遇到强反射体(如骨骼、气体、钙化物和金属植入物等)时,强反射体与周围组织的声阻抗差别很大,造成下方组织的"失照射",形成"强反射型"声影。②当声束遇到衰减较强且较厚的组织(如韧带或纤维组织等)时,由于声能被大量吸收而造成下方组织的照射很弱,不能产生回声影像,形成"衰减型"声影。③当声束扫到圆形组织或病灶的边缘时,会因入射角过大造成声束在组织内全反射,不能照射到组织下方,形成"折射声影"或"侧后声影"。

六、知识拓展

1. 频谱多普勒的常用概念 ①"收缩峰"是指心动周期内达到收缩峰频率（即峰值流速）的位置。②"舒张末期"是指将要进入下一收缩期之前的舒张期最末点。③"窗"是指无频率显示区域。④"中间水平线"（横轴线）为零频移线（基线），在基线上面的频谱图为正向频移，表示血流朝向探头；在基线下面则为负向频移，表示血流背离探头。⑤"频带宽度"是指频移在垂直方向上的宽度，表示某一瞬间采样血流中血细胞速度分布范围的大小，频带宽，速度分布范围大；频带窄，速度分布范围小。⑥"频谱灰阶"即频谱图的明暗度，表示信号强度的大小，它和该时刻取样门内血流速度相同的血细胞多少有关，红细胞数多，散射强，显示较亮；反之显示较暗。

2. 谐波成像基本概念、原理与分类

（1）谐波：谐波是指频率等于基频整数（n）倍的正弦波。基频（基波）为振动系统的最低固有频率。基频称一次谐波，基频两倍的正弦波称为二次谐波，n>2 的则称为多次或高次谐波。

（2）谐波的产生：声波在介质（人体组织）中传播，以及在反射和散射时都具有非线性效应，导致产生谐波。声波在弹性介质中传播时，随着压力的变化、产生密度高的压缩区和密度低的拉伸区，相应在压缩区的声速比拉伸区的声速要快。这种在介质各点传播的声速不同会导致声波在传播过程中产生形态的变化，即失真或畸变。这种失真意味着畸变的声波除了含有基频外，还有二次和高次谐波。基波能量（强度）随传播距离增加而减弱，而谐波能量（强度）呈非线性改变。

（3）谐波成像：人体组织（包括血液）的回波，其基频的幅度远大于谐波。所以在超声成像中，往往滤去谐波，仅用基波的信息进行成像。然而在某些谐波丰富的情况下，滤去基波（基频），利用谐波的信息去进行成像，这类成像方法称为谐波成像。

（4）谐波成像分类：谐波成像的方法很多，主要分为对比谐波成像和组织谐波成像两大类。对比谐波成像是利用超声对比剂的谐波进行成像的技术。组织谐波成像是利用组织的非线性声学产生的谐波进行成像。

3. 组织多普勒成像 近年来随着计算机软件对超声信号处理系统的不断完善，组织多普勒成像（TDI）技术在临床工作和科研中的应用得到了发展。其成像方式包括脉冲 TDI 和彩色 TDI。脉冲 TDI 可直接检测组织的运动速度；彩色 TDI 主要用于检测心肌运动情况，可检测心肌运动速度、位移、应变和应变率等变化。目前，TDI 技术应用于多种心脏疾病，检测局部心肌功能、心房功能和整体心室功能，其中在评价左心舒张功能、冠心病和左心室收缩同步性方面应用最为广泛。

4. 介入性超声 是超声医学中一门新学科，是在实时超声引导或监视下，完成各种穿刺活检、抽吸、插管、注药、消融等操作，以达到诊断和治疗目的。1972 年，Holm 和 Goldberg 首次分别使用中心有孔的穿刺探头进行活检，开始了介入性超声的临床应用。介入性超声包括超声引导穿刺活检和超声引导介入治疗，即在超声引导下经皮穿刺置管引流术和超声引导下各种消融治疗。近年来，随着各种穿刺针具、导管、导向装置及超声仪器的不断改进与发展，介入性超声的临床应用越来越广泛。

七、案例分析

1. 临床资料 患者，女，53 岁，健康查体，肝胆肾超声检查，在肝左内叶显示一类圆形无回声，大小 0.7cm×0.5cm×0.5cm，边缘光滑，壁薄，无回声内可见点状回声，内无血流信号。请问上述现象属于哪种超声伪像？分析其产生机制、产生条件、应对措施？

2. 超声提示　部分容积效应。

3. 分析点评

（1）产生机制：这种现象属于部分容积效应，产生机制是组织器官与周围组织的声像信号叠加。

（2）产生条件：当检查目标尺寸小于声束宽度，或者尺寸虽然大于声束宽度，但只有部分处于声束内时，则检查目标就会与周围组织的回声重叠，产生部分容积效应。

（3）应对措施：在检查过程中应作纵、横相互垂直切面，并侧动探头，改变声束方向，从不同角度观察对比，可弥补部分容积效应造成的影响。

八、目标检测

（一）单项选择题

1. 超声在实时成像时，扫描成像速度需要达到多少帧以上：
   A. 16　　　　　B. 18　　　　　C. 20　　　　　D. 22　　　　　E. 24

2. 识别超声伪像的临床意义，下列选项中**错误**的是：
   A. 避免误诊　　　　　　　　　　　　B. 避免漏诊
   C. 避免误诊和漏诊　　　　　　　　　D. 可以提示某些病变或异常
   E. 只有理论价值，无实际意义

3. 关于镜面伪像的描述，**不正确**的是：
   A. 肋缘下向上扫查右肝和横膈时，声束斜射到声阻抗差很大的膈肺界面时可产生镜面伪像
   B. 声像图出现镜面伪像时膈下为肝实质回声（实像），膈上对称性肝实质回声（虚像）
   C. 虚像总是位于实像的深方
   D. 右侧胸腔积液时，膈上肝实质虚像显示得更清楚
   E. 镜面伪像为多途径反射所形成

4. 最**不可能**产生假性肿瘤的是：
   A. 彗星尾伪像　　　　　　B. 混响效应伪像　　　　　　C. 镜像伪像
   D. 旁瓣伪像　　　　　　　E. 容积效应伪像

5. A 型超声是指：
   A. 振幅调制型　　　　　　B. 亮度调制型　　　　　　C. 彩色血流显像
   D. 多普勒血流显像　　　　E. 连续多普勒显示

6. 将回声信号存储放大并变成视频信号，是超声仪器中的：
   A. 脉冲信号发生器　　　　B. 换能器　　　　　　　　C. 数字扫描转换器
   D. 显示器　　　　　　　　E. 电源部分

7. 充盈的胆囊前壁和膀胱前壁小息肉、小肿瘤容易漏诊，最可能的原因是：
   A. 后方回声增强伪像　　　B. 声束旁瓣效应伪像　　　C. 镜像效应伪像
   D. 混响效应伪像　　　　　E. 容积效应伪像

8. 声像图旁瓣伪像的典型表现和描述是：
   A. 使早孕子宫的胎囊表现为双妊娠囊
   B. 使胆囊前壁附近的腔内出现多次反射
   C. 使膀胱内结石表现"披纱征"或"狗耳征"
   D. 使位于膈下的肝内肿瘤在膈上对称部位出现重复
   E. 可使肾的小囊肿内出现均匀分布的低水平回声

9. 识别振铃效应最好的方法是：

   A. 将探头在腹壁表面平行移动

   B. 将探头在腹壁表面上下移动

   C. 将探头适当侧动,勿垂直于腹壁,多次气体反射完全消失

   D. 将探头适当侧动,并适当加压,观察多次反射有无变化

   E. 将探头垂直于腹壁表面,看到特征性多次气体反射即可

10. 胆囊壁内胆固醇小体伴少量液体时,其后方出现的"彗星"征的伪像,属于：

    A. 混响伪像   B. 振铃效应伪像   C. 部分容积伪像

    D. 速度失真伪像   E. 断层增厚伪像

11. 关于频谱多普勒技术的应用,**错误**的是：

    A. 测量血流速度   B. 确定血流方向

    C. 确定血流的种类如层流、射流等   D. 了解组织器官的结构

    E. 获得速度时间积分、压差等有关血流的参数

12. 以下关于多普勒频移正确的是：

    A. 当多普勒入射角接近 0° 时最大   B. 是发射和接收频率之和

    C. 多普勒角度为 90° 时最强   D. 多普勒角度小于 90° 时为负向频移

    E. 是频率的平方根

13. 彩色多普勒超声心动图图像中蓝色代表：

    A. 朝向探头的正向血流   B. 背向探头的负向血流   C. 动脉血流

    D. 静脉血流   E. 垂直探头方向的血流

14. 彩色多普勒技术**不用于**下列哪项检查：

    A. 表浅器官   B. 心血管系统   C. 腹水、胸腔积液定位

    D. 腹腔脏器   E. 外周血管

15. 为避免混叠,脉冲重复频率至少应该是最高多普勒频移的几倍：

    A. 1   B. 2   C. 3   D. 4   E. 5

16. 有关脉冲多普勒与连续多普勒的叙述,下列哪项**错误**：

    A. 连续多普勒能测到的血流速度比脉冲多普勒高

    B. 脉冲多普勒有距离选通功能而连续多普勒无距离选通功能

    C. 脉冲多普勒测量的最大血流速度只与脉冲重复频率有关,而与探测深度无关

    D. 脉冲和连续多普勒的时间分辨力和速度分辨力比彩色多普勒好

    E. 脉冲多普勒判断湍流是以频谱宽度来判断的

17. 有关彩色多普勒血流显像的概念**错误**的是：

    A. 是将彩色血流图像叠加在二维解剖结构图像上

    B. 颜色的亮度代表血流速度,速度越快,亮度越亮,速度越慢,亮度越暗

    C. 红色代表迎向探头的血流,蓝色代表背离探头的血流,彩色镶嵌代表湍流血流

    D. 红色代表动脉血,蓝色代表静脉血

    E. 当血流速度超过尼奎斯特极限时会发生彩色混叠

18. 以下影响多普勒频谱曲线的因素,**错误**的是：

    A. 血流速度   B. 血流方向   C. 血流状态

    D. 血流时间   E. 血管长度

19. 有关彩色多普勒血流显像的下列说法,**错误**的是:

    A. 彩色多普勒显像又称为彩色血流显像

    B. 通常把迎向探头运动产生的正向频谱定义为红色

    C. 通常把背离探头运动产生的负向频谱定义为蓝色

    D. 通常把湍流的杂乱方向频谱定义为黄色

    E. 显示器上彩色辉标分别标记血流的方向和平行于探头发射声束的速度分量

20. 彩色多普勒血流显像的工作流程**不包括**下列哪项内容:

    A. 采用 FFT 技术处理血流信息

    B. 经自相关处理,计算血流的平均速度、方向和速度分散

    C. 依血流方向及流速进行彩色编码

    D. 彩色血流图与灰阶图像叠加,构成完整的声像图

    E. 完成图像的编辑及病历管理

（二）多项选择题

1. 下列血流属于正常层流血流的是:

    A. 位于基线上方,向上的窄谱、空窗频谱   B. 位于基线上方,向上的充填频谱

    C. 明亮的单一红色血流   D. 明亮的五彩血流

    E. 红色为主的多彩镶嵌血流

2. 多普勒血流显像可以显示以下血流的哪些特性:

    A. 血流方向   B. 血流速度   C. 血管搏动   D. 血流状态   E. 血流时间

3. 彩色多普勒血流成像系统通常同时配有以下哪几种显示方式:

    A. M 型显像   B. 二维显像   C. 脉冲波多普勒显像

    D. 连续波多普勒显像   E. 彩色多普勒显像

4. 组织多普勒成像(TDI)技术可以检测以下哪些:

    A. 心脏内血流运动   B. 血管内血流运动   C. 快速血流运动

    D. 心房肌运动   E. 心室肌运动

5. 关于频谱多普勒技术,以下正确的:

    A. 可测量血流速度   B. 可确定血流方向

    C. 可确定血流种类   D. 可了解组织细胞的超微结构

    E. 可获得有关血流参数

（三）思考题

  1. B 型超声的工作原理是什么?

  2. 多普勒血流显像对判断血流方向、血流速度和血流性质有重要意义,在彩色多普勒和多普勒血流曲线中如何判断?

  3. 声影的产生条件有哪些?

九、参考答案

（一）单项选择题

1. E   2. E   3. D   4. A   5. A   6. C   7. D   8. C   9. D   10. B

11. D   12. A   13. B   14. C   15. B   16. C   17. D   18. E   19. D   20. E

（二）多项选择题

1. AC   2. ABDE   3. ABCDE   4. DE   5. ABCE

（三）思考题

1. B 型超声的工作原理是什么？

答：B 型超声的工作原理为沿某一方向发射的单束超声波在传播途径遇到各个界面,沿空间展开产生一系列散射和反射,探头接收这些回声信号,以光点的形式在显示器上表示出来。光点按回声的先后顺序在显示器纵轴上自上而下排列,因此形成一个方向上的信息线。同理多条声束则形成多条信息线,构成二维的切面图像。在检查切面内每一点上的信号强度以对应于该点的光点辉度来表示。

2. 多普勒血流显像对判断血流方向、血流速度和血流性质有重要意义,在彩色多普勒和多普勒血流曲线中如何判断？

答：（1）血流方向的判断：频谱多普勒曲线中,向上波形说明血流朝向探头,向下波形说明血流背离探头。彩色多普勒成像中,红色代表血流朝向探头,蓝色代表血流背离探头。

（2）血流速度的判断：频谱多普勒曲线中,频谱的幅度反映血流速度,频幅越高表示流速越快,频幅越低表示流速越慢;彩色多普勒成像中,色彩的亮暗可反映血流速度,速度愈快,色彩愈明亮,速度愈慢,色彩愈暗淡。

（3）血流性质的判断：频谱多普勒曲线中,频谱离散度代表取样容积内活动速度的分布状况。层流者离散度小,频谱窄,与基线为一空窗;湍流或涡流者,离散度大,频谱宽,呈充填频谱图。彩色多普勒成像时,层流显示为单一颜色,湍流或涡流则显示为多彩镶嵌图。

3. 声影的产生条件有哪些？

答：（1）当声束遇到强反射体（如骨骼、气体、钙化物和金属植入物等）时,强反射体与周围组织的声阻抗差别很大,造成下方组织的"失照射",形成"强反射型"声影。

（2）当声束遇到衰减较强且较厚的组织（如韧带或纤维组织等）时,由于声能被大量吸收而造成下方组织的照射很弱,不能产生回声影像,形成"衰减型"声影。

（3）当声束扫到圆形组织或病灶的边缘时,会因入射角过大造成声束在组织内全反射,不能照射到组织下方,形成"折射声影"或"侧后声影"。

附：主教材正文思考题及参考答案

1. 什么是声束聚焦？产生声束聚焦的方法有哪些？

答：（1）声束聚焦：为了提高超声的侧向和横向分辨力,进而提高诊断的有效性,往往要通过外部条件对声束的分布加以限制,使得焦区的声束变窄,这种方法就是声束聚焦。在整个超声探测过程中,声束聚焦在诊断方面作用很大,超声的发射和接收都可以具有聚焦功能。

（2）声束聚焦的方法：有非电子和电子两大类。非电子聚焦:可分为声透镜聚焦、声反射镜聚焦和压电材料凹面聚焦。电子聚焦:多振子通过相位控制实现聚焦。

2. 何为时间增益补偿（TGC）？什么是多普勒效应？

答：（1）TGC:由于生物组织对超声的衰减作用,相同的病变在不同深度的回声表现出现差异,为了对不同深度的相同病变仍能获得相近的声像图表示,常采用时间增益补偿（TGC）来进行回声信号强度的补偿。

（2）多普勒效应:当波源与接收器作相对运动时,接收器接收的频率与波源发出的波频率会不一致,当两者距离随时间而变短时,接收器接收到的频率会升高,反之则会降低,其频率的改变与相对运动的速度有关,这一现象被称为多普勒效应。

3. B 型显示、M 型显示和 D 型显示的特点是什么？

答：（1）B 型超声通过分析回声亮点辉度的分布来获得组织的特征信息。

（2）M型探头以完成一次发射和接收信号作为一个周期，通过分析显示器纵轴上的亮点辉度获得组织随时间的运动变化规律。

（3）D型显示是根据不同工作方式显示的差频声像图，将差频信号在显示器上显示，分为频谱和彩色编码多普勒。

4. 脉冲多普勒成像、连续多普勒成像、高脉冲重复频率多普勒成像和彩色多普勒成像的工作原理和特点是什么？

答：（1）脉冲多普勒成像采用单个换能器按照一定的时间间隔发射和接收超声波，探头先发射一组超声波，然后转为接收状态，接收反射回声，故不能接收所有的回声，而只能接收通过距离选通器选择的特定深度回声信号。脉冲多普勒具有较好的距离分辨力，但所能测量的最大目标流速有一定限度。

（2）连续多普勒成像采用双晶片探头，一个（组）晶片连续地发射超声束，另一个（组）晶片连续地接收反射回声，连续多普勒可接收的反射回声没有限制；连续多普勒成像没有最大频移的限制，能够测量高速运动的目标以及深部目标，而且不会产生频率混淆现象。

（3）高脉冲重复频率多普勒成像是当探头在发射一组超声脉冲波之后，不等到取样容积的回声信号返回到探头，就再次发射新的超声脉冲，然后接收第一组脉冲的回声。高脉冲重复频率多普勒成像提高了发射脉冲频率，可使最大可测目标速度最多扩展到脉冲多普勒最大可测速度的三倍。

（4）彩色多普勒成像是以二维声像图为背景，对感兴趣的目标检测区域利用自相关技术处理，并进行彩色编码，将二维彩色信息叠加到二维灰阶图像的相应区域内，实现解剖结构与目标运动状态相结合的实时显示。彩色多普勒能在二维切面上直观地显示血流方向、血流速度和血流状态等重要信息。

5. 正常多普勒血流特征有哪些？

答：（1）正常血流性质为层流，血管中央的血流速度略快于血管边缘处的血流速度。彩色多普勒显示为红色或蓝色，中间比边缘要亮些。频谱多普勒显示窄带未填充，频谱与基线之间有明显的空窗。

（2）血流方向：红色代表血流朝向探头，蓝色代表血流背离探头。

（3）血流时相：正常动脉血流有收缩期和舒张期两个时期。收缩期速度快，舒张期速度慢。

6. 简述超声显示中混响效应、振铃效应、侧壁失落效应、后壁增强效应、声影、部分容积效应、衰减伪像的形成原因。

答：（1）混响效应：声束在平滑大界面多次回声的总和效果，属于多次反射形成的多重回声伪像。常见膀胱前壁、胆囊底部及大囊肿前壁，易被误认为壁的增厚、分泌物或肿瘤。

（2）振铃效应：软组织内声束往返多次振荡产生的伪像，属于多次反射形成的多重回声伪像。常出现于胃肠道及肺部等含气部位的检查中。胃肠道内气体的变动会使振铃影像快速变换，亮带状回声发生快速闪动。

（3）侧壁失落效应：入射角大造成反射声束不能返回探头所产生的伪像。多见于囊肿和血管的侧壁，声像图上可清晰显示细薄的前、后壁，但侧壁不能显示。

（4）后壁增强效应：TGC"过补偿"造成组织器官后壁回声信号强度过大产生的伪像。常出现于囊腔、脓肿及其他液区的后壁。

（5）声影：TGC正补偿后，某一组织或病灶后方呈现的完全或部分无回声、低回声的暗区，常出现于结石的后方。

（6）部分容积效应：组织器官与周围组织的声像信号叠加，即产生部分容积效应，造成图像显示的失真。常出现于腹部大血管和肝、肾小囊肿的扫查过程中，部分容积效应会使其无回声内出现细小的点状回声。

（7）衰减伪像：组织器官的衰减造成的声像图的显示失真，造成衰减伪像。常出现于胆囊、囊肿、韧带等后方。

（韦中国　陈益红　游晓功）

十、实训指导

超声成像技术及伪像

（一）实训目的和要求

1. 掌握　超声成像技术方法。
2. 熟悉　主要超声伪像的声像图表现形式，脉冲多普勒、彩色多普勒技术使用要点。
3. 了解　常见的超声伪像。

（二）实训设备和材料

1. 彩色超声诊断仪。
2. 超声体模。
3. 超声医用耦合剂。
4. 卫生纸。
5. 影像资料　教学 PPT 课件、多媒体教学 VCD 资料、案例分析及临床相关资料等。

（三）实训内容和方法

1. 教师示教实训内容及方法

（1）演示法：演示讲解超声成像技术方法，利用不同影像资料示教主要超声伪像的声像图表现。

（2）操作法：结合超声诊断仪的使用，讲解超声的成像方法，注意超声诊断仪的功能使用及操作规程。

2. 学生分小组上机操作实践

（1）体会操作过程中探头使用的感觉、注意事项、观察不同探头空间分辨力和对比度分辨力的差异及 B 型、D 型和 M 型不同超声显示方式的表现。

（2）观察反射、折射、散射、绕射、吸收、衰减等传播特性声像图表现。

（3）感受声束聚焦、放大器动态范围调整、时间增益补偿、图像后处理和灰阶处理等技术调整对图像的影响。

（4）体会降低发射频率、减小取样深度、增大超声入射角等措施对脉冲多普勒检查中目标流速测量范围的影响，注意彩色图标、发射超声频率、滤波器调节、速度标尺、增益调节、取样框调节、零位基线移动、余辉调节、消除彩色信号闪烁等调节方式对彩色多普勒显示的影响。

（5）识别混响效应、振铃效应、镜像效应、侧壁失落效应、后壁增强效应、声影、旁瓣效应、部分容积效应和衰减等超声伪像表现。

3. 教师巡回辅导、纠正错误及答疑。

（四）实训评价和思考

1. 结合实训感受分组讨论超声成像的方法、效果及注意事项；分析超声伪像声像图表现的特点：归纳脉冲多普勒、彩色多普勒技术使用要点。

2. 独立完成实训报告（作图描述混响效应、振铃效应、镜像效应、侧壁失落效应、后壁增强效应及声影等超声伪像表现）。

3. 教师针对实训及实训报告中的共性问题择机点评。

（五）实训时数

2学时。

（周进祝　韦中国　陈益红　游晓功）

第四章 超声检查技术质量控制

一、学习目标

1. 掌握　超声设备合理使用及使用规范;标准化扫查断面与方法;规范化图像记录与信息储存。
2. 熟悉　规范化超声报告;图像分析内容及方法。
3. 了解　随访制度及其应用。

二、教学重点

1. 超声诊断仪及探头的使用。
2. 超声诊断仪的调节与规范。
3. 超声扫查断面规范。
4. 超声报告规范。
5. 超声图像与报告档案的规范化管理。

三、教学难点

1. 超声检查技术质量控制意识的建立。
2. 超声诊断仪器的优化调节。
3. 超声检查常用标准断面的掌握。
4. 超声声像图的规范化描述。
5. 超声检查随访制度的建设与执行。

四、学习指南

充分利用学校影像存储与传输系统(picture archiving and communication system,PACS)、超声实训室、超声报告实例、临床案例、微课等教学资源,引导学生自主学习、探究式学习,组织团队学习、讨论学习、项目学习等。

1. 课前准备　教师应在临床超声诊疗工作过程中践行规范的超声检查技术质量控制,参与超声检查技术质量控制制度的制定。对环境、机器、检查前准备、超声扫查规范、介入超声规范、超声报告书写规范、随访制度及危急处理预案等有深入认识。对教材、课程标准认真学习,做好学情分析,进行教学内容的筛选、优化,选择合适的教学方法,做好教学设计。

2. 课前学习　课前利用现代信息技术将学习目标、学习重点、学习难点推送给学生,通过布置课前思考题、小组讨论、微课等方式引导学生课前学习并思考。

3. 课中学习

（1）注重人文素质培养，强调质量控制意识，让工匠精神融入医学实践中。

（2）多以案例分析来讲解超声报告的规范性及随访的重要性。

（3）以演示、实训室实践操作来指导学生超声诊断仪的规范性操作与调节、超声扫查标准切面。

（4）在见习期间指导学生从制度、工作流程、医疗质量等角度学习超声检查技术质量控制。

4. 课后学习

（1）推荐学习参考书籍、视频、网站给学生作为课后学习材料。

（2）开放实训室供学生进行实训。

（3）多与学生交流，了解学生学习动态，解答问题。

（4）指导学生设计超声检查技术质量控制。

五、教学内容

（一）超声设备的合理使用与调节规范

1. 超声仪器的合理使用

（1）超声设备的合理使用：超声诊断设备性能应符合质量控制标准。检查者的座椅高度可调、可旋转，符合人体工程学要求，使检查者保持良好姿势，以减少超声工作者相关职业损伤。与探头相连的电缆线长度足够，不限制检查者操作。可使用电缆线支架适当固定电缆线，以减少腕部、前臂用力并保持探头稳定。监视器及控制面板可调，方便检查者坐位、站立位使用。监视器亮度适中，以最大限度减少检查者视觉疲劳。

（2）探头的合理使用：选择最适合于待检系统、脏器或目标的探头及频率。根据所查脏器选择最佳条件预设置。规范使用耦合剂消除探头与受检者皮肤间空气的干扰，耦合剂的放置位置应方便检查者的取用与操作，用量应适中，寒冷天气需对耦合剂适当加热。用执笔的方式握持探头。扫查过程中灵活使用探头，通过摆动、侧动及滑动探头扫查人体组织器官。探头施加在受检者皮肤上的力度应适中。

2. 超声仪器调节及规范

（1）常规调节原则及规范：二维超声检查时应注意调节的顺序。首先，应该调节探头输出超声的功率，对于产科和眼部的检查更应注意 ALARA（as low as reasonably acceptable）原则，然后，调节好图像前处理及后处理功能。调节显示屏对比度、亮度，保证图像质量，机器显示屏调节至最佳状态后日常使用一般情况下无须再行调节。使用适当放大图像功能，使微小病变突显。

（2）二维灰阶超声性能的调节：使二维灰阶超声声像图清晰，对比度适中，前、后场图像明暗相近，缩放适中，聚集位置及聚集点数合适。具体前处理包括动态范围调节、边缘增强调节、增益调节、深度增益补偿（DGC）和聚焦调节等。

（3）多普勒超声性能的调节

1）彩色多普勒调节要点：①前处理包括对彩色信号和多普勒信号阈值的调节、壁滤波范围的调节。②彩色取样框调节。③彩标：为半定量显示方法，通过对比血管内血流的彩色和彩标可以大致了解血流速度范围。④彩色滤波器：根据血流速度大小适当调节。⑤彩色总增益：调节过低可出现假阴性，过高则出现彩色溢出、噪声。彩色总增益大小应根据被测血流速度的大小适中调节，以显示取样框范围血管内的全部血流而又使彩色溢出最低为准。⑥脉冲重复频率应当调节至能真实显示所检查血管的流速。

2）彩色多普勒功率性能的调节要点：①动态范围。②增益。③多普勒流速曲线的调节：彩色流道方向如与声束方向接近垂直时，必须作彩色取样框偏转调整。

（二）标准化扫查断面与方法

1. 受检者体位 根据不同部位或器官应采取不同体位。一个部位或脏器根据检查目的可采用多种检查体位。

2. 主要的扫查断面 超声扫查的主要断面包括矢状断面、横断面、冠状断面及斜断面。

3. 扫查方法 常用的6种扫查方法，包括垂直扫查、倾斜扫查、旋转扫查、滑动扫查、侧动扫查和加压扫查。

4. 超声检查常用标准断面 超声检查依据检查的脏器不同，均有一些常用的标准断面，这些断面既是学习超声的经典断面，更是操作规范的基本要求断面，体现了规范操作的痕迹，也是存贮信息的根本遵循。应特别指出的是，临床实际超声扫查是一个连续、动态的检查过程，标准断面是为了学习、交流、定位、测量、规范超声检查技术和超声留图质控而依据有代表性的解剖结构而设定的，它只是扫查过程中大量的超声声像图里的特殊代表，应避免因留取标准断面而将扫查过程节段化或跳跃式扫查。同时标准断面又是十分重要的，标准断面显示清晰是超声检查技术规范化的重要内容，也是超声检查医技协同发展、各司其职工作模式的基础。

（三）规范化报告、图像记录与信息储存

1. 图像的描述与规范化术语

（1）声像图回声强度可分为强回声、高回声、（中）等回声、低回声、弱回声、无回声。

（2）实性脏器实质回声常用"均匀""尚均匀""欠均匀"和"不均匀"来描述。病灶部位回声则可用"均质"和"非均质"来描述。病变范围常有"弥漫性""局灶性"和"散在"来描述。

（3）回声形态常用的描述术语有团块状、圆形、椭圆形、多角形、不规则形、分叶状、斑片状、环状、带状、点状、条索状等。注意一般不用光团、光斑、光点、光带来描述。

（4）特殊征象：形象化地描述某种病变的特征性声像图表现称为特殊征象。特殊征象在超声诊断中具有重要的意义，要善于应用特殊征象描述。

2. 图像分析内容与方法

（1）图像分析的内容包括：①病变数目。②形态大小。③内部回声。④边界情况或周围回声。⑤后壁或后方回声。⑥周邻关系。⑦压缩性或柔韧性。⑧功能检测，包括心脏功能、胃排空、胃蠕动情况、残余尿量测定和胆囊脂餐试验等检测。⑨频谱分析，包括超声多普勒频谱分析和彩色多普勒的观察，以及灰阶直方图分析等。

（2）图像的分析方法包括3个方面：确定是否有弥漫实质病变或占位性病变；确定病变部位；确定病变性质。

超声检查中病变部位超声解剖学定位诊断具有高度特异性和准确性，如心脏（左、右心室，心肌、瓣膜）、肝（左、右肝叶及肝段）、肾（上极、中部、下极、皮质、髓质或集合系统）、子宫（宫腔内外、肌层、底、体、颈）等。如遇较困难定位时，可以如实地进行解剖学描述（例如胰尾、肾上腺可分别写成胰尾区，左、右肾上腺区；输卵管、卵巢部位可写成左、右附件区）。

确定病变性质：鉴别含液性病变或实质性病变比较容易，既有含液性又有实质性成分称为混合性病变；确定良、恶性病变，超声诊断目前尚不能达到组织细胞水平，可通过一定的声像图特点，判断组织内部的大体病理变化，推测良恶性病变。

3. 规范化报告 要求临床医师在开具超声检查申请单时应完整填写简要病史、体检发现、其他医学影像报告及有关检验结果,并写明检查目的、要求和部位。对于需行超声复查的患者,必须填写原超声号,以便与前次检查作比较。检查前应核对申请单,仔细询问病史,进行必要的体格检查。

规范化报告可分为上、中、下三部分。上部为填写患者姓名等各种常规字符。填写检查仪器类型型号、探头类型与频率,检查方法和途径及最低限度的脏器断面,以及录像带或光盘的有关检索号码等。中部为检查发现的客观描述,不加入任何主观判断。病变区描述为弥漫性或局灶性,以及不同脏器中各类病变声像图的不同表现。局灶性病变应作定位、测量和其他重点描述。如有几处局灶性病变,应分主、次加以描述。重要的有关阴性表现亦需叙述。下部为超声检查后提示有无病变和病变的性质。应包括如下内容:病变部位或脏器、病变在声像图上所表现的物理性质(实质性、含液性、混合性、纤维化、钙化、气体等)、可能的疾病诊断(按可能性大小依次提示)、建议(如:超声随访、建议其他检查)、签名与日期。注意诊断性报告必须由获得医师执业证书的医师签发,超声技师仅能作描述性报告。

4. 超声检查资料记录与信息储存 现代超声医学科每天接收的申请单、发出的超声检查报告单及扫查过程中的超声留图所涉及的资料(数据)数量庞大,应积极采用新的信息技术手段来改变传统的记录方式。

超声图文工作站目前在临床实践中被广泛应用。单机超声图文工作站由计算机、采集卡、视频连接线、超声影像报告管理软件、打印机等组成。超声工作站和超声视频输出口(模拟信号)连接后,既可和超声设备同步显示图像,还可对采集的图像进行二次处理,如加彩阶、标注文字、测量等;然后可将患者的个人信息及医师结论组成报告存储和打印输出。

网络版超声图文工作站采用国际标准的系统设计,便于共享、交流和扩充。网络化的接口设计应采用最新的国际通用医学数字成像和通信标准(digital imaging and communication in medicine, DICOM)3.0 和影像存储与传输系统网络标准,与局域网或互联网连接。有的工作站可支持远程会诊或其他各种必要的图文传输与通信,使医学影像信息真正得到充分利用。

超声图文工作站在临床实践中的作用有以下优势:规范报告格式及图像记录,方便检索,节省成本、减少保存空间,科研和教学工作中保存的图像可供随时查阅和打印,并可进行图像处理和必要的测量,发表论文交流、制作教学幻灯片时可以获得清晰的图像资料,保留的动态图像能更真实地再现检查过程,提供复查对比资料和法律证据。

六、知识拓展

超声科图像质量评价标准细则如下(每项优秀计 3 分,良好计 2 分,差计 1 分,满分 30 分):

1. 图像清晰度

2. 图像均匀性

3. 图像亮度、对比度适中

4. 图像解剖标志清楚

5. 彩色血流显示清晰

6. 图像与超声报告相关性

7. 图像有无斑点、雪花细粒、网纹等伪像

8. 图像与临床疾病相关性

9. 探测深度(要占 1/2 以上)

10. 工作频率与脏器相关性

七、案例分析

1. 请指出以下超声描述中错误或不妥之处,并说明:

左肝上下径8.0cm,右肝斜径10.0cm,肝边缘钝,血管纹理欠清晰,实质回声不均匀。左右肝内胆管未扩张。肝内探及鸽蛋大低回声,界不清,内部回声不均匀,CDFI:内部可探及彩色血流信号。门静脉内径0.9cm,腔内未探及明显异常回声,CDFI:门静脉血流:19.6cm/s。

2. 解析

(1) 未描述包膜情况;

(2) 病变解剖部位描述不清;

(3) 病变数量未描述;

(4) 病变大小一般以测值为准,不用拟物描述;

(5) 有鉴别意义的病变内部血流动力学参数无描述。

3. 正确示例　左肝上下径8.0cm,右肝斜径10.0cm,肝边缘钝,包膜不光滑,血管纹理欠清晰,实质回声不均匀。左右肝内胆管未扩张。于右肝前叶下段探及一个椭圆形低回声,界不清,内部回声不均匀,大小约2.1cm×1.8cm×1.8cm,CDFI:内部可探及分支状彩色血流信号,血流频谱:PSV:20cm/s,EDV:6cm/s,RI:0.70。门静脉内径0.9cm,腔内未探及明显异常回声,CDFI:门静脉血流:19.6cm/s。

超声描述应详细、客观、用语规范。对病变的描述一般包括:解剖位置,形状,大小,内部回声,内部及/或周边血流情况,与周围组织的关系,有无侵犯、粘连、压迫,与诊断或鉴别有关的相关信息。

八、目标检测

(一) 单项选择题

1. 下列有关超声诊断仪调节,**错误**的是:

A. DGC调节以保证图像在深浅层次间整体回声均匀一致

B. 聚焦区设置增加,帧频降低

C. 频率增加,超声穿透力增加,但图像分辨力下降

D. 当多普勒声束线与受检血管角度接近90°,应偏转取样框以提高彩色显示

E. 彩色总增益调节以显示取样框范围血管内的全部血流而又使彩色溢出最低为准

2. 下列有关矢状断面扫查,描述**错误**的是:

A. 矢状断面扫查是指声束由前方或后方进入人体

B. 矢状断面扫查显示左、右侧结构

C. 矢状断面扫查探头必须向左侧、右侧移动或侧动才能显示左右相邻解剖结构

D. 正中矢状断面将人体分为相等的左、右两部分

E. 除非特别说明,一般矢状断面指的是旁矢状断面

3. 超声扫查注意事项,以下**不正确**的是:

A. 扫查全覆盖

B. 动静结合

C. 呼吸、体位的配合

D. 扫查时应根据检查靶目标不断改变扫查方式,综合应用多种扫查方式,提高病变显示率和清晰程度

E. 用增益提高图像亮度

4. 脏器包膜或壁的回声大多为：

    A. 强回声   B. 高回声   C. 中等回声

    D. 弱回声   E. 无回声

5. 回声形态的描述常用的术语，**错误**的是：

    A. 团块状   B. 点状   C. 分叶状

    D. 光点   E. 条索状

6. 超声检查案例随访制度，**错误**的是：

    A. 随访工作是超声医学科日常工作的一个组成部分，对提高超声诊疗水平具有重要的价值

    B. 随访工作由技师和护士来完成

    C. 超声随访结果必须有书面记录并存档管理

    D. 随访结果应在科室内反馈、讨论和分析

    E. 超声随访资料应定期进行统计分析

7. 超声随访检查对象**不包括**：

    A. 少见案例、疑难案例

    B. 超声诊断后因各种原因未能获得病理诊断结果的患者（例如不能手术治疗）

    C. 超声检查不能明确诊断的术后或非手术治疗后的患者

    D. 临床认为需超声复查的患者

    E. 肥胖患者

8. 下列**不属于**计算机超声图文工作站的功能的是：

    A. 规范检查文字和图像记录   B. 节省成本、减少保存空间

    C. 利于检索   D. 提供复查对比资料和法律证据

    E. 方便报告的复制、粘贴

（二）思考题

1. 试述超声检查图像描述规范化注意事项。

2. 多普勒超声性能的调节主要包括哪些方面？

九、参考答案

（一）单项选择题

1. C   2. B   3. E   4. B   5. D   6. B   7. E   8. E

（二）思考题

1. 试述超声检查图像描述规范化注意事项。

答：（1）根据回声信号的强弱，声像图回声强度可分为：①强回声。②高回声。③等回声。④低回声。⑤弱回声。⑥无回声。混合性回声系指同时具有实质性和含液性病变的回声。

（2）对回声分布的描述：实质性脏器回声的均匀程度常用"均匀""尚均匀""欠均匀"和"不均匀"来描述。病灶部位回声则可用"均质"和"非均质"来描述。

（3）回声形态的描述：常用的术语有团块状、圆形、椭圆形、多角形、不规则形、分叶状、斑片状、环状、带状、点状、条索状等。一般不用光团、光斑、光点、光带来描述。

（4）特殊征象在超声诊断中具有重要的意义，要善于应用特殊征象描述。特殊征象的描述要通俗、形象，最好用行业内通用的描述，避免天马行空自创命名。

2. 多普勒超声性能的调节主要包括哪些方面?

答:(1) 彩色多普勒调节:①彩色前处理功能:包括对彩色信号和多普勒信号阈值的调节、壁滤波范围的调节。②彩色取样框调节。③彩标。④彩色滤波器。⑤彩色总增益。⑥脉冲重复频率调节。⑦探头频率调节。

(2) 彩色多普勒功率性能的调节:①动态范围。②增益。

(3) 多普勒流速曲线的调节:①显示彩色流道。②取样线的放置。③取样门的位置。④取样门的大小(门宽)。⑤θ角(声束-血流夹角)。⑥脉冲重复频率的调节应根据所检查血管的流速作相应调整。⑦外放多普勒频谱声音可帮助识别二维图像冻结时频谱取样是否正确,及时校正偏移。⑧尽量不要在反转的多普勒频谱上进行测量。⑨多普勒扫描速度应设置适中水平。⑩多普勒增益调节应使频谱清晰显示而又不出现背景噪声。

附:主教材正文思考题及参考答案

1. 简述超声仪器合理使用和规范化调节。

答:超声设备的合理使用包括设备性能正常,安装正确,环境合适,监视器的调节得当;根据检查需要选择合适的探头及频率,优选相应的条件预设,耦合剂使用恰当;执笔式握持探头,扫查动作灵活,用力适中以获得清晰的超声声像图。

超声仪的调节目的在于获得高分辨力、高清晰度的灰阶及多普勒声像图,超声功率的应用上以 ALARA(as low as reasonably acceptable)为原则。主要包括:监视器的调节有亮度、对比度、锐度等;灰阶超声的调节常用的包括:缩放、深度、聚集数及聚焦区域、总增益、深度增益补偿,多普勒超声的调节常用的包括:壁滤波范围、彩标、取样框大小及偏转、彩色滤波、彩色总增益、脉冲重复频率、取样线、取样门大小、声速-血流夹角校正等。

2. 超声扫查的手法有哪些?

答:超声扫查的基本手法有:顺序连续平行扫查法、立体扇形扫查法、十字交叉扫查法、侧动扫查法、对比加压扫查法等,依探头与扫查的角度还可分垂直扫查和倾斜扫查。

3. 图像分析方法有哪些基本步骤?

答:超声声像图的分析是一个循序渐进的过程:首先确定是否存在病变,再确定病变部位,最后依各种直接、间接征象结合病史判断病变性质。

4. 简述超声诊断报告的组成与书写基本原则。

答:规范化报告分为上、中、下三部分。上部填写患者信息,检查仪器类型号、探头类型与频率,检查方法和途径等。中部为检查发现的客观描述,及必要的测量数据,不加入任何主观判断,重要的有关阴性表现亦需叙述。下部为超声检查后提示或诊断,一般包括如下内容:①病变部位或脏器。②病变在声像图上所表现的物理性质(实质性、含液性、混合性、纤维化、钙化、气体等)。③可能的疾病诊断(按可能性大小依次提示)。④必要的建议(如:超声随访、建议其他检查)。⑤签名与日期。诊断性报告必须由获得医师执业证书的医师签发,超声技师仅能作描述性报告。

超声检查报告字迹应公正、清晰,报告中无错字、无涂改。在任何情况下不得出具假报告。各种常规脏器的超声报告单(包括各种不同的填表表格),应按超声质控中心颁发的规定执行。

5. 信息记录与存储有哪些基本形式?

答:现代超声检查信息记录与存储一般均依托计算机和网络信息技术,将患者信息、报告及超声声像图存储于超声工作站或医院 PACS 系统中,可实现存储、检索与传输。在特殊情况下可采取手写、笔绘、拍照、打印、刻录光盘或磁带等方式。

6. 简述案例随访制度的重要性。

答:案例随访工作是超声医学科日常工作的一个组成部分,也是学科或专业建设的重要内容,可用于总结经验、科学研究、撰写论文和进行学术交流,能够完善医学资料、加速经验积累和提高超声诊疗水平。

(吕国荣 吴家祥 丁红)

十、实训指导

超声检查技术质量控制

(一)实训目的和要求

1. 掌握 超声诊断仪的使用规范与调节方法。
2. 掌握 常见的标准切面扫查方法。
3. 掌握 超声声像图贮存。
4. 熟悉 超声报告结构。
5. 了解 随访制度。

(二)实训设备和材料

1. 超声实训室。
2. 超声诊断仪。
3. 超声医用耦合剂。
4. 卫生纸。
5. 超声报告单。
6. 超声图文工作站。

(三)实训内容和方法

1. 教师示教实训内容及方法

(1)演示法:选择志愿者,教师演示超声诊断仪的使用规范。

(2)操作法:结合超声诊断仪的使用,讲解超声诊断仪使用过程中的灰阶与彩色多普勒调节,标准断面的获取。

2. 学生分组上机操作实践

(1)学生分组进行角色扮演,分别扮演医生和患者,完成检查前准备后进行超声检查。

(2)操作按以下步骤进行

1)检查前准备:环境、电源、机器、用品、自身准备,按规开机。

2)核对申请单及患者信息、了解患者检查前准备的情况。

3)指导患者配合检查如体位、呼吸,做好保暖、隐私保护、衣服防污染等。

4)操作手法训练及标准切面获取。

(3)操作过程中,体会操作技法,感受操作过程中图像变化与操作技能的关系。

(4)体会不同脏器标准切面获取的方式。

(5)感受不同扫查体位与切面对超声声像图的影响。

3. 教师巡回辅导纠错、答疑 学生上机操作时教师及时进行指导,指出学生在操作过程中所存在的问题和错误,使学生在操作过程中真正掌握正确的操作方法和技巧。

4. 书写一份超声报告并贮存。

（四）实训评价和思考

1. 评价本次实训课的感受，自评达到了哪些预期的实训目的和要求。

2. 独立完成实训报告。

3. 教师针对学生操作过程中所存在的问题及原因和实训报告中的共性问题择机点评，提出改进的办法和措施。

（五）实训时数

1 学时。

（周进祝　吕国荣　吴家祥）

第五章　腹部超声检查方法

一、学习目标

1. 掌握　超声诊断仪的功能调节,超声扫查基本手法,基本切面和图像方位,超声回声的描述。
2. 熟悉　仪器的组成和探头的分类及检查前准备。
3. 了解　图像观察内容。

二、教学重点

1. 超声诊断仪的结构。
2. 超声诊断仪的使用与调节。
3. 超声扫查基本手法。
4. 基本切面和图像方位。
5. 超声回声强弱的描述。

三、教学难点

1. 超声诊断仪的使用与调节。
2. 超声扫查的切面和图像方位。

四、学习指南

学生要学好本章节内容,一定要遵循学习的3个步骤,即课前学习、课中学习、课后学习,3个步骤有机相连,环环相扣,是学好专业知识的基础。

（一）课前学习

1. 预习教材,从整体上了解学习内容,明确本章学习目标和重、难点,对所学知识有一个初步认识,提高课堂的听课效率。

2. 对本章节在学习中要用到的基础知识,课前要进行回顾,为本章节学习打好基础。

（二）课中学习

1. 学习方法　认真听课是第一位的,紧跟老师的授课思路,尤其是在预习中不懂的内容重点听讲,认真做笔记,提纲挈领,突出重点、难点内容,对没听懂的内容一一记录下来,课后向老师进一步请教。

2. 学习重点

（1）超声诊断仪的结构,从外观上主要由探头、主机、显示器和外围工作站设备(记录、打印)等装置构成。其中还包括探头的结构种类及适用范围。

（2）超声诊断仪的功能调节,包括显示器的调节、二维模式的调节、彩色多普勒的调节、三维模式的调节。

（3）超声扫查的基本程序及操作方法。

（4）超声扫查切面和方位。

（5）超声回声的描述。

（三）课后学习

1. 对本章节所学过的内容进行梳理和总结,加深对概念和原理的理解、记忆,对本章节所涉及的各类知识进行归纳整理,形成一个完整的知识链,将所学知识牢记心中。

2. 独立认真完成课后作业。

3. 可通过在线精品课程、慕课、微课、网络、图书馆等,对本章节知识的新进展、新技术以及新的知识点进行进一步学习和提高。

五、教学内容

（一）超声诊断仪的使用

1. 超声诊断仪的结构 包括探头、主机、显示器、工作站等设备。

2. 超声诊断仪的功能调节 从显示屏的调节;二维模式的调节;彩色多普勒的调节;三维模式的调节。

3. 超声诊断仪的使用要求。

（二）超声检查的基本程序及方法

1. 检查前的准备 包括受检者和检查者的准备。

2. 受检者体位 仰卧位、侧卧位、俯卧位、坐位、立位。

3. 超声扫查方式 包括经体表超声、经腔内超声、术中超声及介入超声检查。

4. 超声扫查常用切面和方位。

（三）超声回声的描述与声像图观察的基本内容

1. 超声回声的命名与描述。

2. 超声声像图观察的基本内容。

六、知识拓展

随着科技的迅猛发展和临床诊断治疗的需求,对超声图像质量和分辨率的要求也越来越高,超声检查范围和信息量不断扩充。当前超声检查已从单一器官扩大到全身,从静态到动态,从定性到定量,从模拟到全数字化,从单参数到多参数,从二维到三维显示,多普勒彩色血流显示代替了创伤性导管检查,尤其是全数字化技术、实时三维超声成像技术、对比谐波和组织谐波显像以及换能器技术的更新,使超声图像质量和分辨力大幅度提高,能清晰显示出实质脏器内数毫米的肿瘤,显示神经和韧带的纤维束,显示静脉瓣和眼球前房结构等,充分证明了超声的空间分辨力达到理想的新阶段,提高了临床诊断和应用的范围。

七、案例分析

1. 临床资料 患者,男性,42岁,上腹部不适一周。超声检查:上腹部可见强回声团,后方伴声影。

2. 超声提示　钡餐后超声(建议 3d 后复查)。

3. 分析点评　当超声检查与钡餐检查同日进行时,应先进行超声检查;否则钡餐检查后 3d 再进行超声检查。

八、目标检测

单项选择题

1. 下列关于探头的说法**不正确**的是:
   A. 它又被称换能器
   B. 它是一个必不可少的关键部件
   C. 它发射超声波但不接收超声波
   D. 它即有发射超声波又有接受超声波的功能
   E. 它能实现电能、声能的互相转换

2. 经体表超声检查甲状腺通常采用下列哪种探头:
   A. 电子凸阵探头
   B. 电子线阵探头
   C. 相控阵探头
   D. 机械扇形探头
   E. 环阵扇形探头

3. 关于探头频率选择叙述正确的是:
   A. 频率越高、波长越短、衰减越快、穿透力越弱
   B. 频率越高、波长越长、衰减越快、穿透力越弱
   C. 频率越高、波长越短、衰减越慢、穿透力越强
   D. 频率越高、波长越长、衰减越慢、穿透力越强
   E. 频率越高、波长越长、衰减越快、穿透力越强

4. 对于肥胖患者的检查通常采用:
   A. 高频率、短波长
   B. 低频率、长波长
   C. 高频率、长波长
   D. 低频率、短波长
   E. 中频率、中波长

5. 下列关于二维成像调节叙述**不正确**的是:
   A. 成像深度的调节,它可控制成像距离,使目标图像显示完整
   B. 总增益的调节可控制整个声像的回声强度
   C. 深度增益补偿调节可用来补偿声束在体内因距离造成的回声衰减
   D. 聚焦点设置过多,会导致图像帧频的降低
   E. 取样框的调节须略大于需要观察的区域

6. 下列关于彩色多普勒成像调节说法**不正确**的是:
   A. 一般显示较深部位时,应当适度降低彩色多普勒血流检查频率
   B. 取样框大小取决于取样区域的大小,以选调至略大于需要观察的区域为最佳
   C. 取样线应放置在彩色血流管道直径的中轴
   D. 为了准确测定血流速度,取样门必须小于 1mm
   E. 取样线与血管流道间的夹角应至少小于 60°

7. 关于超声诊断仪的开启和关闭下列叙述**错误**的是:
   A. 在超声诊断仪开启之后,要检查稳压电源是否在正常状态下工作
   B. 在开启机器后,不要随意频繁启动、关闭机器,否则影响机器使用寿命
   C. 若超声诊断仪超过 24h 不使用,则切换到备用状态
   D. 关闭超声诊断仪电源之前务必先结束检查

E. 开启和关闭机器电源时一定要按照操作步骤

8. 下列关于受检者在检查前准备的叙述**错误**的是：

A. 检查肝、胆系、胰腺、胃等需空腹 8h 以上

B. 检查前一天少食产气多的糖类、淀粉类食物，以减少胃肠道内气体干扰

C. 检查胰腺时可饮水 500ml，使胃充盈作透声窗，便于观察

D. 经腹壁超声检查妇科、膀胱等盆腔脏器需使膀胱过度充盈以便于观察

E. 介入性或术中超声检查前需做出凝血及心、肝、肾等功能测定

9. 下列关于检查者的准备叙述**错误**的是：

A. 检查者在检查前需准备好所需超声诊断仪，选择合适的探头及频率

B. 开机后必须校对电源电压以及接地装置是否正常

C. 正确调节各个控钮至设定的最佳工作状态

D. 初步了解患者的病变情况

E. 做好消毒隔离、无菌操作

10. 检查肝右叶、胆囊、右肾及右肾上腺、心脏等器官通常采用：

A. 仰卧位　　　　　　　　B. 侧卧位　　　　　　　　C. 俯卧位

D. 坐位　　　　　　　　　E. 站立位

11. 常用于游走肾或肾下垂患者测定肾下极位置患者的体位：

A. 仰卧位　　　　　　　　B. 左侧卧位　　　　　　　C. 右侧卧位

D. 俯卧位　　　　　　　　E. 站立位

12. "将探头作缓慢匀速不间断滑行扫查，探头整体作纵、横、斜向或任意方向的连续平移扫查"的扫查方法是：

A. 顺序连续平行扫查法　　B. 立体扇形扫查法　　　C. 十字交叉扫查法

D. 对比加压扫查法　　　　E. 跳跃扫查法

13. "在固定的检查部位，按一定角度上下或左右连续侧动探头，构成立体扇面图像"的扫查方法是：

A. 顺序连续平行扫查法　　B. 立体扇形扫查法　　　C. 十字交叉扫查法

D. 对比加压扫查法　　　　E. 跳跃扫查法

14. 仰卧位横切面扫查时，当标记指向被检者左侧时，检查者左侧的图像代表：

A. 受检者的头侧　　　　　B. 受检者的足侧　　　　C. 受检者的左侧

D. 受检者的右侧　　　　　E. 受检者的前侧

15. 下列关于回声的描述**错误**的是：

A. 强回声灰度极亮，后方伴声影　　　　　B. 高回声灰度较亮，后方不伴声影

C. 正常肝实质属于中等回声　　　　　　　D. 正常肾皮质属于中等回声

E. 均匀的液体如尿液、羊水等属于无回声

九、参考答案

单项选择题

1. C　　2. B　　3. A　　4. B　　5. D　　6. D　　7. C　　8. D　　9. B　　10. B

11. E　　12. A　　13. B　　14. C　　15. D

附：主教材正文思考题及参考答案

1. 简述超声诊断仪的基本组成。

答：从外观上看主要由探头、主机、显示器和外围工作站设备（记录、打印）等装置构成。

2. 简述探头的分类和临床使用范围。

答：（1）超声探头种类繁多，主要有电子扫描式（线阵探头、凸阵探头、相控阵探头等）和机械扫描式以及适用于某些特殊需要的腔内探头（如食管探头、直肠或阴道探头、尿道探头）、微型内镜探头（心内探头、血管内探头）、显微镜探头、术中探头、穿刺探头和矩阵探头等。

（2）根据检查部位和检查方法不同而选用不同的探头，检查腹、盆部（肝、胆、胰、脾、肾、膀胱、前列腺、子宫等）脏器选用电子凸阵探头；检查心脏、颅脑等选用电子相控阵或机械扇形扫描探头；浅表部位（眼、甲状腺、乳腺、阴囊、四肢浅表血管等）选用电子线阵探头；腔内（经直肠或阴道）超声检查则通常选用环阵扇形探头；超声内镜（经食管、心脏、血管等）检查通常采用微型内镜探头；此外，心脏、妇科、产科等超声检查越来越多地采用矩阵探头实施三维或四维成像检查。

3. 论述超声诊断仪功能的调节。

答：（1）显示器的调节：若想获得一幅有诊断价值的优质图像，既能充分反映主机所提供的各种诊断信息，又能为诊断医师的视觉所接受。那么显示器的调节则显得非常重要。首先是亮度和对比度的调节，在开启主机和显示器电源后，屏幕上即可显示初始图像。调节前先检查灰标带是否完全，然后以灰标为标准，使最低灰阶呈黑色隐约可见，最高灰阶呈白色字符亮度又不过亮，调节至各级灰阶丰富，均能显示至满意为止。此外，还有背景色彩、光栅亮度及显示器活动度的调节。

（2）二维模式图像的调节：①成像深度调节：一般控制面板上的深度/缩放控件可调整成像深度，使目标图像处于整个显示范围的中央区域为宜，最大和最小深度选项取决于当前所使用的传感器频率。②总增益调节：该调节可控制整个声像的回波增幅和亮度。调节时应注意既不可使图像亮度过高而失真，也不可过低而导致有效弱信号的遗漏丢失。③深度增益补偿调节：深度增益补偿调节又叫时间增益补偿调节，该调节用来补偿声束在体内因距离造成的回声衰减，以获得最佳图像。④聚焦深度和数量的调节：聚焦点应尽量调节至超声检查或测量观察的区域范围，为使图像分辨力更好，可选择单个或同时设置多个聚焦区，但如聚焦点设置过多，会导致图像帧频的降低。⑤动态范围调节：可控制二维模式扫描的整体对比精度。动态范围选择既要对有重要诊断价值的低弱回声信号给以充分扩展显示，又要对非重要的诊断信号予以压缩或删除，以保证病灶边界、强回声的突出。

（3）彩色多普勒成像调节：①频率调节：可根据需要显示彩色血流的位置深度进行调节。一般显示较深部位时，应当适度降低彩色多普勒血流检查频率。②取样框的调节：取样框大小取决于取样区域的大小，以选调至略大于需要观察的区域为最佳。③取样线的放置：该线应通过彩色血流管道直径的中轴，才可获得具代表性的流速曲线。④取样线偏转调节：取样线指示发射多普勒超声的声束方向，当取样线与血管流道间的夹角大于60°时，必须作调节，使之夹角尽量小于等于60°；尤其在检查心脏切面时，夹角至少应小于20°。⑤取样门的大小：通常设为1～2mm。⑥基线的调节：调节彩色基线可调整血流方向中的失真现象。多普勒中基线的位置可随上下调节而升降。⑦速率范围调节：如果调整基线无法补偿过高的速率和失真，还可通过调节血流速率范围来改变彩色多普勒的测量速度范围。⑧彩色增益调节：彩色增益大小应根据被检测血流速度的大小适当调节,以显示取样框范围内血管的全部血流而又使彩色溢出最低为佳。⑨彩色滤波调节:应根据血流速度大小适当调节彩色滤波,以能滤除正常血流以外的其他组织结构活动所致的干扰信号或彩色伪像为宜;当检测低速血流时应降低滤波阈值,但过低也有可能产生"闪彩"伪像。

(4)三维模式成像调节:在优化的实时二维扫查基础上,根据感兴趣区域的空间范围,任意调节断面的角度、扫查深度和扫查方位,确定三维容积扫查。接着建立三维数据库后,立即进行容积成像。①成像范围调节:在所扫查的三维容积数据中选出感兴趣的容积箱,容积箱外的结构将不会被成像。②成像模式调节:根据感兴趣区域的回声特征,以能够突出病灶特征为原则,合理选择成像模式。③图像的滤过处理:表面成像时,为突出表面结构特征,利用滤过功能对周围低回声结构进行适当的抑制。④旋转三维图像:旋转立体图像进行定位,使其处于最佳显示角度,从而得出最佳三维图像。⑤立体电影回放:采用电影回放的功能,从不同角度动态观察图像,立体感更强。⑥魔术剪的选择:利用魔术剪功能去除与感兴趣结构表面无关的立体结构回声和不规则的周边,使图像从任何角度上看都更清晰,重点更突出。

4. 简述超声扫查常用切面和方位。

答:(1)超声扫查常用切面

1)矢状面扫查(纵切面):扫查面由前向后并与人体的长轴平行。

2)横向扫查(横切面、水平切面):扫查面与人体的长轴垂直。

3)斜向扫查(斜切面):扫查面与人体的长轴成一定角度。

4)冠状面扫查(冠状切面、额状切面):扫查面与人体额状面平行或与腹部或背部平行。

(2)超声图像方位

1)仰卧位扫查:①矢状切面:声像图左侧代表受检者的头侧结构,声像图右侧代表受检者的足侧结构;浅部或前方(距探头近端)代表受检者的腹侧结构,深部或后方(距探头远端)代表受检者的背侧结构。②横切面:声像图左侧代表受检者的右侧结构,声像图右侧代表受检者的左侧结构;图像浅部或前方代表受检者的腹侧结构,深部或后方代表受检者的背侧结构。③斜切面:当探头倾斜角度不大,斜切面近乎横切面时,则以上述横切面为标准;当探头倾斜角度过大,斜切面近乎纵切面时,则以纵切面所示为标准。④冠状切面:图像左侧代表受检者头侧结构,图像右侧代表受检者足侧结构。

2)俯卧位扫查:①矢状切面:声像图左侧代表受检者的头侧结构,声像图右侧代表受检者的足侧结构,图像浅部或前方代表受检者的背侧结构,深部或后方代表受检者的腹侧结构。②横切面:声像图左侧代表受检者的左侧结构,声像图右侧代表受检者的右侧结构,图像浅部或前方代表受检者的背侧结构,深部或后方代表受检者的腹侧结构。

5. 简述超声回声强度的命名与特点

答:(1)强回声:灰度明亮,呈极亮的点状、条状或团块状回声,后方伴声影,如结石、气体、金属、致密骨以及钙化等。

(2)高回声:灰度较明亮,呈点状、片状、条状或团块状回声,后方不伴声影,如肾窦、纤维组织等。

(3)中等回声:灰度中等,呈点状或团块状回声,如正常肝实质、脾实质等实质性脏器。

(4)低回声:灰度较暗淡,呈均质细小的点状回声,如正常肾皮质等均质结构。

（5）弱回声：灰度暗淡，呈均匀细小的灰黑点状回声或接近于无回声，有时需提高增益才能显示，如正常淋巴结、肾锥体等。

（6）无回声：灰度极暗的黑色区，均匀的液体无声阻抗差，无界面反射，呈无回声区，如胆汁、尿液、血液、羊水等液体。

（李玲玲　何彩云）

十、实训指导

腹部超声检查方法

（一）实训目的和要求

1. 掌握　超声诊断仪的使用与保养；超声扫查方法、常用切面与图像方位。

2. 熟悉　腹部超声扫查的操作程序与声像图分析。

3. 了解　腹部超声检查前的准备。

（二）实训设备和材料

超声诊断仪、耦合剂、纸巾。

（三）实训内容和方法

1. 教师示教实训内容及方法

（1）演示法：示教讲解超声诊断仪的结构、调节使用方法，重点是仪器的调节使用和操作面板上各键的功能。

（2）操作法：边讲解边操作腹部超声扫查操作程序，重点是扫查方法和操作技巧、常用切面与图像方位、声像图观察和分析的内容等。

2. 学生分小组上机操作实践

（1）直观认识超声诊断仪结构。

（2）思考稳压电源、固定的接地装置及开、关仪器程序（使用时先开启稳压电源开关，待电源电压稳定后再开启主机电源开关；使用完毕，先关闭主机电源开关，最后关闭稳压电源开关）的重要性。

（3）感受亮度、对比度和灵敏度调节；感受二维模式下各功能键的调节；感受彩色多普勒各功能键的调节；感受三维成像模式各功能键的调节；实践操作测量与计算（需图像冻结后方可测量）等超声诊断仪功能键的使用。

（4）实践超声扫查操作的基本手法训练。

1）顺序连续平行扫查法。

2）立体扇形扫查法（定点摆动扫查法）。

3）十字交叉扫查法。

4）对比加压扫查法。

（5）体会超声图像方位的识别。

（6）思考超声回声强度描述与命名的要点。

（7）总结超声声像图观察的基本内容。

3. 教师巡回指导纠正错误。

（四）实训评价和思考

1. 分析讨论实训过程中可能遇到的问题,如常用切面与图像方位,声像图的描述与命名、判断分析方法等。

2. 独立完成实训报告。

3. 教师针对实训及实训报告中的共性问题择机点评。

（五）实训时数

2学时。

（周进祝　李玲玲　何彩云）

第六章　肝超声检查

一、学习目标

1. **掌握**　正常肝的超声扫查方法和五叶八段的分叶分段法；脂肪肝、肝硬化、肝囊肿的超声表现与鉴别诊断。
2. **熟悉**　原发性肝癌和肝血管瘤的超声表现与鉴别要点。
3. **了解**　多囊肝、肝脓肿的超声表现与鉴别要点。

二、教学重点

1. 肝的血管和解剖学分区。
2. 肝的扫查方法和常用标准切面。
3. 肝弥漫性病变（脂肪肝、肝硬化）的超声表现。
4. 原发性肝癌和肝血管瘤的超声表现。
5. 肝内囊性病变的超声表现。

三、教学难点

1. 肝的超声扫查方法和分叶分段解剖学标志。
2. 正常肝的超声标准切面图的显示。
3. 肝弥漫性病变的超声检查方法和仪器调节注意事项。
4. 肝内占位性病变的探测和描述内容。

四、学习指南

学好本章节内容一定要遵循学习的三个步骤，即课前学习、课中学习和课后学习。这三个步骤有机相连，环环相扣，是学好专业知识的基础。

（一）课前学习

1. 预习教材中相关内容，了解知识的前后关系和内在联系，对所学知识有一个初步认识，提高课堂的听课效率。

2. 对本章节相关的基础知识，如解剖学、病理学和生理学知识，课前复习将为本章节学习打好基础。

（二）课中学习

1. **学习方法**　认真听课是第一位的，紧跟老师的授课思路，尤其是在预习中不懂的内容重点听讲,认真做笔记,提纲挈领,突出重点、难点内容、对没听懂的内容一一记录下来,课后向老师进一步请教。

2. 学习重点

(1)肝的解剖概要:肝的构造、位置和毗邻关系;肝的 4 套脉管(门静脉、肝动脉、肝管所形成的 Glisson 系统和肝静脉系统);门静脉、肝静脉在肝五叶八段的解剖学分区中的作用。

(2)肝的扫查体位和途径:肝超声检查的准备、扫查体位和途径;探头的选择和仪器调节。

(3)肝扫查的基本标准切面:超声检查可通过剑突下、肋缘下和右肋间等途径探测,获得相应的基本矢状切面、横切面和斜切面图。

(4)正常肝超声表现和超声测值:正常肝的声像图表现和超声测量的标准切面。

(5)肝弥漫性病变:脂肪肝、肝纤维化和肝硬化的声像图表现和超声多普勒超声特征。

(6)肝囊性病变:肝囊肿、多囊肝、肝脓肿和肝棘球蚴病的超声表现。

(7)原发性肝癌:灰阶声像图表现、超声多普勒和超声造影特征。

(8)转移性肝癌:灰阶声像图表现、超声多普勒和超声造影特征。

(9)肝血管瘤:肝内最常见的良性肿瘤,学习肝血管瘤的灰阶声像图表现、超声多普勒和超声造影特征。

(三)课后学习

1. 对本章节所学过的内容进行梳理和总结,加深对概念和原理的理解、记忆,对本章节所涉及的各类知识进行归纳整理,形成一个完整的知识链,将所学知识牢记心中。

2. 独立认真完成课后作业。

3. 可通过在线精品课程、慕课、微课、网络和图书馆等,对本章节知识的新进展、新技术以及新的知识点进行进一步学习和提高。

五、教学内容

(一)肝超声检查基础

1. 肝的解剖概要

(1)肝的构造、位置和毗邻关系:肝是人体最大的实质性脏器,大部分位于右季肋部,部分位于上腹部和左季肋部。肝有膈面、脏面和前、后、左、右 4 个缘。膈面向上呈圆顶形,以镰状韧带分左、右两叶。脏面向下,凹凸不平,有左右纵沟和中间一条横沟,呈"H"形,称为肝门。

(2)肝的脉管系统:肝的 4 套脉管(门静脉、肝动脉、肝管和肝静脉),形成两大系统(Glisson 系统和肝静脉系统)。

肝门静脉、肝固有动脉和肝管在肝内逐级分支并始终走行在一起,外有纤维囊包绕,共同组成 Glisson 系统。门静脉由脾静脉和肠系膜上静脉汇合而成,门静脉入肝后即分为左右两支,分别进入左半肝和右半肝。肝动脉起自腹腔动脉干,肝固有动脉入肝后分为肝左、右动脉,随门静脉的相应分支分别进入肝左、右叶,并进一步逐级分支。肝管由肝细胞间的微胆管汇合成小叶间肝管,进而逐级汇合成段间肝管和左、右肝管,两者在肝门部汇合成肝总管,下行与胆囊管汇合成胆总管。

肝静脉系统起源于肝小叶间静脉,由肝小叶的窦静脉相互吻合而成,之后逐级汇合,最终形成左、中、右 3 支肝静脉,引流肝的大部分血液,注入下腔静脉,称为第二肝门。

(3)肝的解剖学分区:肝内脉管分布和韧带等结构是影像学定位和肝外科手术解剖学分叶分段的主要依据。Couinaud 分段法将肝分为左、右两个半肝,进一步再分成 5 个肝叶(右前叶、右后叶、左内叶、左外叶、尾状叶)和 8 个肝段(左外叶上、下段,右后叶上、下段,右前叶上、下段,左内叶和尾状叶段)。

2. 肝的扫查体位和途径

(1) 仰卧位:为常规检查体位。该体位可使肋间隙增宽,探头从左肋下、剑突下、右肋下和右肋间等处扫查。

(2) 左侧卧位:受检者左侧卧位,右臂上举置于头侧。这种体位可进行右肋间扫查,主要可显示肝右前叶、右后叶及膈顶区;深吸气时也可从右肋下扫查。

(3) 右侧卧位:受检者右侧卧位,左臂上举置于头侧。探头从左肋间扫查,对显示左外叶(尤其在胃胀气时)特别有用。

(4) 坐位或半卧位:受检者坐起,双手后撑,或将床摇起使患者半卧位。该体位可使肝下移,探头从剑突下扫查,对显示肝左叶外侧角和被肋骨所遮盖的肝浅表部结构可能有帮助。

3. 肝扫查的基本标准切面　超声检查可通过剑突下、肋缘下和右肋间等途径扫查,获得相应的基本矢状切面、横切面和斜切面图。主要包括:

(1) 经腹主动脉矢状切面图:显示左肝、胃、胰体以及腹主动脉长轴等结构。此为超声测量肝左叶径线的标准切面。

(2) 经下腔静脉矢状切面:显示肝、胰头以及肝深部纵贯全腹的长带状无回声结构,即下腔静脉长轴。

(3) 肝-胆囊矢状切面图:显示肝和胆囊的关系。

(4) 肝-右肾矢状切面图:显示肝、右肾和结肠的关系。此切面上肝后面与右肾相邻,肝肾之间的腹腔间隙称肝肾隐窝,少量腹水可使这一间隙增宽,声像图上显示为无回声区。

(5) 肝左叶斜切面图:剑突下横切或稍向左侧斜切面,重点显示肝左叶结构,以门静脉左支及矢状段的"工"字形结构为特征。

(6) 经第一肝门横切面图:剑突下横切面,以显示粗大横行的门静脉及其分支为特征,重点显示门静脉及其右肝内分支。

(7) 经第一肝门右肝斜切面图:右肋间斜切面,以显示门静脉主干及右支长轴为特征,胆囊和下腔静脉的斜断面分别位于门静脉两侧,似"飞鸟征"。

(8) 经第二肝门斜切面图:右肋缘下斜切面,以放射状排列的肝静脉为特征,肝左静脉、肝中静脉和肝右静脉向下腔静脉汇流,即第二肝门结构。

(二) 正常肝超声表现

正常肝的形态和大小个体差异较大,内部呈细密较均匀分布的中低点状回声。正常的 Glisson 系统分支及肝静脉分支在肝内交叉,自然行走于肝实质内。门静脉管壁呈稍高回声,叠加上与之伴行的肝管和肝动脉管壁回声,在声像图上回声高于肝实质;而肝静脉管壁菲薄,声像图上无明显的管壁回声。肝质地较柔软,随呼吸和心脏搏动而稍有形变。

彩色多普勒超声显示门静脉和肝动脉为入肝血流,肝静脉为出肝血流。

(三) 肝疾病超声诊断

1. 肝弥漫性病变

(1) 脂肪肝:肝均匀性增大、饱满、表面圆钝;肝实质回声弥漫性增高,分布较均匀、细密,明显高于同侧肾皮质回声;整个肝区透声性差,肝实质深部因不同程度的声衰减而回声明显降低;肝内管道结构显示模糊,肝静脉细小。若脂肪在肝内分布不均匀,则称为局限性脂肪肝,超声表现为脂肪浸润部位的高回声区与正常肝组织的相对低回声区,呈花斑状或不规则的片状,境界清晰,无包膜,无球体感。彩色多普勒超声显示不均匀回声区内无明显彩色血流,或正常肝内血管穿入其中,走行正常。

（2）肝纤维化和肝硬化：慢性肝炎伴肝纤维化时,超声显示肝实质回声稍增粗、短线状增强,肝包膜尚光滑,声像图无特异性的改变。血吸虫性肝纤维化时,肝内呈中等或较大的斑片状高回声,或肝内纤维条索和网格样回声,呈"地图样"；脾肿大。典型肝硬化时,灰阶超声的主要表现为肝左右叶比例失调,即右叶萎缩、左叶增大,肝缘变钝；肝表面不光整或凹凸不平呈波浪状、锯齿状、驼峰状；肝实质回声呈短线状增粗和增强,分布不均匀；胆囊壁增厚呈"双边影"；脾肿大；腹水。

2. 肝囊性病变

（1）肝囊肿及多囊肝：单纯性肝囊肿表现为无回声区,透声性好；囊壁薄而清晰光整,包膜光整；后方回声增强明显。多房囊肿内有间隔状高回声。多囊肝者肝不均匀性增大,形态失常；肝内密布大小不等的无回声区,内径数毫米至数厘米,边界清晰,囊肿常紧密相连,正常肝组织较少或无,多数囊肿后方回声增强效应不明显。

（2）肝脓肿：超声显示肝内出现一个或多个囊实性占位病变,边界不清；通常壁较厚,内壁不规则,如"虫蚀样"；后方回声增强；病灶内部回声复杂,可表现为低回声均匀分布或分层分布；改变体位可见脓肿内回声飘动；周围肝组织与脓肿壁之间形成由亮渐暗的环形回声带；产气杆菌感染时,脓肿内见微量气体回声伴后方彗星尾征。

（3）肝棘球蚴病：超声显示肝局限性膨出或肝大；肝棘球蚴囊肿呈无回声区,棘球蚴囊肿的典型表现是"大囊套小囊",底部常见点状或簇状的强回声沉积物,随体位改变而有移动现象；囊壁厚,呈双层,外囊为纤维包膜,较光滑；内囊不规整,部分脱落漂浮于液性囊腔；囊壁钙化时呈实性强回声,点状、斑片状或蛋壳状。诊断时需结合疫区等信息。

3. 原发性肝癌

（1）灰阶超声表现：体积较小的肝癌以低回声为主,具有完整或不完整包膜,可出现侧壁回声失落现象；典型的肝癌结节周围有极低回声的窄暗环；中等大小的癌肿以高回声多见,体积较大时内部回声杂乱,出现坏死时呈混合性回声；后方回声常无明显变化,亦有少数出现后方轻度增强或衰减。原发性肝癌易发生癌栓,最多出现于门静脉及其分支,也可侵犯肝静脉或肝管。

（2）彩色多普勒超声表现：大多数的肝细胞癌为富血供肿瘤,肿瘤内多见线状、分支状彩色血流穿入其中,多数可测及动脉流速曲线,阻力指数较高（RI>0.60）；较大的肝癌内有动静脉瘘,彩色多普勒可测及高速低阻动脉血流；少数肝癌为少血供型,肿瘤内部无血流信号。

（3）超声造影表现：典型的肝癌表现为动脉期快速整体增强、门脉期和延迟期减退的动态改变,以此增强特征诊断肝癌具有较高的敏感性和特异性。

4. 转移性肝癌

（1）灰阶超声表现：弥漫性或较大的转移性肝癌常致肝大明显,肝形态失常；肝内肿块的回声依原发灶的不同而表现各异,如乳腺癌肝转移时多呈"牛眼征",胃癌肝转移可呈高回声结节或囊实混合性回声,结肠癌的肝转移病灶回声较高,内部有强回声伴衰减的特征。肝内转移灶可压迫或侵犯邻近的血管和胆管,但一般较晚才出现门静脉癌栓。

（2）彩色多普勒超声表现：彩超显示肿瘤内血流信号,以肿瘤周边部更丰富,脉冲多普勒检测为动脉流速曲线,阻力指数较高。

（3）超声造影表现：转移性肝癌的造影表现可为动脉期整体或环状增强,门脉期和延迟期消退明显呈低回声改变,且消退时间较原发性肝癌更早和更快。

5. 肝血管瘤

（1）灰阶超声表现：肝血管瘤外形可为类圆形或不规则形，边界清晰，常有边缘裂开征或血管穿通征，内部回声呈细网络样。小型肝血管瘤以高回声多见，中及大型血管瘤低回声较多，常有厚壁，加压后可变形。血管瘤一般生长速度极为缓慢。

（2）彩色多普勒超声表现：多数肝血管瘤内部无血流信号，少数有点、线状彩色血流，以肿瘤边缘处多见；脉冲多普勒多测及静脉流速曲线，部分见动脉流速曲线，阻力指数 $RI<0.60$。

（3）超声造影表现：超声造影对血管瘤的鉴别诊断具有很高的价值，表现为动脉期周边部结节状增强，逐渐向中央向心性填充增强，门脉期和延迟期呈等回声或高回声改变，表现具有特异性。

六、知识拓展

1. 超声弹性成像　超声弹性成像（ultrasound elastography）是集生物力学、影像学与病理学于一体的新技术，其基本原理是通过对组织施加一个动态或静态的激励，在弹性力学、生物力学等物理规律作用下，组织将产生一个响应（如位移、应变、剪切波速度的改变等），通过收集这些改变的数据或图像而获得反映组织内部弹性模量的力学信息；同时，仪器可通过检测超声信号在肝肾实质的对比衰减参数而获得反映肝脂肪变的信息。肝纤维化是诸多慢性肝病的共同病理过程，肝纤维化后肝实质硬度将发生改变，超声弹性成像技术可通过检测肝组织的硬度和衰减信息而间接评估肝纤维化和脂肪变的程度。临床研究报道显示，肝组织弹性模量值与病理肝纤维化程度分级具有较好的相关性；对比衰减参数可测量并区分 10% 以上的肝脂肪变性，与脂肪变性程度明显相关。超声弹性成像技术操作简便，重复性好，可无创、间接评估肝纤维化和脂肪肝程度，易为患者接受，是慢性肝病患者早期诊断、疗效评价和预后评估的重要影像学手段。

2. 超声造影　超声造影（contrast-enhanced ultrasonography），即超声检查时使用微泡型对比剂增强血流信号，敏感地显示目标区域的微细血管（如肿瘤血管），揭示肿瘤的血流动力学特征。超声对比剂中起增强作用的主要物质是气体微泡，其在体内是很好的散射子。对比剂微泡在体内随血液流动，释放大量非线性信号，是血池型示踪剂，可显著提高超声检测低速血流的敏感性。超声造影技术在肝疾病方面的临床应用已非常成熟和有效，诊断肝肿瘤的准确性显著高于常规超声，而与增强 CT 相仿。超声造影鉴别诊断肝肿瘤的主要依据是病灶内对比剂灌注和廓清的时相变化和增强模式，原理与增强 CT 类似，且具有实时动态、操作简便、易重复、无放射性、无肾毒性、安全性高等优势。

原发性肝癌和肝血管瘤的超声造影表现有一定的特异性，鉴别诊断准确性高。原发性肝癌的超声造影典型表现是动脉期高增强，延迟期廓清呈低增强，97%的肝细胞肝癌案例超声造影符合这种增强模式，且动脉期一般为杂乱扭曲的血管网状增强，小者增强较均匀，大者因含坏死区域而不均匀增强。肝血管瘤的超声造影典型表现是动脉期周边结节状增强，然后部分或完全向心性填充，填充持续数秒至数分钟，较小的病变则更快，在延迟期和血管后期持续增强。超声造影可显著提高血管瘤诊断的准确性，约95%的案例可明确诊断。

七、案例分析

（一）案例分析一

1. 临床资料患者，男性，45 岁，健康体检。原有高血脂病史，无不适。超声检查见案例解析图 6-1，请根据声像图特点作出初步判断并给出依据。

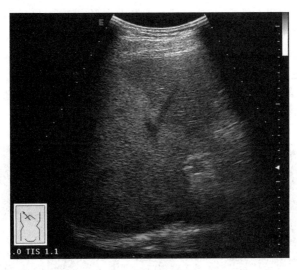

图 6-1　案例解析图 1

2. 超声提示　局限性脂肪肝。

3. 分析点评

（1）超声提示需将临床表现与超声所见结合起来综合分析与判断。

（2）判断依据：①中年男性,高血脂病史,无临床症状。②超声显示肝形态饱满,肝实质呈回声细密、弥漫性增强,以右肝深部为显著,伴后方衰减,此乃脂肪肝的特征。③肝实质浅部见片状低回声,与高回声有明确分界,低回声区无球体感,肝内管道结构走行正常。

（二）案例分析二

1. 临床资料　患者,女性,40 岁,健康体检。无不适。超声检查见案例解析图 6-2A、B。请根据声像图特点作出初步判断并给出依据。

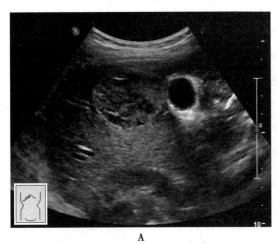
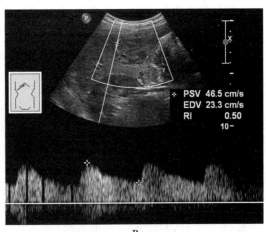

A　　　　　　　　　　　　　　　B

图 6-2　案例解析图 2

2. 超声提示　肝血管瘤。

3. 分析点评

（1）超声提示需将临床表现与超声所见结合起来综合分析与判断。

（2）判断依据：①健康女性，无临床症状。②肝大小形态正常，肝区回声较密，分布欠均匀，肝右叶见一类圆形稍高回声团块，边界尚清，边缘回声增强。③彩色多普勒超声显示病灶周边部血流信号，测及动脉流速曲线，RI 较低。

（三）案例分析三

1. 临床资料　患者，男性，65 岁。半年前有胰腺癌手术切除史，定期随访。超声检查见案例解析图 6-3。请根据声像图特点作出初步判断并给出依据。

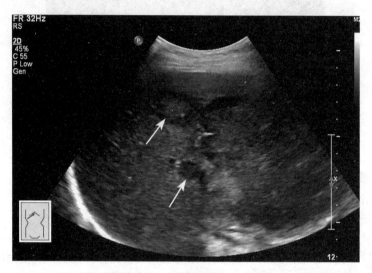

图 6-3　案例解析图 3

2. 超声提示　转移性肝癌。

3. 分析点评

（1）超声提示需将临床表现与超声所见结合起来综合分析与判断。

（2）判断依据：①中老年男性，胰腺癌病史。②肝右叶见两枚低回声病灶，体积较小，边界清，周围有暗环，似"牛眼征"。

八、目标检测

（一）单项选择题

1. 肝静脉血汇入下列哪个结构：
   　A. 门静脉　　　　　　　　　　B. 下腔静脉　　　　　　　　　C. 上腔静脉
   　D. 第一肝门　　　　　　　　　E. Glisson 系统

2. 肝超声扫查的盲区主要发生在哪些区域：
   　A. 右膈顶部、左外叶、右后下叶　　　　　　B. 右膈顶部、左内叶、右后下叶
   　C. 右膈顶部、左外叶、右后上叶　　　　　　D. 左外叶、右前上叶、右后上叶
   　E. 右后上叶、右后下叶、右前上叶

3. 重度脂肪肝常有以下特征，应**除外**：
   　A. 肝回声增粗　　　　　　　　B. 肝体积增大　　　　　　　　C. 肝内血管走行不清晰
   　D. 肝实质后方回声衰减　　　　E. 肝回声增高、细密

4. 典型肝硬化具有以下超声表现，应**除外**：
   　A. 门静脉内径>14mm　　　　　B. 肝静脉增宽　　　　　　　　C. 肝回声增粗

D. 脾大　　　　　　　　　E. 腹水

5. 为扫查第一肝门处的肝动脉应选用哪种频率的探头：
　　A. 1.0~2.5MHz　　　　B. 2.5~5.5MHz　　　　C. 5.5~7.5MHz
　　D. 7.5~10MHz　　　　E. 10.0~15MHz

6. 超声检查调节仪器设置参数时,下列哪项做法**不正确**：
　　A. 增益调节至图像清楚为止　　　　B. 彩色取样框以能囊括感兴趣区血流
　　C. 显示血流时使声束方向与血流方向垂直　　　　D. 二维显示使声束方向与脏器界面垂直
　　E. 根据血流速度适当调节彩色速度标尺

7. 扫查正常人肝,使用彩色多普勒超声检测门脉左右支,若彩色标尺设置速度为50cm/s,则可能出现：
　　A. 血流显示充盈良好　　　　B. 血流显示稀疏或缺失　　　　C. 彩色血流外溢
　　D. 出现彩色混迭　　　　E. 血流闪烁

8. 男性、56岁,慢性乙肝30年。半年前行食管胃底静脉曲张套扎术,近日因上腹不适行彩超检查,发现肝右叶近膈顶30mm×20mm低回声占位,周边见暗环;超声造影示病灶动脉期快速增强,门脉期减退呈低回声,诊断可能是：
　　A. 原发性肝癌　　　　B. 肝血管瘤　　　　C. 肝硬化结节
　　D. 转移性肝癌　　　　E. 肝脓肿

9. 男性、30岁,普通超声检查发现肝右叶一高回声区,大小2.8cm×2.6cm,椭圆形,内部回声较均匀,边界清晰,后方回声轻度增强,CDFI内部及周边无明显血流信号,应首先考虑：
　　A. 原发性肝癌　　　　B. 转移性肝癌　　　　C. 肝血管瘤
　　D. 肝硬化结节　　　　E. 肝脓肿

10. 下列哪项不是肝硬化的表现：
　　A. 肝表面凹凸不平,可呈波浪状,锯齿状　　　　B. 肝左叶萎缩,肝右叶肥大
　　C. 肝区回声增强增粗呈结节状　　　　D. 门静脉扩张,脾肿大,腹水
　　E. 胆囊壁水肿增厚

11. 灰阶超声检查发现:肝略大,肝缘圆钝,回声增强,细密,分布均匀,远场回声轻度衰减。上述表现最常见于：
　　A. 肝淤血　　　　B. 急性肝炎　　　　C. 单纯性肥胖
　　D. 肝细胞肝癌　　　　E. 血吸虫肝病

12. 以下有关肝脓肿的声像图,哪些是**错误**的：
　　A. 肝脓肿声像图与病程及脓肿液化程度有关
　　B. 早期肝脓肿,病变区呈低至中等回声,边界模糊
　　C. 随病程进展,脓肿区呈蜂窝状结构,液化区出现无回声区
　　D. 脓肿内侧壁光滑,外侧壁与周围肝组织分界不清
　　E. 液化范围广泛时,可看到较厚的脓肿壁

13. 下列属于Glisson系统的结构有：
　　A. 三条肝静脉　　　　B. 门静脉、胆管、肝动脉
　　C. 肠系膜上动脉、肠系膜上静脉　　　　D. 肠系膜下动脉、肠系膜下静脉
　　E. 脾静脉、肠系膜上静脉

14. 脉冲多普勒超声适用于：
　　A. 高速血流检测　　　　B. 血流定位诊断　　　　C. 血流定量诊断

D. 血流颜色判断　　　　　　　E. 测定血管壁的厚径

15. 超声检查肝时,如何消除彩色多普勒技术的彩色信号闪烁:

A. 用低的滤波　　　　　　B. 用低的速度标尺　　　　　C. 用大的取样框

D. 屏住呼吸　　　　　　　E. 深呼吸

16. 肝脓肿与肝囊肿的区别是:

A. 脓肿不透声,而囊肿透声好　　　　　　B. 脓肿边界不规则,囊肿边界清晰

C. 脓肿是坏死性肿物,囊肿是良性肿物　　D. 脓肿和囊肿均可透声差

E. 以上各项均是

17. 肝淤血最典型的超声声像图特征是:

A. 肝体积增大,形态饱满　　　　　　　　B. 肝体积缩小,回声增粗

C. 门静脉内径增宽,脾肿大　　　　　　　D. 下腔静脉增粗,三支肝静脉扩张

E. 肝包膜平整,回声均匀减低

18. 牛眼征是下列哪种疾病的特征性图像:

A. 转移性肝癌　　　　　　B. 原发性肝癌　　　　　　C. 肝母细胞瘤

D. 肝囊腺瘤　　　　　　　E. 肝腺瘤

19. 对于肝位置偏高、肋缘下扫查不满意时,可改善图像质量的下列方法中**错误**的是:

A. 患者取半卧位　　　　　B. 嘱患者作深吸气后屏气　　　C. 换用高频超声探头

D. 作右肋间扫查作为补充　　E. 空腹后检查

20. 以下哪种肝囊性病变表现为无回声区内伴有子囊:

A. 肝囊肿　　　　　　　　B. 多囊肝　　　　　　　　C. 肝脓肿

D. 肝棘球蚴病　　　　　　E. 肝血管瘤

21. 为检查肝癌病灶内血流情况,下列哪种技术最敏感:

A. M 型彩色多普勒　　　　B. 彩色多普勒血流成像　　　C. 多普勒能量图

D. 超声造影　　　　　　　E. 连续多普勒血流成像

22. 中年男性,乙肝史,肝硬化 5 年,体检发现肝右叶 5cm 低回声不均质团块,边界尚清,周围可见浅淡声晕,彩色多普勒超声其内测及高速高阻的血流信号,可提示诊断为:

A. 肝脓肿　　　　　　　　B. 肝血管瘤　　　　　　　C. 局灶性的脂肪堆积

D. 肝细胞肝癌　　　　　　E. 转移性肝癌

23. 门静脉海绵样变的特征中**不正确**的:

A. 门静脉主干和分支阻塞时,可发生门静脉海绵样变

B. 门静脉血栓形成后,远段门静脉可出现局部扩张,称为门静脉海绵样变

C. 门静脉瘤栓是门静脉海绵样变的常见原因

D. 门静脉海绵样变时门静脉内有时可测及静脉血流

E. 门静脉海绵样变可发生于门静脉一个分支

24. 关于肝血管瘤,下列描述哪项正确:

A. 小血管瘤以高回声型多见　　　　　　　B. 临床症状多较明显

C. 左叶较右叶多发　　　　　　　　　　　D. 多数血管瘤结节内可见丰富的血流信号

E. 边界多不清晰

25. 男性患者,37 岁,既往有肝炎史,超声发现脾显著肿大,肝表面不光滑,肝实质回声不均匀。右肝可见 3cm 的圆形病变,边缘整齐光滑,有弱回声晕,内部为均匀低回声,诊断最可能是:

A. 慢性肝炎　　　　　　　　　　　　　　B. 慢性肝炎合并肝硬化

C. 肝硬化合并肝囊肿　　　　　　　　　D. 肝硬化合并肝良性肿瘤

E. 肝硬化合并肝恶性肿瘤

（二）多项选择题

1. 关于肝超声扫查基本切面,下列哪些说法是正确的:

A. 以右肋缘下,由内(左)向外(右)矢状切扫查,可依次显示胆总管和门静脉主干、胆囊窝和下腔静脉以及胆囊与右肾

B. 肝矢状切扫查由内及外可得腹主动脉矢状切面图、肝-胆囊矢状切面图、下腔静脉矢状切面图和肝-肾矢状切面图

C. 在肋间扫查测得的肝前后缘间的垂直距离为肝右叶前后径

D. 经右肋间扫查,肝右叶门静脉分支也可沿其长轴获得显示,因而方便于右叶四个分段的鉴别

E. 经第一肝门横断面图,以显示粗大横行的门静脉及其分支为特征,门静脉与下腔静脉之间为肝尾状叶

2. 对于肝位置偏高,肋缘下扫查不满意时,可采用哪些方法改善:

A. 患者取半卧位　　　　B. 嘱患者作深吸气后屏气　　　　C. 换用高频超声探头

D. 作右肋间扫查作为补充　　　　E. 饮水后检查

3. 肝超声扫查时探头通常放置部位包括:

A. 右侧肋间　　　　　　　　B. 右肋缘下　　　　　　　　C. 剑突下

D. 左肋缘下　　　　　　　　E. 左侧背部

4. 由于肝肿瘤较大,深部组织显示不清,此时可调节下列哪些方面:

A. 增加检测深度　　　　　　　　　B. 使用增益(TGC)补偿调节

C. 加大增益　　　　　　　　　　　D. 换用 M 型观察

E. 调节监视器的显示

5. 肝的含液性病变包括:

A. 肝良恶性囊性肿瘤

B. 先天性多囊肝、各种潴留性囊肿及肝内血管病变所致的囊状扩张

C. 感染性(细菌性及阿米巴性)肝脓肿

D. 寄生虫性肝囊肿

E. 外伤性肝血肿

6. 有关血管瘤的说法哪项是正确的:

A. 小于 3cm 直径的血管瘤多呈强回声　　　　B. 内有网格状或条状回声

C. 探头加压后病灶可形变　　　　　　　　　　D. 多有似声晕样周边回声

E. 瘤体后方多有声衰减

7. 与原发性肝癌相比,下列哪项有利于转移性肝癌的诊断:

A. 肝内多发病灶　　　　　　　　　　B. 肝组织呈肝硬化表现

C. 门静脉内见癌栓　　　　　　　　　D. 中高回声结节周围有弱回声环(牛眼征)

E. 有其他肿瘤病史

8. 超声造影技术应用了哪些原理:

A. 背向散射　　　　　　　　　　　　B. 气体的散射体截面积明显小于液体或固体

C. 非线性运动　　　　　　　　　　　D. 谐波成像

E. 多普勒效应

9. 下列哪些是多囊肝的超声表现:
    A. 肝形态明显增大　　　　　　　　　　B. 肝内布满大小不等无回声区
    C. 多合并多囊肾　　　　　　　　　　　D. 多为先天性
    E. 可无正常肝实质回声

10. 肝的含液性病变包括:
    A. 肝良恶性囊性肿瘤　　　　　　　　　B. 先天性多囊肝和各种潴留性囊肿
    C. 感染性(细菌性及阿米巴性)肝脓肿　　D. 寄生虫性肝囊肿
    E. 肝内血管病变

九、参考答案

(一)单项选择题

1. B	2. A	3. A	4. B	5. B	6. C	7. B	8. A	9. C	10. B

11. C　12. D　13. B　14. B　15. D　16. B　17. D　18. A　19. C　20. D
21. D　22. D　23. B　24. A　25. E

(二)多项选择题

1. ACDE　　　2. ABD　　　3. ABCD　　　4. ABC　　　5. ABCDE　　　6. ABC
7. ADE　　　8. ACD　　　9. ABCDE　　10. ABCD

附:主教材正文思考题及参考答案

1. 试述肝的血管系统和解剖学分区。

答:肝内主要有4套脉管(门静脉、肝动脉、肝管和肝静脉),形成两大系统(Glisson 系统和肝静脉系统)。

肝解剖学分区主要根据肝内外的血管和韧带等结构划分,是目前临床上对肝的疾病进行较为精确的定位诊断和肝外科施行肝叶或肝段切除的基本依据。法国学者的 Couinaud 分段法将肝分为左、右两个半肝,进一步再分成5个肝叶(右前叶、右后叶、方叶、左外叶、尾状叶)和八个肝段(左外叶上、下段,右后叶上、下段,右前叶上、下段,方叶和尾状叶段),即 Segment 1~8(S1~S8)。

2. 肝的五叶八段的解剖学标志和检查方法。

答:参见主教材表6-1。

3. 肝的超声扫查体位和途径有哪些?

答:肝超声扫查的体位和途径主要有4种:

(1) 仰卧位:为常规检查体位,患者仰卧,平静呼吸,充分暴露乳头到脐之间的腹部,两手上举置于枕后。这种体位可使肋间隙增宽,探头从左肋下、剑突下、右肋下和右肋间等处扫查。

(2) 左侧卧位:受检者左侧卧位,右臂上举置于头后。这种体位可进行右肋间扫查,主要可显示肝右前叶、右后叶及膈顶区;深吸气时也可从右肋下扫查。

(3) 右侧卧位:受检者右侧卧位,左臂上举置于头后。探头从左肋间扫查,对显示左外叶(尤其在胃胀气时)特别有用。

(4) 坐位或半卧位:受检者坐起,双手后撑,或将床摇起使患者半卧位。这种体位可使肝下移,探头从剑突下扫查,对显示肝左叶外侧角和被肋骨所遮盖的肝浅表部结构可能有帮助。

4. 试述正常肝的声像图表现。

答:正常肝的声像图表现包括灰阶声像图和彩色多普勒超声两个方面。

(1) 灰阶声像图显示肝实质内部呈细密较均匀分布的中低点状回声,一般比胰腺回声略低,比肾皮质回声稍高;肝表面光滑,包膜完整。正常的 Glisson 系统分支及肝静脉分支在肝内交叉,自然行走于肝实质内。肝质地较柔软,随呼吸和心脏搏动而稍有形变。

(2)彩色多普勒超声可显示肝的门静脉、肝动脉和肝静脉三种血流。门静脉和肝动脉为入肝血流;肝静脉为引流血管,内为出肝血流。门静脉血流较平稳,方向入肝,呈红色。正常人肝动脉细小,在肝门部可检测肝固有动脉的血流,方向入肝呈红色,搏动状。肝静脉血流方向离肝,呈蓝色闪烁状,三支肝静脉于第二肝门处汇入下腔静脉。

5. 脂肪肝和肝硬化在声像图上有哪些区别?

答:(1)脂肪肝的声像图表现为肝均匀性增大、饱满,表面圆钝;肝实质回声弥漫性或局限性增高,分布较均匀、细密,明显高于同侧肾皮质回声,也称为"明亮肝";整个肝区透声性差,肝实质深部因不同程度的声衰减而回声明显降低;肝内管道结构显示模糊,肝静脉细小。彩色多普勒超声显示肝内血流的灵敏度降低,尤其对于较深部位的血管,血流信号难以显示或较正常减少。

(2)肝硬化时,声像图主要表现为肝左右叶比例失调,即右叶萎缩、左叶增大,肝缘变钝,缩小的肝向右季肋部上移;肝表面不光整或凹凸不平呈波浪状、锯齿状、驼峰状;肝实质回声呈短线状增粗和增强,分布不均匀,后方可衰减。胆囊壁增厚呈"双边影";脾肿大;腹水。同时可出现门静脉高压的一系列表现:门静脉内径增大,主干内径大于14mm,流速降低甚至离肝血流;部分门静脉内有血栓形成,门静脉海绵样变性;脐静脉开放;脾静脉内径增宽,脐周、腹壁静脉曲张;食管胃底静脉曲张。

6. 原发性肝癌和肝血管瘤的鉴别诊断要点是什么?

答:原发性肝细胞癌与肝血管瘤的超声鉴别诊断,列表如下(表6-1):

表6-1 原发性肝细胞癌与肝血管瘤的超声鉴别诊断

超声特征	原发性肝细胞癌	肝血管瘤
内部回声	小者低回声多见	小者高回声多见
回声分布	小者均匀,较大者不均匀	细网络状,边缘裂开征
边缘特征	边界尚清,周围有暗环	边界清,边缘回声增强
后方回声	可轻度增强	增强
彩色多普勒超声	内部线状、分支状血流	血流较少,周边部为主
肝硬化基础	常有	少见
多普勒流速曲线	动脉频谱为主,阻力指数较高	静脉频谱为主,动脉阻力指数较低
超声造影表现	动脉期快速整体增强,门脉期和延迟期减退呈低回声	动脉期周边结节状增强,向心性填充,门脉期和延迟期呈等回声或高回声

7. 肝的囊性病变有哪些? 超声如何鉴别诊断?

答:肝的囊性病变指发生在肝实质内的以液性为主的一类病变,主要包括肝囊肿、多囊肝、肝脓肿和肝棘球蚴病等,超声表现各不相同。

(1)肝囊肿:单纯性肝囊肿表现为圆形或椭圆形无回声区,透声性好,单房或多房;囊壁薄而清晰光整,包膜光整;前壁弧形、光滑;后壁回声增高,后方回声增强明显;有时可出现侧壁回声失落。若肝内出现多个囊肿则为多发性肝囊肿。

(2)多囊肝:肝不均匀性增大,形态失常;肝内密布大小不等的无回声区,内径数毫米至数厘米;边界清晰,囊肿常紧密相连,正常肝组织较少,多数囊肿后方回声增强效应不明显;严重者无正常肝实质回声。

（3）肝脓肿:超声显示肝内一个或多个囊实性病变,边界不清;通常壁较厚,外壁规则,内壁如"虫蚀样";具有后方回声增强效应;无侧壁回声失落现象;内部回声复杂,示病变的不同阶段可表现为低回声、混合回声或囊性弱回声。周围肝组织与脓肿壁之间形成由亮渐暗的环形回声带。彩色多普勒超声显示早期肝脓肿内部较丰富的彩色血流,脓腔形成后仅周边部见少量血流信号。

（4）肝棘球蚴病:肝局限性膨出或肝大。肝棘球蚴囊肿呈无回声区,典型者呈"大囊套小囊",小囊(子囊)呈点状或蜂窝状聚集漂浮于大囊(母囊)内,底部常见点状或簇状的强回声沉积物,随体位改变而有移动现象。囊壁厚,多呈双层,外囊为纤维包膜,较光滑;内囊不规整,部分脱落漂浮于液性囊腔;囊壁钙化时呈强回声,点片状或蛋壳状。病灶外的肝实质回声正常。肝棘球蚴可多发,钙化或继发感染时,超声呈不规则、强弱不等的杂乱回声团块,无特征性,需结合疫区等信息。

（丁红　周进祝）

十、实训指导

肝的超声检查

（一）实训目的和要求

1. 掌握　肝超声检查前的准备、扫查体位、扫查途径及扫查方法。
2. 掌握　肝超声检查五叶八段的分叶分段法。
3. 熟悉　各扫查途径中的标准切面获得方法和声像图表现。
4. 了解　肝超声检查时超声诊断仪的调节。

（二）实训设备和材料

1. 超声实训室。
2. 超声诊断仪。
3. 超声医用耦合剂。
4. 卫生纸。

（三）实训内容和方法

1. 教师示教实训内容及方法

（1）演示法:有条件学校可选用超声体模演示讲解正常肝的扫查方法、肝及肝内外脉管系统的超声测量注意事项。也可选择志愿者作为受检者,教师示教正常肝的超声检查方法,从不同途径扫查获得各标准切面的声像图,通过讲解让学生掌握各标准切面声像图的表现及特点,同时示教肝及肝内外脉管系统的超声测量方法。

（2）操作法:结合超声诊断仪的使用,讲解从不同途径扫查各标准切面声像图的步骤及方法,让学生对各标准切面声像图的表现及特点有一定的真实感受,理解超声检查肝的注意事项及操作规程。

2. 学生分组上机操作实践

（1）仪器调节实践:观察是否能达到仪器调节的最佳标准要求,即二维声像图表现为:膈肌显示清楚、肝实质呈中低强度的细小点状回声,并使肝表浅部位和深部回声均匀一致,肝静脉、门静脉、胆管及胆囊等结构清晰显示。彩色多普勒血流图检查时则以达到能敏感显示肝内血流而没有明显的"彩色溢出"等伪像为宜。

（2）学生角色体验:分别体验检查者和受检者,完成教师示教内容的操作。

（3）具体操作步骤:①左肋缘下斜切 嘱受检者深吸气后屏气,扫查显示左外上段(S2)、左外下段(S3)、左叶的外侧角及左下角、肝左静脉、门静脉左支矢状段等。②左上腹及剑突下纵切 嘱受检者深吸气后屏气,扫查显示左外上段(S2)、左外下段(S3)、左内叶(S4)、尾状叶(S1)、肝左静脉、门静脉左支、腹主动脉和下腔静脉等。③剑突下横切 嘱受检者腹式呼吸,扫查显示肝左叶结构及其深部的腹主动脉和下腔静脉。④右肋缘下斜切 嘱受检者深吸气后屏气,连续扫查显示左内叶(S4)、尾状叶(S1)、右前叶(S5、S8)、右后叶(S6、S7)及第一肝门、第二肝门、胆囊、横膈和下腔静脉切面等。⑤右肋间斜切 探头自第4肋间开始向下逐个肋间扫查,显示肝右叶的所有叶段(S5~S8),以及尾状叶(S1)、左内叶(S4)的膈顶部分、第一肝门、第二肝门、肝右前叶内的门脉及其分支、肝中静脉和肝右静脉及其分支等结构。⑥右腋中线冠状切 受检者左侧卧位,扫查显示肝右后叶和膈肌顶部。

（4）操作过程中体会操作技法,感受操作过程中图像变化与操作技能的关系。实践"你动我静""你静我动"的超声扫查方法,以获得满意的声像图。

（5）体会胃肠气体、肋骨和肺气干扰对肝实质和肝内外管道结构显示的影响。注意肝超声扫查"盲区"的观察并尽量规避。

（6）体会不同体位与扫查途径显示肝的标准切面的方法,认识肝内血管、韧带等解剖学标志,显示并识别肝的五叶八段。

（7）理解超声诊断仪的调节参数,如增益、聚焦、动态范围、深度增益补偿等参数在肝超声扫查中的价值。

（8）教师巡回辅导纠错、答疑:在学生上机操作时教师及时进行指导,及时指出学生在操作过程中所存在的问题和错误,使学生在操作过程中真正掌握正确的操作方法和技巧。

（四）实训评价和思考

1. 评价本次实训课的感受,自评达到了哪些预期的实训目的和要求。

2. 独立完成实训报告(肝超声检查前的准备、正常肝的声像图表现描述并作图)。

3. 教师针对学生操作过程中所存在的问题及原因和实训报告中的共性问题择机点评,指出改进的办法和措施。

（五）实训时数

2学时。

（周进祝 丁红）

肝疾病的声像图识别

（一）实训目的和要求

1. 掌握 脂肪肝、肝硬化、肝囊肿的超声表现与鉴别诊断。

2. 熟悉 原发性肝癌和肝血管瘤的超声表现与鉴别诊断。

3. 了解 多囊肝、肝脓肿的超声表现与鉴别诊断。

（二）实训设备和材料

（1）同前。

（2）《超声检查技术》课件。

（3）动态的超声诊断学影像资料或静态的声像图图片。

（三）实训内容和方法

1. 教师示教实训内容及方法　利用多媒体教学资源及典型案例，将临床上常见的弥漫性肝病和局灶性肝病展现出来，结合所学的理论知识，逐个地进行讲解，指出各种疾病的声像图特点，说明判断方法、步骤和要点，以及鉴别注意事项。

2. 学生分组进行肝疾病声像图识别

（1）分别展示弥漫性肝病如脂肪肝、肝纤维化、肝硬化的超声图像，让学生进行识别和描述，概括声像图特点和鉴别要点。

（2）分别展示肝囊性病变如肝囊肿、多囊肝、肝脓肿和肝棘球蚴病的超声图像，让学生进行识别和描述，概括声像图特点和鉴别要点。

（3）分别展示肝实性占位性病变如原发性肝癌、肝血管瘤、转移性肝癌和其他部分肝肿瘤的超声图像，让学生进行识别和描述，概括声像图特点和鉴别要点。

3. 教师巡回辅导纠错、答疑　学生在识别和描述肝内常见疾病声像图时，教师要进行详细记录，对学生出现的问题和错误进行指出和纠正，解说相关的知识点。

（四）实训评价和思考

1. 客观评价学生在肝内疾病声像图识别过程中存在的问题和原因，肯定学生在本次实训课中的良好表现，同时指出他们所存在的不足，特别是在分析疾病声像图的方法和思路上的不足，让他们懂得在分析和解读声像图时理论知识的重要性。

2. 独立完成实训报告。

（五）实训时数

1 学时。

（周进祝　丁红）

第七章　胆囊和胆管超声检查

一、学习目标

1. 掌握　胆囊及胆管超声扫查前的准备和扫查方法；正常胆囊、肝内胆管、肝外胆管声像图特征；典型与非典型胆囊结石及急、慢性胆囊炎的声像图特征。

2. 熟悉　胆囊息肉、胆管结石、胆道蛔虫病的声像图表现及诊断要点；超声检查在阻塞性黄疸阻塞部位判断中的价值。

3. 了解　胆囊肿瘤、胆管癌、先天性胆总管囊状扩张的超声表现及鉴别诊断要点。

二、教学重点

1. 胆囊及胆管超声扫查前的准备和扫查方法。
2. 正常胆囊的声像图特征。
3. 正常肝内、外胆管的声像图特征。
4. 胆囊结石典型与非典型表现的声像图特征。
5. 急性胆囊炎与慢性胆囊炎的声像图特征。

三、教学难点

1. 胆囊及胆管超声扫查方法。
2. 胆囊及胆管标准切面图的显示。
3. 非典型胆囊结石的声像图的识别。
4. 胆囊癌的诊断与鉴别诊断。
5. 胆管癌的诊断与鉴别诊断。
6. 阻塞性黄疸阻塞部位的判断。

四、学习指南

学生要学好本章节内容，一定要遵循学习的 3 个步骤，即课前学习、课中学习、课后学习，3 个步骤有机相连，环环相扣，是学好专业知识的基础。

（一）课前学习

1. 预习教材中相关内容，了解知识的前后关系和内在联系，对所学知识有一个初步认识，提高课堂的听课效率。

2. 对本章节在学习中要用到的基础知识（比如解剖、病理、生理等），课前要进行复习，为本章节学习打好基础。

（二）课中学习

1. 学习方法　见第五章。

2. 学习重点

（1）胆囊与胆管的解剖概要：胆囊的位置、形态、分部、大小、毗邻以及胆囊的血管；肝内胆管的概念、组成及分级；肝外胆管的概念、组成（肝总管和胆总管），胆总管的分段。

（2）胆囊与胆管的扫查方法和途径：检查前的准备、扫查体位和途径；胆囊可通过"右上腹纵切胆囊长轴声像图""右肋缘下斜切第一肝门声像图"和"右肋间斜切门静脉右支的'飞鸟征'声像图"等标准切面来扫查和显示。肝内胆管可通过"剑突下横切门静脉左支'工'字结构"标准切面图来扫查和显示左胆管，"右肋间斜切静脉右支的'飞鸟征'"标准切面图来扫查和显示右胆管。肝外胆管可通过"右上腹腹直肌外缘斜纵切肝外胆管长轴"标准切面图来扫查和显示。

（3）正常胆囊与胆管声像图表现和超声测值：胆囊纵切和横切的形态，囊壁和囊腔的声像图表现，正常胆囊的超声测值；肝内胆管的声像图表现以及超声测值；肝外胆管的声像图表现以及超声测值；脂肪餐试验的适应证、方法及临床意义。

（4）胆囊结石：因有典型的超声表现，诊断不难。但对于三种非典型胆囊结石，超声容易漏诊，探测时一定要注意。

（5）胆囊炎：常合并胆囊结石，在超声诊断时，有时会因为明显的结石表现，只诊断胆囊结石，而忽略了胆囊炎的诊断。另外，急性单纯性胆囊炎因缺乏典型的超声表现而常会被漏诊，这二种情况都要引起高度重视。

（6）胆囊息肉：常会因为体积小，探测不够仔细而被遗漏，探测时一定要注意多角度缓慢的扫查，以显示小的息肉。

（7）胆囊癌：实块型胆囊癌因胆囊腔完全被癌组织占据而失去了正常胆囊的形态，探测时应注意识别，以免漏诊。

（8）胆管结石：肝内强回声后方伴声影，非肝内胆管结石特有的声像改变，诊断时要注意鉴别。鉴别要点为肝内胆管结石多发生在门静脉的周围，结石可引起其上的管腔扩张，肝内钙化灶则无以上的表现；肝外胆管结石在超声探测时由于受胃肠气体的干扰，显示有一定的困难，要设法排除气体的干扰，方法有深吸气、变动体位、饮水等。另外后方声影不明显的肝外胆管结石要与非结石团块状病变鉴别。

（9）胆管癌：胆管癌的诊断要严密结合临床表现，对超声声像不典型的胆管癌要注意观察局部淋巴结是否增大，对诊断有帮助。

（10）先天性胆总管囊状扩张：该疾病的诊断一定要结合其发生部位以及囊肿上端是否与近端胆管相连通。

（11）胆道蛔虫病：超声表现不典型时，诊断时要结合临床的表现，即突发性的上腹部剧烈钻顶样疼痛，但临床体征较轻。

（12）阻塞性黄疸：诊断关键是梗阻部位和梗阻性质的判断。

（13）实训课：通过实训课中的操作训练，培养学生的操作技能和动手能力，同时，能够帮助学生更快、更深地理解和掌握所学的知识，做到融会贯通，学以致用。

（三）课后学习

1. 对本章节所学过的内容进行梳理和总结，加深对概念和原理的理解、记忆，对本章节所涉及的各类知识进行归纳整理，形成一个完整的知识链，将所学知识牢记心中。

2. 独立认真完成课后作业。

3. 可通过在线精品课程、慕课、微课、网络、图书馆等,对本章节知识的新进展、新技术以及新的知识点进行进一步学习和提高。

五、教学内容

（一）正常胆囊与胆管超声检查基础

1. 胆囊与胆管的解剖概要

（1）胆囊:胆囊位于肝脏面的胆囊窝内,形态呈梨形,可分为底、体、颈三部分。胆囊的功能是贮存和浓缩胆汁,当进食时,胆囊收缩将胆汁排入十二指肠进行脂肪类物质的消化。胆囊底在体表的投影相当于右腹直肌外缘(或右锁骨中线)与右肋弓的交界处。胆囊血管包括胆囊动脉和胆囊静脉,胆囊动脉一般位于胆囊三角内,胆囊静脉汇入门静脉或肠系膜上静脉。

（2）肝内胆管:肝以内的胆管称为肝内胆管,是由肝内最细的毛细胆管逐渐汇合成最粗的左、右肝(胆)管,左、右胆管再汇合成肝外的肝总管。肝内胆管的功能是将肝分泌的胆汁输送到胆囊贮存和浓缩。

（3）肝外胆管:肝以外的胆管称为肝外胆管,包括肝总管和胆总管,胆总管与胰管汇合后开口与十二指肠乳头部。与胰管汇合处称为肝胰壶腹,开口于十二指肠乳头部有 Oddi 括约肌。

2. 胆囊与胆管的扫查方法和途径

（1）扫查前准备:禁食 8h 以上,目的是使胆囊充盈以及减少胃肠气体的干扰,便于胆囊与胆管的显示。

（2）扫查体位与途径

1）仰卧位:最常用(可做以下途径的探测:剑突下横切、右肋缘下斜切、右肋间斜切、右肋缘下腹直肌外缘纵切、横切等途径扫查),但在扫查肝外胆管时易受胃肠气体干扰。

2）右前斜位:患者仰卧,将右侧抬高 45°左右,称为右前斜位,在做右肋缘下腹直肌外缘斜纵切扫查肝外胆管时常用此体位,因为此体位在扫查肝外胆管时受胃肠气体干扰较少,便于其显示,用左侧卧位效果一样,但操作会困难些。

3）坐位或站立位:主要目的是使肝位置下移,用于肝、胆囊位置较高的患者的扫查,同时还可观察胆道结石的移动情况。

4）胸膝位:患者腹壁抬高离开床面,仍自腹部探查,用于观察胆道结石的移动情况。

（3）扫查方法与标准切面

1）剑突下横切:扫查和显示门静脉左支的"工"字结构,以此寻找与其伴行的左胆管。

2）右肋缘下斜切:扫查和显示第一肝门结构,以此探测胆囊以及寻找与门静脉左支和右支伴行的左、右胆管。

3）右肋间斜切:扫查和显示门静脉右支"飞鸟征"结构,以此探测胆囊以及寻找与门静脉右支伴行的右胆管。

4）右肋缘下腹直肌外缘纵切:扫查和显示胆囊。

5）右肋缘下腹直肌外缘斜纵切:扫查和显示肝外门静脉主干以及与其伴行的肝外胆管。

3. 正常胆囊与胆管声像图表现和超声测值

（1）胆囊:胆囊纵切和横切的形态,囊壁和囊腔的声像图表现,正常胆囊的超声测值(长径和前后径)。在做胆囊脂肪餐试验时需要测量胆囊的长径、前后径和左右径以计算出胆囊的体积,其中前后径和左右径应在胆囊最大横切面上测量(长的为左右径,短的为前后径)。

（2）肝内胆管:肝内胆管的声像图表现(表现为紧贴肝内门静脉左、右支前壁的细管状无回声区)以及超声测值。

（3）肝外胆管:肝外胆管的声像图表现(表现为紧贴肝外门静脉主干前壁的细管状无回声区)以及超声测值。

（二）胆囊疾病

1. 胆囊结石　是常见的胆囊疾病,其分为典型和非典型两类,典型胆囊结石表现为胆囊内出现点状、团块状或弧形的强回声,后方伴声影。非典型胆囊结石可分为胆囊内充满结石、胆囊内沉积层较薄的泥沙样结石、胆囊颈部很小的结石。

2. 胆囊炎　分急性胆囊炎和慢性胆囊炎两类。急性胆囊炎超声表现为胆囊增大,囊壁增厚,增厚的胆囊壁可出现双边征。慢性胆囊炎超声表现为胆囊缩小,囊壁增厚,回声可增强。

3. 胆囊息肉　为胆囊良性肿瘤,体积小,生长慢,可产生恶变。超声表现为由胆囊壁向腔内突起的、边缘光整的乳头状高回声。

4. 胆囊癌　可分浸润型和乳头状型两类,浸润型表现为胆囊壁不规则增厚,乳头状型表现为由囊壁向腔内突起的、不规则的团块状非均质回声。

（三）胆管疾病

1. 胆管结石　为分肝内胆管结石和肝外胆管结石。肝内胆管结石为肝内出现形态不一的强回声,后方伴声影,其具有沿着左右胆管走向的特点。肝外胆管结石为管腔内出现强回声,后方伴声影,其上管腔扩张。

2. 胆管癌　胆管癌和胆囊癌一样,也分浸润型和乳头状型两类,浸润型表现管壁不规则增厚,乳头状型表现腔内乳头状物生长,两者都会造成管腔的狭窄或梗阻,引起梗阻以上的管腔扩张。

3. 先天性胆总管囊状扩张　表现为在胆总管部位出现梭形、椭圆形或圆形的无回声区,其上端可与近端胆管相连通。

4. 胆道蛔虫病　在胆管内出现双线状虫体回声为胆道蛔虫典型的超声表现。

5. 阻塞性黄疸　胆道阻塞引起阻塞性黄疸,超声诊断要点为肝内、肝外胆管扩张,胆囊增大。阻塞部位的判断主要是根据以上结构是否扩张来综合判断。

六、知识拓展

1. 胆囊位置变异　胆囊一般位于肝脏面的胆囊窝内,但也可完全包埋于肝组织内,即真性肝内胆囊,超声检查时应注意与单发的肝囊肿相鉴别。胆囊也可能先天性缺如或位于左侧。如果胆囊系膜较长,胆囊可呈游离状,甚至抵达盆腔,尤其是无力型的患者易出现这种情况。超声检查时应注意有无胆囊位置变异,仔细全面地进行胆囊探测。

2. 硬化性胆管炎　硬化性胆管炎在以往的教科书中提得不多,它是一种原因不明的胆管疾病,可能为细菌性、病毒性、化学性、自身免疫反应等原因引起胆管壁弥漫性增厚,管腔狭窄,甚至闭塞,所以又称为纤维性胆管炎或狭窄性胆管炎。

临床主要表现为进行性加重的阻塞性黄疸,伴有不同程度的发热,右上腹不适或胀痛,上腹部可有压痛,严重的可出现胆汁性肝硬化和门静脉高压。

超声表现为病变胆管管壁明显增厚,凹凸不平,回声增强,后方可伴声影,管腔狭窄呈串珠样改变,甚至闭塞。

七、案例分析

（一）案例分析一

1. 临床资料　患者,女性,46岁,右上腹不适、胀痛三个多月,近一周出现右上腹明显疼痛,伴低热,食欲缺乏。查体:右上腹压痛,腹软,皮肤巩膜无黄染,体温 38.2℃。超声检查:胆囊略增大,可见由囊壁向腔内突起的低回声团块,形态不甚规则,边缘不规整,与胆囊壁连接处呈宽基底状,且模糊不清,大小约为:2.8cm×3.6cm,多普勒显示团块内血流信号丰富。

2. 超声提示 胆囊癌。

3. 分析点评

(1) 判断本病时要将临床表现与超声所见结合起来进行综合分析与判断。

(2) 判断依据:①患者为 46 岁的女性,已有三个多月的右上腹不适、胀痛,近一周疼痛加剧,伴食欲缺乏,低热。②超声检查显示由胆囊壁向腔内突起的宽基底状的低回声团块,形态不规则,边缘不规整,与囊壁连接处模糊不清,多普勒显示团块内血流信号丰富。

(二)案例分析二

1. 临床资料 患者,女性,28 岁,畏寒发热,右上腹绞痛,WBC 明显升高,墨菲征(Murphy sign)阳性。超声检查示:胆囊大小为 5.8cm×10.6cm,囊壁厚为 0.45cm,囊壁内可见细线状的无回声,胆囊无回声区内可见云絮状回声。

2. 超声提示 急性化脓性胆囊炎。

3. 分析点评

(1) 判断本病时要将临床表现与超声所见结合起来进行综合分析与判断。

(2) 判断依据:①患者为 28 岁女性,畏寒发热,右上腹绞痛,WBC 明显升高,墨菲征阳性。②超声检查显示胆囊大小为 5.8cm×10.6cm,囊壁厚为 0.45cm,囊壁内可见细线状的无回声,胆囊无回声区内可见云絮状回声。

(三)案例分析三

1. 临床资料 患者,女性,57 岁,自诉右上腹胀痛,进行性加重,皮肤瘙痒发黄近 4 个月。超声检查示:肝门部胆管壁不规则增厚,内可见不规则的团块,与邻近肝实质分界不清,肝内胆管呈蜘蛛网状。

2. 超声提示 肝门部胆管癌并肝内浸润。

3. 分析点评

(1) 判断本病时要将临床表现与超声所见结合起来进行综合分析与判断。

(2) 判断依据:①患者女,57 岁,自诉右上腹胀痛,进行性加重,皮肤瘙痒发黄近 4 个月。②超声检查显示肝门部胆管壁不规则增厚,内可见不规则的团块状影,与邻近肝实质分界不清,肝内胆管呈蜘蛛网状。

八、目标检测

(一)单项选择题

1. 肝内胆管包括:

   A. 肝总管、胆总管及胆囊

   B. 左肝管、右肝管、肝总管、胆总管及胆囊

   C. 小叶间胆管、左肝管、右肝管、肝总管、胆总管

   D. 左肝管、右肝管、肝总管、胆总管

   E. 毛细胆管、小叶间胆管以及其逐渐汇合而成的左肝管、右肝管

2. 正常成人胆囊长度:

   A. <5.0cm   B. <9.0cm   C. >9.0cm

   D. >3.0cm   E. <3.0cm

3. 充盈的胆囊前壁和膀胱前壁小息肉、小肿瘤容易漏诊,最可能的原因是:
   A. 断层厚度伪像　　　　　　B. 声束旁瓣效应　　　　　　C. 多次内部混响伪像
   D. 混响伪像　　　　　　　　E. 折射声影伪像

4. 在第一肝门处,肝总管与肝门静脉和肝固有动脉的关系是:
   A. 肝总管在前,肝固有动脉居中,肝门静脉居后
   B. 肝固有动脉在前,肝总管居中,肝门静脉居后
   C. 肝门静脉在前,肝固有动脉居中,肝总管居后
   D. 肝总管在前,肝门静脉居中,肝固有动脉居后
   E. 肝门静脉在前,肝总管居中,肝固有动脉居后

5. 胆总管在超声显像中最易显示的是:
   A. 十二指肠上段　　　　　　B. 十二指肠后段　　　　　　C. 十二指肠下段
   D. 十二指肠壁内段　　　　　E. 胆总管全长

6. 胆道器官在超声检查前准备中**错误**的是:
   A. 检查前 24h 禁食脂肪含量高的食物
   B. 检查前严格禁食 2h 以上
   C. 超声检查应在 X 线胃肠造影 3d 后、胆系造影 2d 后进行
   D. 腹胀严重的患者可服消胀药或做清洁灌肠
   E. 急诊患者因情况紧急,不受以上条件限制

7. 门静脉右支的"飞鸟征"声像图的标准切面是通过以下哪个途径获取:
   A. 剑突下横切　　　　　　　　　　　　B. 右肋缘下斜切
   C. 右肋间斜切　　　　　　　　　　　　D. 右肋缘下腹直肌外缘纵切
   E. 右肋缘下腹直肌外缘斜纵切

8. 超声显像中正常情况下**不能显示**的是:
   A. 左、右肝管　　　　　　　B. 肝总管　　　　　　　　　C. 胆囊管
   D. 胆总管　　　　　　　　　E. 胆囊

9. 正常肝内胆管内径,应小于伴行门静脉内径的:
   A. 1/2　　　　　　　　　　　B. 1/3　　　　　　　　　　　C. 1/4
   D. 2/3　　　　　　　　　　　E. 3/4

10. 诊断胆囊结石的首选方法是:
   A. X 线平片摄影　　　　　　B. X 线胆囊造影　　　　　　C. CT 检查
   D. 超声检查　　　　　　　　E. 胆囊核素检查

11. 胆囊增大是指胆囊前后径大于:
   A. 3cm　　　　　　　　　　　B. 4cm　　　　　　　　　　　C. 5cm
   D. 6cm　　　　　　　　　　　E. 7cm

12. 典型胆囊结石超声表现是:
   A. 胆囊内稳定的强回声团,后方伴声影,随体位的改变而发生移动
   B. 胆囊内稳定的强回声团,随体位的改变而发生移动,囊内的无回声区消失
   C. 胆囊内稳定的强回声团,胆囊后壁粗糙,回声增强
   D. 胆囊增大,囊内的无回声区消失
   E. 胆囊颈部伴有声影,胆囊后壁粗糙,回声增强

13. 胆囊内泥沙样结石的诊断要点是：
    A. 胆囊的外形是否正常　　　　　　　　　B. 胆囊壁是否粗糙
    C. 胆囊内部回声是否正常　　　　　　　　D. 变动体位,观察有无移动的点状回声
    E. 声影是否存在

14. 超声检查发现胆囊腔内无回声区消失,仅在胆囊区呈现一半圆形或弧形强回声带,后方伴浓黑声影,应考虑为：
    A. 胆囊癌　　　　　　　B. 胆囊充满型结石　　　　　C. 胆囊炎,胆囊萎缩
    D. 胆泥沉积　　　　　　E. 钙胆汁

15. 以下哪一项**不属于**肠道气体的声像图表现：
    A. 强回声团影　　　　　　　　　　　　　B. 强回声影随体位改变而沿重力方向移动
    C. 形态不稳定　　　　　　　　　　　　　D. 声影不恒定
    E. 彗星尾征

16. 胆管与伴行的门静脉形成"平行管征"最常见的病变是：
    A. 肝内胆管结石　　　　B. 肝血管瘤　　　　　　　　C. 肝内胆管积气
    D. 胆道蛔虫病　　　　　E. 肝囊肿

17. 超声诊断肝外胆管结石最可靠的依据为：
    A. 肝外胆管扩张　　　　　　　　　　　　B. 管内形态稳定的强回声团
    C. 观察到管内强回声影的移动　　　　　　D. 强回声团与局部管壁分界清楚
    E. 细窄的无回声区包绕强回声团

18. 急性单纯性胆囊炎超声表现是：
    A. 胆囊无改变　　　　　　　　　　　　　B. 胆囊稍增大,囊壁轻度增厚
    C. 胆囊增大,轮廓线模糊,外壁线不规则　　D. 胆囊壁弥漫性增厚、模糊,"双边影"
    E. 胆囊缩小,形态不规则,轮廓模糊不清

19. 胆囊囊内透声性差是指：
    A. 囊壁弥漫性增厚　　　　B. 囊内强回声团　　　　　　C. 囊内呈云雾状
    D. 胆囊周围组织回声杂乱　E. 胆囊内回声伪像

20. 以下关于急性胆囊炎超声描述**错误**的是：
    A. 有些急性胆囊炎超声显像可无明显改变
    B. 囊内透声性差为胆囊内积脓的表现
    C. 超声墨菲征阳性是诊断急性胆囊炎的重要依据
    D. "双边影"是急性胆囊炎特有的表现
    E. 胆囊内有时可见结石声像

21. 女性患者,35 岁,右上腹痛,低热,恶心,呕吐,超声检查发现:胆囊增大明显,囊壁明显增厚模糊;超声"墨菲征"阳性;胆囊内见强回声团后方伴声影。超声诊断应为：
    A. 胆结石　　　　　　　B. 急性胆囊炎伴结石　　　　C. 慢性胆囊炎
    D. 胆囊腺瘤　　　　　　E. 胆囊癌

22. 下列哪项**不是**化脓性胆囊炎的超声表现：
    A. 胆囊增大　　　　　　B. 壁增厚,"双边征"　　　　C. 囊内伴结石
    D. 轮廓模糊　　　　　　E. 囊内呈清晰无回声区

23. 以下哪一项**不属于**慢性胆囊炎的超声表现：
    A. 胆囊缩小变形,甚至萎缩

B. 胆囊壁增厚、毛糙,回声增强

C. 囊内透声性差,常有漂动的斑点,呈云雾状

D. 常与结石并存

E. 胆囊收缩功能正常

24. 胆囊息肉样病变**不包括**:

A. 胆固醇息肉   B. 胆囊腺瘤样增生   C. 胆囊腺瘤

D. 胆囊壁内结石   E. 胆囊炎性息肉

25. 胆囊息肉样病变的超声表现中,**错误**的是:

A. 病变附着于胆囊壁   B. 病变不随体位改变而移动

C. 病变体积多数小于 10mm   D. 病变回声有强有弱

E. 病变有声影

26. 超声检查胆囊息肉有恶变可能的声像是:

A. 息肉带蒂   B. 息肉呈窄基底状

C. 息肉后方无声影   D. 息肉不随体位的改变而移动

E. 息肉近期增大迅速,边界变得不规整

27. 厚壁型胆囊癌囊壁增厚为:

A. 规则性增厚   B. 不均匀增厚   C. 节段性增厚

D. 弥漫性增厚   E. 局限性增厚

28. 胆囊癌探测要点中**不包括**哪一项:

A. 囊内有实质性团块   B. 实质性团块不规则

C. 团块内部有漂动的点状或絮状高回声   D. 囊壁有不规则增厚

E. 团块边缘与周围组织分辨不清楚

29. 先天性胆总管囊状扩张声像描述中**错误**的是:

A. 胆总管部位出现圆形、椭圆形或梭形的无回声区

B. 囊壁薄且清晰光整

C. 无回声区后方回声增强

D. 无回声区上、下端无与之相通的管状结构

E. 随访无回声区的大小和张力有变化

30. 以下哪一项**不是**胆道蛔虫病的表现:

A. 突发性上腹部剧烈绞痛

B. 触诊反跳痛及腹肌紧张明显

C. 超声检查肝外胆管有不同程度的扩张

D. 超声检查胆道的无回声区内可见条索状的高回声带

E. 超声检查胆管内可见平行的双线状回声

(二)多项选择题

1. 关于正常胆囊超声测值说法正确的是:

A. 胆囊长径大于 9cm   B. 胆囊长径小于 9cm

C. 胆囊宽径大于 4cm   D. 胆囊前后径小于 4cm

E. 胆囊囊壁厚度小于 0.3cm

2. 肝内胆管在正常声像图中的表现为:

A. 紧贴同级门静脉走行

    B. 呈细管状无回声结构

    C. 其内径小于 0.2cm

    D. 其内径大于 0.2cm

    E. 除左、右肝管可显示外其他肝内胆管均不易显示

3. 肝外胆管在正常声像图中的表现为:

    A. 上段从肝门发出与门静脉伴行   B. 上段内径为 0.3~0.5cm

    C. 下段向下与下腔静脉伴行   D. 下段内径为 0.4~0.7cm

    E. 肝外胆管因胃肠气体干扰均不易显示

4. 胆囊探测方法有:

    A. 右上腹纵切   B. 剑突下横切   C. 右肋缘下斜切

    D. 右肋间斜切   E. 左肋间斜切

5. "WES"征包括以下哪些改变?

    A. 彗星尾征   B. 囊壁   C. 声影

    D. 后方回声增强   E. 结石

6. 以下哪几项是**属于**非典型胆囊结石:

    A. 胆囊内充满结石   B. 胆囊腔内单个结石   C. 胆囊内薄层泥沙样结石

    D. 胆囊颈部小结石   E. 胆囊内多个结石

7. 属于急性胆囊炎的超声征象是:

    A. 胆囊增大   B. 胆囊壁增厚、模糊

    C. 胆囊缩小   D. 增厚的胆囊壁内可出现"双边征"

    E. 胆囊内可见云絮状的斑点状回声漂动

8. 胆囊癌的声像图表现可有以下哪几型:

    A. 厚壁型   B. 蕈伞型   C. 混合型   D. 薄壁型   E. 实块型

9. 肝外胆管扩张可见以下哪些疾病:

    A. 胆管癌   B. 肝外胆管结石   C. 胰头癌

    D. 肝胰壶腹癌   E. 胰尾癌

10. 以下哪些是先天性胆总管囊状扩张的超声改变:

    A. 胆总管部位出现无回声区

    B. 无回声区呈梭形、椭圆形或圆形

    C. 后方回声增强

    D. 壁薄,边缘清晰光整,其与上下胆管不相通

    E. 随访观察可见囊肿的大小和张力有变化

九、参考答案

(一)单项选择题

1. E   2. B   3. D   4. A   5. A   6. B   7. C   8. C   9. B   10. D

11. B   12. A   13. D   14. B   15. B   16. A   17. C   18. B   19. C   20. D

21. B   22. E   23. E   24. D   25. E   26. E   27. B   28. C   29. D   30. B

(二)多项选择题

1. BDE   2. ABCE   3. ABCD   4. ACD   5. BCE   6. ACD

7. ABDE   8. ABCE   9. ABCD   10. ABCE

附：主教材正文思考题及参考答案

1. 简述胆囊底部在体表上的投影。

答：相当于右腹直肌外缘（或右锁骨中线）与右肋弓的交界处。

2. 胆道超声检查前需做哪些准备？

答：（1）受检者在检查前严格禁食 8h 以上（通常在检查前一天晚餐后开始禁食，至次日早上空腹检查），以保证胆囊、胆管内充盈胆汁，并减少胃肠内容物和气体的干扰。

（2）超声检查应在 X 线胃肠造影 3d 后、胆系造影 2d 后进行，以避免造影剂对超声探测的影响。

（3）腹胀严重的患者可服消胀药或清洁灌肠，最大限度地减少胃肠内容物及气体对胆道器官的干扰，提高显示率。

（4）如需观察胆囊收缩功能，嘱患者备好脂肪餐（2 个油煎鸡蛋）。

（5）停服影响胆囊收缩功能的药物（如阿托品等），以免造成胆囊收缩功能减退的假象。

（6）急诊患者因情况紧急，不受以上条件限制，可随到随查，但须注明是急诊状况下的检查。

3. 简述胆道超声检查常用的扫查方法。

答：（1）剑突下横切，切出门静脉左支的"工"字结构声像图，探测与之伴行的左胆管。

（2）右肋缘下斜切，切出第一肝门声像图，探测胆囊以及与门静脉左、右支伴行的左、右胆管。

（3）右肋间斜切，切出门静脉右支的"飞鸟征"声像图，探测胆囊以及与门静脉右支伴行的右胆管。

（4）右上腹纵切，切出胆囊长轴声像图，探测胆囊。

（5）右上腹腹直肌外缘斜纵切，切出肝外胆管长轴声像图，探测肝外胆管。

4. 描述胆囊结石的典型超声表现，并指出有哪几种常见的非典型表现？

答：（1）典型表现：胆囊内出现形态稳定、形状各异的强回声团，后方伴声影。强回声团可随体位改变而移动。

（2）非典型表现：①胆囊内充满结石。②胆囊内泥沙样结石。③胆囊颈部小结石。

5. 简述急性胆囊炎和慢性胆囊炎的诊断要点。

答：（1）急性胆囊炎诊断要点：

1）临床资料：起病急，可出现右上腹疼痛，畏寒高热、恶心呕吐，WBC 明显升高，墨菲征阳性。

2）超声特点：①胆囊增大，囊壁增厚模糊，可出现"双边征"。②胆囊内透声性差，可出现分布不均的点状或斑片状中、高回声飘动，呈絮状。③超声"墨菲征"阳性。

（2）慢性胆囊炎诊断要点：

1）临床资料：症状多不明显，可表现为右上腹不适或隐痛，可伴有嗳气、腹胀等消化不良的症状。

2）超声特点：①典型的表现为胆囊缩小、变形，囊壁增厚毛糙，回声增强。②胆囊内透声性差，常可出现结石声像。③胆囊收缩功能减退或消失。

6. 简述胆囊癌的类型和诊断方法。

（1）厚壁型：由浸润型胆囊癌所引起。表现为胆囊壁局限性或弥漫性不规则增厚，常以颈部、体部增厚明显，胆囊腔不规则狭窄，胆囊僵硬变形。

（2）蕈伞型：由乳头状胆囊癌所引起。呈弱回声或中等回声，蕈伞状肿块由胆囊壁突入囊腔内，常多发，呈宽基底状，边缘不规整，后方无声影，不随体位改变而移动。单发的则以乳头状改变为主。

（3）混合型:胆囊壁呈不规则增厚,同时伴有乳头状或蕈伞状肿块由胆囊壁突入囊腔内,为厚壁型和蕈伞型的混合表现。此型多见。

（4）实块型:为胆囊癌晚期的表现。表现为胆囊腔消失,整个胆囊呈现为以低回声为主的非均质的实质性肿块,边缘不规整。若癌肿浸润到肝及周围组织则可使肿块的轮廓分辨不清。

7. 描述胆道蛔虫病的典型超声表现。

答:扩张的胆管内可见平行的双线状虫体回声,虫体内为无回声区,探测时如见虫体蠕动则对诊断本病有重要价值。

（谭文　李玲玲）

十、实训指导

胆囊和胆管超声检查

（一）实训目的和要求

1. 掌握　胆囊及胆管的扫查前准备、扫查体位、扫查途径及扫查方法。

2. 熟悉　各扫查途径中标准切面的声像图表现。

3. 了解　扫查时超声诊断仪的调节。

（二）实训设备和材料

1. 超声实训室。

2. 超声诊断仪。

3. 超声医用耦合剂。

4. 卫生纸。

（三）实训内容和方法

1. 教师示教实训内容及方法

（1）演示法:选择志愿者作为患者,教师演示讲解胆囊及胆管的扫查方法、超声测量、注意事项。

（2）操作法:结合超声诊断仪的使用,讲解从不同途径扫查各标准切面声像图的步骤及方法,让学生对各标准切面声像图的表现及特点有一定的真实感受,理解胆囊及胆管超声检查注意事项及操作规程。

2. 学生分组上机操作实践

（1）学生分组进行角色扮演,分别扮演医生和患者,进行扫查前简单交流后上机操作。

（2）操作按以下步骤进行

1）剑突下横切,扫查出门静脉左支"工"字结构的标准切面,调整探头寻找与之伴行的左胆管声像图。

2）右肋缘下斜切,扫查出第一肝门标准切面,显示胆囊声像图以及与门静脉左支和右支伴行的左、右胆管声像图。

3）右肋间斜切,扫查出门静脉右支"飞鸟征"标准切面,显示胆囊以及与门静脉右支伴行的右胆管声像图。

4）右上腹腹直肌外缘斜纵切,扫查出肝外胆管长轴标准切面。

（3）操作过程中,体会操作技法,感受操作过程中图像变化与操作技能的关系。

（4）体会胃肠气体干扰对肝外胆管下段超声扫查的影响（扫查时需适当加压或将胃充盈液体后扫查,可提高肝外胆管的显示率）。

（5）感受不同扫查体位与途径对胆囊及胆管超声扫查标准切面的影响,认识胆囊颈和胆囊底部常可出现"侧后折射声影",分析其原因并需注意与胆囊结石所形成的声影相鉴别。

（6）分析空腹状态对胆囊及胆管超声扫查的意义,思考有哪些情况可引起胆囊不显影。

（7）理解超声诊断仪的(增益、聚焦、动态范围、深度增益补偿)调节在胆囊及胆道超声扫查中的价值。

3. 教师巡回辅导纠错、答疑 在学生上机操作时教师及时进行指导,指出学生在操作过程中所存在的问题和错误,使学生在操作过程中真正掌握正确的操作方法和技巧。

（四）实训评价和思考

1. 评价本次实训课的感受,自评达到了哪些预期的实训目的和要求。

2. 独立完成实训报告(胆囊及胆管超声扫查前的准备、正常胆囊及胆管声像图表现的描述并作图)。

3. 教师针对学生操作过程中所存在的问题及原因和实训报告中的共性问题择机点评,提出改进的办法和措施。

（五）实训时数

1 学时。

（周进祝　谭文　李玲玲）

胆囊及胆管疾病声像图识别

（一）实训目的和要求

1. 掌握 胆囊炎、胆囊结石、胆管结石及阻塞性黄疸的声像图表现。

2. 熟悉 胆囊癌、胆囊息肉、胆管癌及胆道蛔虫病的声像图表现。

3. 了解 先天性胆总管囊状扩张的声像图表现。

（二）实训设备和材料

1. 超声实训室或多媒体教室。

2. 胆囊及胆管常见疾病声像图课件及视频资料。

（三）实训内容和方法

1. 教师示教实训内容及方法 利用多媒体教学 VCD 课件,对临床上常见的胆囊炎、胆囊结石、胆管结石及胆囊息肉的各种不同类型的声像图进行讲解示教,指出其声像图特点,诊断方法、步骤以及鉴别诊断要点;简要介绍阻塞性黄疸、胆囊癌、胆管癌、先天性胆总管囊状扩张及胆道蛔虫病的声像图表现与鉴别诊断要点。

2. 学生分组进行胆道疾病声像图识别

（1）分别展示胆囊炎、胆囊结石、胆管结石及胆囊息肉声像图,让学生进行识别和描述,对需要进行鉴别的疾病描述鉴别要点。

（2）分别展示胆囊癌、胆管癌、胆道蛔虫病及先天性胆总管囊状扩张声像图,让学生进行识别和描述,对需要进行鉴别的疾病描述鉴别要点。

（3）展示阻塞部位不同的阻塞性黄疸声像图,让学生判断阻塞部位并进行描述。

（4）展示胆囊结石、胆囊肿瘤、胆囊内血凝块及黏稠的脓团等声像图,让学生进行判断和鉴别,并说出理由。

3. 教师巡回辅导纠错、答疑　学生在识别胆囊及胆管常见疾病声像图时,教师要进行详细记录,对学生出现的问题和错误进行指出和讲解,解说相关的知识点。

（四）实训评价和思考

1. 客观评价学生在胆囊及胆管常见疾病声像图识别过程中所存在的问题及原因,强调胆囊及胆管疾病与邻近脏器在解剖学关系上的重要性。

2. 独立完成实训报告。

（五）实训时数

1 学时。

（周进祝　谭文　李玲玲）

第八章　脾超声检查

一、学习目标

1. 掌握　脾的超声扫查方法及正常声像图表现;脾破裂的分型及声像图特点;脾肿大的程度及确定依据。
2. 熟悉　脾囊肿、脾脓肿的声像图特点。
3. 了解　副脾及脾实质性病变的声像图特点。

二、教学重点

1. 脾超声检查的常用切面与扫查方法。
2. 脾的正常超声声像图识别及正常测值。
3. 脾破裂的超声声像图特点;脾肿大的程度。

三、教学难点

1. 脾破裂的超声诊断注意事项。
2. 脾肿大程度的确定依据。
3. 脾常见疾病的超声声像图特点。

四、学习指南

（一）课前学习
1. 预习教材中相关内容,了解知识的前后关系和内在联系,对所学知识有一个初步认识,提高课堂的听课效率。
2. 对本章节在学习中要用到的基础知识(如解剖、病理、生理等),课前要进行复习,为本章节学习打好基础。
（二）课中学习
1. 学习方法　见第五章。
2. 学习重点
（1）扫查体位:右侧卧位是脾扫查最常采用的体位,危重患者不宜翻动时可用仰卧位进行检查,当遇到脾萎缩、脾显著肿大及腹膜后巨大肿瘤时或其他体位检查脾显示不满意时可采用俯卧位。
（2）扫查方法:常规采用通过脾门显示脾静脉时取得左肋间斜切面扫查图,测量其厚度及长径。继之将探头移至左肋缘下,如探及脾,则观察脾肿大的程度等。

（3）正常脾随年龄及含血量的多少而变化,个体差异较大。超声发现"脾肿大"的实际意义应由临床医师根据临床、实验室检查进行综合分析而决定。

（4）在腹部闭合性损伤中,脾破裂属首位,脾破裂声像图表现多样,急性期还有明显的动态变化,应尽可能对脾(包括其膈面)进行全面扫查,寻找有无脾破裂的直接征象。对于腹部创伤患者,即使发现小范围脾实质内非均质改变,也应高度警惕脾挫伤的可能性。对可疑、轻度脾挫伤及需要暂时保守治疗的脾外伤患者,必须密切随访,动态观察,对声像图进行认真比较。

（5）脾含液性病变在声像图上呈无回声区,超声对其诊断价值较高。根据内部透声情况,或是否有漂浮物,囊壁厚薄,囊壁内缘及病灶周围脾组织的变化,常有助于对液性肿块的性质和来源进行鉴别诊断。

（6）脾的实质性病变并不多见。血管性的有脾梗死;肿瘤性的有血管瘤、淋巴管瘤等。

（7）脾的先天异常则以副脾较常见。通常位于脾门血管和胰尾附近。通常无症状,常被腹部超声和 CT 检查中偶尔发现,一般无临床意义。常易误诊为脾门肿大淋巴结或肿瘤,故有鉴别诊断的意义。内部回声与脾实质回声相似为其诊断要点。

（三）课后学习

见第五章。

五、教学内容

1. 脾蒂　脾脏面向内凹陷而不规则,其中央凹陷处为脾门,有脾动脉、脾静脉、神经和淋巴管出入,称为脾蒂,是重要的超声探测标志。

2. 认知脾超声扫查的方法及操作要点　检查脾常用的四个切面:①左肋间斜切面扫查。②前倾冠状切面扫查(斜冠状切面)。③左上腹部横切面扫查。④左肋下斜切面扫查。

3. 脾常见疾病的超声声像图特点　详见主教材。

六、知识拓展

常规二维超声对脾占位性病变的发现较为敏感,但鉴别其病变的性质相对困难。超声造影技术能提高超声在诊断脾占位性病变的准确性。国内学者对其进行了总结:脾血管瘤的超声造影与肝血管瘤相似表现为"快进慢退",脾梗死超声造影后梗死区内无增强,脾恶性肿瘤超声造影达峰值时可见低增强,副脾在超声造影时与脾实质增强一致。超声造影技术弥补了传统彩色多普勒超声的不足,在诊断脾疾病中具有较高的临床应用价值。

七、案例分析

1. 临床资料　患者,男性,24 岁,施工时从架上坠落,当即感疼痛。半小时后疼痛加剧以腹部更为明显。由他人紧急送入医院治疗,查体:腹平对称,脐居中,未见胃肠型、蠕动波。左侧约 8~10 肋处见皮肤刮擦伤痕及瘀斑。左上腹压痛明显,余腹软无特殊记录。超声显示:脾体积稍大,包膜完整,其实质内可见不规则形低回声区。

2. 超声提示　脾实质破裂。

3. 分析点评

（1）判断本病时要将临床表现与超声所见结合起来进行综合分析与判断。

（2）判断依据:①超声检查脾体积稍大,包膜完整,脾实质内见不规则形低回声区。②有明确外伤史,左上腹压痛明显。

八、目标检测

(一)单项选择题

1. 脾超声扫查,通常采用什么体位:

   A. 俯卧   B. 左侧卧位   C. 右侧卧位

   D. 仰卧   E. 平卧位

2. 描述脾的毗邻结构下列哪项正确:

   A. 脾内下方是左肾   B. 脾右前方与胃底相接

   C. 脾外前方是横膈   D. 胰头和脾门相接

   E. 前方与结肠脾曲相接

3. 脾正常回声是:

   A. 比肝回声更强   B. 强回声   C. 中等回声但低于肝回声

   D. 低回声   E. 无回声

4. 以下**除外**哪一项,均可导致脾大:

   A. 脾转移性疾病   B. 慢性白血病及淋巴瘤   C. 肝硬化

   D. 左膈下脓肿   E. 脾占位性病变

5. 在仰卧位观察时,以下哪种情况要考虑脾大:

   A. 左肾向外移位

   B. 脾前缘位于腹主动脉和下腔静脉前方

   C. 脾推挤胃向后移位

   D. 脾越过左肾内侧

   E. 脾推挤胰尾向下移位

6. 副脾的声像图特征:

   A. 脾门显示椭圆形高回声结节

   B. 脾门结节,1~2cm,包膜光滑,回声与脾相同

   C. 脾门结节血管分支不与脾动、静脉相通

   D. 脾门多发结节,挤压相邻血管、器官

   E. 脾门不规则低回声结节

7. 脾良性肿瘤最常见的是:

   A. 囊肿   B. 纤维瘤   C. 海绵状血管瘤

   D. 脾血肿   E. 脾淋巴瘤

8. 有关脾囊肿的阐述,下列哪项正确:

   A. 属先天性   B. 单纯性囊肿临床上多见

   C. 真性囊肿多见于外伤   D. 表皮样囊肿一般体积较小

   E. 脾包虫囊肿囊壁一般较厚,可见"双边"结构

9. 急性脾破裂时,下列哪项超声表现是**错误**的:

   A. 脾包膜下见液性无回声区或低回声区   B. 可见腹腔游离积液

   C. 脾实质内可见强回声和无回声区   D. 脾实质萎缩

E. 脾实质回声不均匀

10. 脾梗死声像图主要特征是：

    A. 形态呈梭形,基底部窄　　　　　　　　B. 形态呈楔形,基底部宽,尖端指向脾门

    C. 形态呈不规则形,尖端指向脾被膜　　　D. 形态呈梭形,基底部宽

    E. 形态呈楔形,基底部窄,尖端指向脾门

11. 以下哪一项是脾血管瘤最常见的超声声像图表现：

    A. 类圆形低回声团块　　　　　　　　　　B. 类圆形强回声团块

    C. 外周减低的混合回声团块　　　　　　　D. 边界清楚的高回声团块

    E. CDFI 示团块内有丰富的动脉血流

12. 关于脾淋巴瘤的超声表现,下列哪项描述是**错误**的：

    A. 多个圆形的强回声结节

    B. 单个或多个圆形后方略有增强的低回声

    C. 单发圆形低回声或无回声结节

    D. 脾周常有肿大淋巴结

    E. CDFI 示瘤周及内部丰富的高速动脉血流

（二）多项选择题

1. 脾血管瘤正确的是：

    A. 病变可呈结节型或弥漫型　　　　　　　B. 境界清晰

    C. 边缘不规则　　　　　　　　　　　　　D. 多为高回声

    E. 可单发,也可多发

2. 急性脾破裂时,下列哪项超声声像图正确：

    A. 脾包膜下可见液性无回声区或低回声区　　B. 可见腹腔游离液体

    C. 脾实质受压　　　　　　　　　　　　　D. 脾实质萎缩

    E. 脾实质移位

3. 关于急性脾梗死,下列正确的是：

    A. 患者多具有房颤、主动脉瓣赘生物

    B. 多因主动脉内插管、注药后产生

    C. 从脾门到边缘呈楔形弱回声区,楔尖指向脾门

    D. 患者多具有主动脉瓣粥样硬化史

    E. 梗死区内无血流

4. 关于副脾的描述,正确的是：

    A. 约 10% 的患者多见　　B. 通常为单个　　　　C. 与正常脾组织回声相同

    D. 通常位于脾的膈面　　E. 脾肿大者更多见

（三）思考题

超声诊断脾血管瘤的要点有哪些?

九、参考答案

（一）单项选择题

1. C　　2. B　　3. C　　4. D　　5. B　　6. B　　7. C　　8. E　　9. D　　10. B

11. D　　12. A

（二）多项选择题

1. BCDE　　　2. ABCE　　　3. ACDE　　　4. ABC

（三）思考题

超声诊断脾血管瘤的要点有哪些？

答：1. 脾实质内单个或多个边界清晰规整的类圆形实性团块，高回声多见。

2. 较大者表现为低回声或混合回声。

3. 彩色多普勒超声瘤体内多无血流信号。

4. 超声造影瘤体出现"快显慢退"现象为其特征。

附：主教材正文思考题及参考答案

1. 简述正常脾的各径线测量方法、正常值及超声声像图表现。

答：（1）脾的各径线测量方法和正常值

1）脾长径测量：通过左侧肋间扫查显示脾最大长轴切面图像，测量脾上极最高点到下极最低点的间距，即为脾长径。正常值范围为 8~12cm。

2）脾厚径测量：通过左侧肋间斜切面清晰显示脾长轴切面的脾门及脾静脉，测量脾门到脾膈面的间距即为脾厚径。正常值范围为 3~4cm。

3）脾宽径测量：垂直于脾长轴切面的最大横径即为脾宽径。正常值范围为 5~7cm。

（2）正常脾的超声声像图表现：脾的纵断面形似半月形，边缘稍钝，膈面略向外凸光滑而整齐，脏面略凹陷，回声较高，有特征性的脾门切迹和脾血管断面，主要为脾静脉。正常脾实质回声呈分布非常均匀的点状中低回声，强度略低于肝实质回声，比肾皮质回声稍高。

2. 简述脾肿大的分度标准及脾破裂的类型与超声声像图表现。

答：（1）脾肿大的分度标准

1）轻度肿大：仅表现为脾超声径线测值增加，脾形态无明显改变。仰卧位平静呼吸时，脾不超过左肋缘线，深吸气时，脾下缘不超过左肋缘下 3cm。

2）中度肿大：脾体积增大，形态失常，各径线测值明显增大，深吸气时，脾下缘超过左肋缘下 3cm，但未超过脐水平，也未对邻近器官（如肾）有明显压迫移位。

3）重度肿大：脾进一步增大，脾明显失去正常形态，脾下缘超过脐水平，甚至可达盆腔，脾前缘可超过左锁骨中线，甚至超过前正中线。

（2）脾破裂的类型及各自的超声声像图表现

1）脾真性破裂：脾包膜轮廓回声中断或明显不规则；脾周围积液征象即脾周围出现低回声或无回声区，适当加压扫查可见低回声区宽度发生改变，此为真性脾破裂的重要间接征象；严重者腹腔内可见游离的液性无回声区即腹腔游离积液征象。

2）脾包膜下破裂：脾体积增大，形态失常，但包膜完整光滑，局部隆起，脾包膜下方可见梭形或不规则形无或低回声区，并可使脾实质受压移位。

3）脾中央型破裂：大多数患者脾体积可增大，脾轮廓光滑整齐，脾实质内出现异常回声，即单个或多个不规则低回声或无回声区。

3. 简述脾淋巴瘤的超声声像图表现。

答：（1）脾常弥漫性肿大。

（2）其实质内出现单个或多个类圆形中等或低回声实性团块，边界清楚，可相互融合成分叶状。

（杨兴益　周进祝）

十、实训指导

脾超声检查

（一）实训目的和要求

1. 掌握　脾超声检查的常用体位、扫查方法；脾常用超声检查切面（左肋间斜切面，前倾冠状切面、左上腹部横断面）的正常声像图表现；脾左肋间斜切面正常长径和厚径的测量方法。

2. 熟悉　脾左肋下斜切及左侧背部扫查方法；脾弥漫性肿大的分度标准。

3. 了解　通过阅读图片了解识别脾常见疾病的超声声像图。

（二）实训设备和材料

1. 实训设备　超声诊断仪、解剖模型及超声体模。

2. 实训材料　耦合剂、卫生纸及影像资料（包括融合教材数字资源、教学视频资料、案例分析及临床相关资料）。

（三）实训内容和方法

1. 教师示教实训内容及方法

（1）演示法：可通过学生志愿者（SSP）或超声体模示教超声检查的常用切面扫查方法，示教脾长径、厚径的测量方法。边示教、边讲解脾正常声像图表现，如脾门结构、脾相邻器官和解剖关系。

（2）案例教学法（各校根据具体情况操作）：教师提前预约好（如脾肿大、单纯性脾囊肿、脾血管瘤等疾病）患者，在进行上述疾病检查的同时进行示教，让学生对不同疾病声像图的表现及特点有一真实感受，同时注意对患者的尊重和隐私保护，融关爱患者的理念于教学实践中，也可应用超声体模演示讲解。

（3）影视教学法：各校根据自己的影视教学资料进行正常脾及相关脾疾病超声表现讲解。

2. 学生分小组上机操作实践

（1）同学之间相互检查：观察正常脾声像图特征并与病变的声像图改变进行比较。重点观察脾的位置、形态、大小、边缘及内部回声；观察脾实质内有无占位性病变，如有，应进一步检查病变的位置、大小、范围、形态、数量，内部回声特点及与周围脏器的关系；仔细观察脾血管及其周围分支的变化，尤其是在脾静脉扩张时，应跟踪观察门静脉及其周围血管的变化，寻找引起脾静脉扩张的原因。判断是门静脉高压引起的脾静脉扩张还是脾静脉阻塞引起的脾静脉扩张。

（2）教师巡视指导：在同学相互检查的过程中进行巡视，及时发现学生检查操作手法、标准切面识别方面的问题及错误，并讲解纠正。让学生能认识脾的正常生理变异，超声检查脾时，尽量利用脾静脉作为超声解剖标志，以便标准化。

（3）播放《超声检查技术》教材课件、多媒体教学视频资料片，识别脾不同疾病的超声声像图表现。解答学生在观看影视教学资料片过程中及教师为相关脾疾病患者进行检查时出现的问题。

（四）实训评价和思考

1. 分析讨论实训过程中可能存在的体位不标准、扫查手法不当等问题，分析本次实训所取得的效果以及存在的问题和改进的方法。

2. 学生独立完成实训报告(脾超声检查要点)。

3. 教师择机点评实训过程中存在的问题和改进的方法。

(五)实训时数

1学时。

(周进祝　杨兴益)

第九章

胰腺超声检查

一、学习目标

1. 掌握　胰腺的切面解剖及其与周围脏器及血管的关系。
2. 熟悉　超声检查要点,胰腺正常声像图表现。
3. 了解　胰腺扫查方法。

二、教学重点

1. 胰腺的解剖概要。
2. 胰腺超声扫查常用切面。
3. 胰腺的超声图像识别。

三、教学难点

1. 胰腺的切面解剖及其与周围脏器及血管的关系。
2. 胰腺超声探测要点及注意事项。

四、学习指南

(一)课前学习

1. 预习教材中相关内容,了解知识的前后关系和内在联系,对所学知识有一个初步认识,提高课堂的听课效率。

2. 对本章节在学习中要用到的基础知识(比如解剖、病理、生理等),课前要进行复习,为本章节学习打好基础。

(二)课中学习

1. 学习方法　见第五章。

2. 学习重点

(1)胰腺的解剖概要:胰腺的位置、形态、分部、大小、毗邻以及胰腺的血管。

(2)胰腺的扫查方法和途径:胰腺器官检查前的准备、扫查体位和途径;胰腺可通过"上腹横切扫查"和"上腹纵切扫查"等标准切面来扫查和显示。

(3)急性胰腺炎:其声像图缺乏特异性,胰腺其他非炎症性疾病也可有相似的声像图改变,部分声像图可以正常。需密切结合临床,根据临床表现、血及尿淀粉酶增高和声像图改变,可以提示本病。

（4）慢性胰腺炎：声像图复杂多样，胰腺钙化或/和胰管结石、胰管扩张可作为确诊指标。

（5）胰腺假性囊肿：声像图表现不典型或囊肿体积巨大不易和周围组织器官进行分辨时，诊断较困难，需要进行鉴别诊断。

（6）胰腺真性囊肿：行超声检查可以确认囊肿的大小，但对囊肿病理性质的判断，进一步可行其他影像学检查，超声引导穿刺抽出囊液进行实验室检查。

（7）胰腺癌：声像图缺乏特异性，鉴别诊断。CDFI 对判断受癌肿挤压或浸润的腹腔大血管走行及管腔有无异常有较大作用，判断病变性质有限。

（8）壶腹癌：行 ERCP 检查可直接观察乳头病变，并做活检，具有重要的诊断和鉴别诊断。

（9）胰岛素瘤：较小的肿瘤，尤其位于胰尾部，超声诊断和定位困难。可选择胰动脉造影和术中静脉造影。

（三）课后学习

1. 对本章节所学过的内容进行梳理和总结，加深对概念和原理的理解、记忆，对本章节所涉及的各类知识进行归纳整理，形成一个完整的知识链，将所学知识牢记心中。

2. 独立认真完成课后作业。

3. 可通过在线精品课程、慕课、微课、网络、图书馆等，对本章节知识的新进展、新技术以及新的知识点进行进一步学习和提高。

五、教学内容

（一）正常胰腺超声检查基础

1. 胰腺的解剖概要

（1）胰腺：胰腺位于上腹及左季肋区的腹膜后，分头、颈、体、尾四个部分，胰头包括钩突部。

（2）胰管：位于胰腺实质内，分主胰管和副胰管，主胰管从胰尾起，贯穿整个胰腺并逐渐变粗；副胰管短细，位于胰头部和主胰管的前上方。胰管进入胰头后与胆总管汇合形成肝胰壶腹，即乏特壶腹，然后开口于十二指肠降部的大乳头。

2. 胰腺的扫查方法和途径

（1）扫查前准备：检查当日晨起空腹扫查最宜或禁食 8h 以上，以减少胃内容物引起的过多气体干扰。

（2）扫查体位与途径

1）仰卧位：最常用的体位，在平稳自然呼吸状态进行；充分暴露上腹部，当深吸气时，可使肝下移作为透声窗，以便观察胰腺。

2）侧卧位：当胃肠气体较多时采用。可饮水后，左侧卧位，胃内气体向右侧移位以利看清胰尾；右侧卧位，胃内气体向左移位以利看清胰头和胆道。另外，左侧腋中线肋间斜纵切扫查通过脾观察胰尾。

3）半坐位或站立位：当胃肠道内气体较多时，采用此种体位，由于肝充分下移，推开充气的胃肠道，胃内气体上移，使胰腺得以良好显示，饮适量的水后，效果更佳。

4）俯卧位：当胃肠胀气严重或患者无法饮水时，通过左肾作"透声窗"，经左侧腹或背侧斜冠状扫查观察胰尾，若疑有胰尾肿瘤时，可采用此体位。

（3）扫查方法与标准切面

1）上腹横切扫查：（胰腺长轴切面）胰腺长轴标准切面声像图：胰腺呈一横跨脊柱前方的长条形无包膜结构。主要靠其背侧的标识血管脾静脉、下腔静脉、腹主动脉以及肠系膜上动（静）脉，其中以脾静脉最为重要。

2) 上腹纵切扫查:(胰腺短轴切面)上腹部剑突下用纵切扫查自右向左胰腺短轴切面。经腹横切扫查及纵切扫查显示胰尾部。

3. 正常胰腺声像图表现

(1) 胰腺:实质呈均匀点状回声,多数回声强度略高于肝脏,胰腺回声强度随年龄增大而增强。

(2) 胰管:细长无回声,管壁为两条平行光滑的线样高回声。

（二）胰腺疾病

(1) 胰腺炎:其分为急性胰腺炎和慢性胰腺炎。急性胰腺炎为弥漫性肿大,水肿型内部回声减低,出血坏死型多呈不均匀粗大的高回声。慢性胰腺炎为可呈局限性增大或萎缩,实质点状或弧形强回声钙化或结石伴声影,胰管不规则扩张。

(2) 胰腺囊性病变:其分为假性囊肿和真性囊肿。假性囊肿为单发或多发、大小不等的类圆形无回声囊肿,多为单发,多数透声性好,囊壁轻度增厚、回声增强,囊肿边缘多清晰、规则,少数可不规则。真性囊肿:①先天性囊肿为单发或多发,圆形或椭圆形无回声,内可呈单房或多房,边缘清晰,规则。②潴留性囊肿,实质单发无回声,可与胰管想通。③寄生虫性囊肿,胰腺内无回声,囊肿壁不规则增厚,由囊肿囊形成多房性改变。

(3) 胰腺癌:胰腺弥漫性肿大也可呈局限性,形态不规则,边缘不整齐,内部低回声多见,后方回声可增强;间接改变使胆管扩张,主胰管扩张、迂曲;周围组织脏器和血管受压移位及淋巴结转移,腹水。

六、知识拓展

1. 超声引导下胰腺穿刺活检 可以用于鉴别肿物的良、恶性,明确病理组织学类型以确定治疗方案。可以对胰腺实性、囊性或囊实性肿物以及可疑的弥漫性肿瘤进行穿刺活检。胰腺位置较深,肿瘤发生较隐匿,很难早期发现,经皮胰腺肿瘤穿刺和内镜超声引导下胰腺穿刺是创伤小、操作简单、方便快捷的术前诊断手段。经皮超声引导下胰腺穿刺获得的标本数量和质量优于内镜超声引导下的胰腺穿刺。

2. 术中超声应用于胰腺病变 术中超声探头频率高,具有极高的空间分辨率,能敏感发现其他影像学术前检查未能发现的原发或继发病灶,还能准确的判断肿瘤的大小及其与周围组织器官的毗邻关系。可以通过直接扫查和间接扫查,直接扫查为暴露胰腺后,将探头直接接触胰腺表面扫查;间接扫查为通过肝、胃等胰腺周围组织间接扫查。

七、案例分析

（一）案例分析一

1. 临床资料 患者,男性,45岁,右上腹不适、腹痛一个多月,腹泻,查体:右上腹压痛,腹软,皮肤巩膜无黄染,体温37.2℃。超声检查:胰腺稍增大,胰头厚2.7cm,胰体厚1.6cm,胰尾厚1.3cm,边界欠清晰,表面欠规则,胰腺回声不均匀增强,沿胰管走行区可见多个大小不等的强回声,胰管管腔显示不清。

2. 超声提示 慢性胰腺炎合并胰管结石。

3. 分析点评

(1) 判断本病时要将临床表现与超声所见结合起来进行综合分析与判断。

(2) 判断依据:①患者为男性,45岁,腹痛、低热。②超声检查显示胰腺稍增大边界欠清晰,表面欠规则,沿胰管走行区可见多个大小不等的强回声。

（二）案例分析二

1. 临床资料　患者，男性，25 岁，腹痛、黄疸、进行性消瘦、乏力。查体：上腹部肿块。超声检查：胰头部不规则增大，其内可见 5.4cm×4.5cm 低回声，边缘不规则呈蟹足样，边界欠清晰，内部回声不均匀，胰管全程扩张，内径 5~7mm，CDFI 显示低回声周边有点状血流信号。胆囊增大约 7.0cm×4.3cm，壁厚 0.3cm，光滑，腔内可见细点状中等回声。肝内、外胆管扩张，肝外胆管内径 1.2cm，与门静脉呈双管征。下腔静脉受压变扁，其远端增宽。肝、脾、肾未见异常。

2. 超声提示　胰头癌，胰管扩张，肝内、外胆管扩张，胆囊肿大。

3. 分析点评

（1）判断本病时要将临床表现与超声所见结合起来进行综合分析与判断。

（2）判断依据：①患者，男性，25 岁，腹痛、黄疸、进行性消瘦、乏力。查体：上腹部肿块。②超声检查显示胰头部不规则增大，边缘不规则呈蟹足样，边界欠清晰，内部回声不均匀，胰管全程扩张。胆囊增大，肝内、外胆管扩张。

八、目标检测

（一）单项选择题

1. 下列腹腔器官中，外周无包膜的是：

A. 肝　　　　　B. 胰　　　　　C. 脾　　　　　D. 肾　　　　　E. 子宫

2. 胰腺钩突为胰头组成部分，它位于两条血管中间，这两条血管是：

A. 肠系膜上静脉和下腔静脉　　　　　　　　B. 肠系膜上动脉和下腔静脉

C. 肠系膜上静脉和腹主动脉　　　　　　　　D. 肠系膜上动脉和腹主动脉

E. 腹主动脉和脾静脉

3. 胰腺的后方紧邻的结构是：

A. 脾静脉　　　　　　　　B. 腹主动脉　　　　　　　　C. 下腔静脉

D. 十二指肠横部　　　　　E. 胆总管

4. 从超声横切面观察，胰腺的形态最常见的是：

A. 蝌蚪形　　　　　　　　B. 哑铃形　　　　　　　　C. 腊肠形

D. 马蹄形　　　　　　　　E. 环形

5. 检查胰腺的体位以仰卧位最常见，当胃肠气体多，胰腺显示困难时，有利于胰腺显示的体位是：

A. 左侧卧位　　　　　　　B. 右侧卧位　　　　　　　C. 半卧位

D. 坐位　　　　　　　　　E. 俯卧位

6. 通常称胰头增大，其前后径测值应：

A. >2.0cm　　　　　　　B. >2.5cm　　　　　　　C. >3.0cm

D. >3.5cm　　　　　　　E. >4.0cm

7. 正常主胰管内径是：

A. ≤1mm　　　　　　　　B. ≤2mm　　　　　　　　C. ≤3mm

D. ≤4mm　　　　　　　　E. ≤5mm

8. 胰腺囊肿和实质性肿块最好的超声鉴别方法是：

A. M 型超声　　　　　　　B. B 型超声　　　　　　　C. A 型超声

D. 彩色多普勒　　　　　　E. 超声造影

9. 胰腺颈部可见下列结构汇合:
    A. 脾静脉、肠系膜上静脉会合为门静脉　　　B. 脾静脉、门静脉
    C. 肠系膜上静脉、门静脉　　　　　　　　　D. 脾静脉、肾动脉
    E. 肠系膜上动脉、门静脉

10. 随着年龄增大,胰腺显示为:
    A. 回声强度降低,形状增大　　　　　　　　B. 形状缩小而回声增强
    C. 形状增大但无回声改变　　　　　　　　　D. 形态增大并有回声减低
    E. 无变化

11. 易与胰管混淆的血管是:
    A. 肠系膜上动脉　　　　　B. 脾动脉　　　　　　　C. 脾静脉
    D. 肠系膜上静脉　　　　　E. 肝总动脉

12. 慢性胰腺炎多数来自:
    A. 急性胰腺炎　　　　　　B. 胆石症　　　　　　　C. 胰管梗阻
    D. 胰腺外伤　　　　　　　E. 饮酒

13. 易与胰头肿块混淆的结构是:
    A. 门静脉　　　　　　　　B. 十二指肠　　　　　　C. 肝尾状叶
    D. 右肾上腺　　　　　　　E. 腹腔淋巴结

14. 胰腺胰岛最多的部位是:
    A. 胰头部　　　　　　　　B. 胰钩突部　　　　　　C. 胰体尾部
    D. 胰钩、颈部　　　　　　E. 胰颈体交界处

15. 胰头位于:
    A. 下腔静脉右侧　　　　　B. 肠系膜上静脉的左侧　　C. 脾静脉前方
    D. 肠系膜上静脉的右前　　E. 肠系膜上动脉的前方

16. 描述病变与主胰管扩张间关系错误的是:
    A. 左胰腺癌引起主胰管扩张多呈平滑扩张
    B. 胰腺癌引起主胰管扩张多呈不均匀扩张
    C. 慢性胰腺炎所致的主胰管扩张多呈平滑扩张
    D. 壶腹周围癌所致主胰管扩张呈平滑或串珠状扩张
    E. 胰管结实可致主胰管全程扩张

17. 患者,男性,25岁,长期上腹痛,伴轻度黄疸,体重下降,超声见胰头区有一边缘模糊,内有主胰管穿入的略低回声肿块,可能是:
    A. 胰头癌　　　　　　　　B. 无功能胰岛细胞瘤　　　C. 淋巴瘤
    D. 局限性胰腺炎　　　　　E. 胰周围脓肿

18. 可疑胰腺癌时下列哪项对协助诊断无帮助:
    A. 肝内结节　　　　　　　B. 淋巴结肿大　　　　　　C. 下腔静脉受压
    D. 腹水　　　　　　　　　E. 胰腺囊肿

19. 以下选项中,为胰腺假性囊肿和潴留性囊肿的主要鉴别点的是:
    A. 胰腺实质近主胰管附近较小无回声　　　B. 囊肿可单发或多发
    C. 周围组织受压移位　　　　　　　　　　D. 无回声内有沉积物
    E. 边缘光滑的类圆形无回声

20. 下列选项中,可作为鉴别胰头癌和壶腹癌参考的是:
    A. 形态不规则的低回声肿块　　　　　　　B. 囊肿可单发或多发
    C. 周围组织受压移位　　　　　　　　　　D. 无回声内有沉积物
    E. 边缘光滑的类圆形无回声

(二)多项选择题

1. 消化腺包括:
   A. 肝　　　　B. 胰腺　　　　C. 腮腺　　　　D. 唇腺　　　　E. 舌腺

2. 参与围成胆囊三角的结构是:
   A. 胰　　　　B. 肝总管　　　　C. 胆总管　　　　D. 胆囊管　　　　E. 肝

3. 胰腺是:
   A. 人体最大的腺体　　　　　　　　　　　　B. 为腹腔后位器官
   C. 可呈蝌蚪型、腊肠型、哑铃型　　　　　　D. 分头、颈、体、尾四部分
   E. 右端较薄

4. 胰腺毗邻关系描述正确的有:
   A. 与脾门紧依　　　　　B. 左肾上腺在其前方　　　　C. 小网膜囊位于其前方
   D. 部分在左肾前方　　　E. 脾静脉在其后方

5. 急性胰腺炎声像图特点有:
   A. 胰腺增大,回声减低　　　　　　　　　　B. 胰腺正常或略小
   C. 胰腺增大,轮廓不清　　　　　　　　　　D. 胰外周环绕低回声区
   E. 脾静脉常变细或显示不清

6. 下列对胰腺癌的描述中,正常的是:
   A. 1/4 发生在胰头部,无回声衰减　　　　　B. 胰腺局部增大,内见分叶状肿块
   C. 可推压周围脏器和血管　　　　　　　　　D. 主胰管和胆管可扩张
   E. 肝内及淋巴转移

7. 下列选项中,符合壶腹癌表现的是:
   A. 肿块虽小,症状明显　　　　　　　　　　B. 小肿块位于胰头外下方
   C. 肿块呈弱或强回声　　　　　　　　　　　D. 较少出现胆总管和胰管
   E. 肿块多呈类圆形

8. 下列选项中为慢性胰腺炎的表现是:
   A. 50%胰腺大小在正常范围　　　　　　　　B. 不规则扩张的主胰管
   C. 实质回声多增强而不均　　　　　　　　　D. 胰管结石,假囊肿形成
   E. 胰腺轮廓清晰,内回声减低

九、参考答案

(一)单项选择题

1. B　　2. A　　3. A　　4. A　　5. D　　6. B　　7. B　　8. D　　9. A　　10. B
11. B　12. A　13. B　14. C　15. D　16. C　17. D　18. E　19. A　20. C

(二)多项选择题

1. ABCDE　　2. BDE　　3. BCD　　4. ACDE　　5. ACDE　　6. BCDE
7. ABCE　　8. ABCD

附：主教材正文思考题及参考答案

1. 轻症和重症急性胰腺炎的超声声像图特点。

答：①轻症胰腺炎：胰腺肿大，形态饱满，回声减低，多无胰管扩张。胰腺边缘较整齐、清楚。脾静脉、肠系膜上静脉及下腔静脉可受压变细。可伴有少量腹水。②重症胰腺炎：胰腺肿大，胰腺实质回声不均匀。如有周围脂肪组织液化坏死胰腺边缘不规则。可伴腹水、胃肠道积气和器官衰竭。

2. 简述慢性胰腺炎的超声声像图特点及鉴别诊断。

答：（1）声像图特点：胰腺形态僵硬，可呈肿大或缩小。边缘不清晰，不规则，与周围组织分界模糊。内部回声增强。主胰管扩张。可伴假性囊肿。

（2）鉴别诊断：

1）与高龄、肥胖和糖尿病患者相鉴别：结合病史，胰腺实质多表现为回声均匀的强回声。

2）慢性胰腺炎与胰腺癌相鉴别见表9-1：

表 9-1 胰腺癌与慢性胰腺炎的鉴别

项目	胰腺癌	慢性胰腺炎
病史、化验	病史隐匿且逐渐加重、CA125 增高	反复发作、淀粉酶增高
胰腺增大	局部增大，向周围组织浸润	弥漫性轻度增大
内部回声	呈低回声区	整个胰腺不均匀回声增强
胰管管径	多呈均匀性增宽	呈不均匀、串珠样增宽
转移	肝及淋巴结转移	无
超声造影	增强强度低，廓清时间早	与周围实质一致

3）慢性胰腺炎与弥漫性胰腺癌相鉴别：结合肿瘤相关标志物检测和超声引导细针活检。

4）与自身免疫性胰腺炎相鉴别：胰腺肿大和胰管不规则狭窄，血清水平升高，类固醇激素疗效显著为特征。

3. 胰腺癌的超声声像图特点及鉴别诊断。

答：根据病变的大小多呈增大，可呈局限性或弥漫性肿大。失去正常的形态，形态不规则，边缘不整齐，边界不清晰，可呈"蟹足样"改变。内部多呈不均匀的低回声。后方回声衰减。可有胰管扩张；邻近血管受压、变形、移位；胆道系统扩张；压迫周围脏器使其挤压或移位。晚期可有肝及周围淋巴结转移和腹水。

4. 壶腹周围癌与胰头癌的声像图鉴别要点。

答：壶腹周围癌与胰头癌的声像图鉴别见表9-2：

表 9-2 壶腹周围癌与胰头癌的声像图鉴别要点

超声表现	壶腹周围癌	胰头癌
肝内外胆管扩张	出现早，轻或中度	出现晚，中或重度
肿瘤回声	增高	减弱
下腔静脉	正常	受压
胰头	正常	肿大
胰管扩张	轻度	中度或重度

5. 简述胰岛素瘤的超声声像图特点及鉴别诊断。

答：肿瘤大于 1cm 者才易于发现，边界清晰。内部呈均匀低回声或极低回声，后方回声无衰减。肿瘤常位于胰腺体尾部。如有症状典型者，应仔细寻找，以便发现肿瘤。

（于昊　刘媛媛）

十、实训指导

胰腺超声检查

（一）实训目的和要求

1. 掌握　胰腺的扫查前准备、扫查体位、扫查途径及扫查方法。
2. 熟悉　各扫查途径中标准切面的声像图表现。
3. 了解　扫查时超声诊断仪的调节。

（二）实训设备和材料

1. 超声实训室。
2. 超声诊断仪。
3. 超声医用耦合剂。
4. 卫生纸。

（三）实训内容和方法

1. 教师示教实训内容及方法

（1）演示法：选择志愿者作为患者，教师演示讲解胰腺的扫查方法及超声测量注意事项。

（2）操作法：结合超声诊断仪的使用，讲解从不同途径扫查各标准切面声像图的步骤及方法，让学生对各标准切面声像图的表现及特点有一定的真实感受，理解胰腺超声诊断扫查注意事项及操作规程。

2. 学生分组上机操作实践

（1）学生分组进行角色扮演，分别扮演医生和患者，进行扫查前简单交流后上机操作。

（2）操作按以下步骤进行

1）胰腺长轴切面一般于上腹部剑突下横切扫查，扫查时将探头向左上倾斜 15°～30°，呈左高右低位，从上往下加压缓慢扫查。

2）纵切扫查自右向左补充胰腺短轴切面。

3）左侧腹斜冠状扫查方法是对腹横切扫查及纵切扫查显示胰尾困难的案例的补充。

（3）操作过程中，体会操作技法，感受操作过程中图像变化与操作技能的关系。

（4）体会胰腺轮廓清晰、实质呈均匀、细小的中等或中低回声、主胰管显示为横贯胰腺实质的两条平行的中强回声线，平整而明亮。

（5）感受不同扫查体位与途径对超声扫查标准切面的影响，认识下腔静脉、腹主动脉、肠系膜上动（静）脉以及脾静脉对胰腺识别的重要性。

（6）尝试"从后向前"寻找胰腺方法的操作实践（先找到脊柱然后依次寻找腹主动脉、肠系膜上动脉以及脾静脉）。

（7）理解超声诊断仪的（增益、聚焦、动态范围、深度增益补偿）调节在胰腺超声扫查中的价值。

3. 教师巡回辅导纠错、答疑　在学生上机操作时教师及时进行指导，指出学生在操作过程中所存在的问题和错误,使学生在操作过程中真正掌握正确的扫查方法和技巧。

（四）实训评价和思考

1. 评价本次实训课的感受,自评达到了哪些预期的实训目的和要求。

2. 独立完成实训报告(胰腺超声扫查前的准备、描述正常胰腺声像图表现并作图)。

3. 教师针对学生操作过程中存在的问题及原因和实训报告中的共性问题择机点评,提出改进的办法和措施。

（五）实训时数

1学时。

（周进祝　于昊　刘媛媛）

胰腺疾病声像图识别

（一）实训目的和要求

1. 熟悉　急性胰腺炎、慢性胰腺炎的扫查手法及判断要领。

2. 了解　胰腺假性囊肿、胰腺癌的扫查手法及判断要领。

（二）实训设备和材料

1. 超声实训室或多媒体教室。

2. 胰腺常见疾病声像图课件及视频资料。

（三）实训内容和方法

1. 教师示教实训内容及方法　应用多媒体教学 VCD 资料片,对临床上常见胰腺炎的各种不同类型的声像图进行讲解示教,指出其声像图特点,判识方法、步骤以及鉴别要点;简要介绍胰腺囊性病变、胰腺癌、壶腹癌及胰腺 β 细胞瘤的声像图表现与鉴别要点。

2. 学生分组进行胰腺疾病声像图识别

（1）分别展示不同类型胰腺炎声像图,让学生进行识别和描述,对需要进行鉴别的疾病描述鉴别要点。

（2）分别展示胰腺囊性病变声像图,让学生进行识别和描述,对需要进行鉴别的疾病描述鉴别要点。

（3）分别展示胰腺癌、壶腹癌及胰腺 β 细胞瘤等声像图,让学生进行判断和鉴别,并说出理由。

3. 教师巡回辅导纠错、答疑　学生在识别胰腺常见疾病声像图时,教师要进行详细记录,对学生出现的问题和错误进行指出和讲解,解说相关的知识点。

（四）实训评价和思考

1. 客观评价学生在胰腺疾病声像图识别过程中所存在的问题及原因,强调胰腺疾病与邻近脏器在解剖学关系上的重要性。

2. 独立完成实训报告。

（五）实训时数

1学时。

（周进祝　于昊　刘媛媛）

第十章　胃肠超声检查

一、学习目标

1. 掌握　胃肠道大体解剖,胃、十二指肠局部解剖;胃肠道正常声像图表现。

2. 熟悉　胃肠道检查前准备;胃肠道常见病、多发病或特征性病变的超声表现,包括以下疾病:胃炎、阑尾炎、胃癌、大肠癌、肠梗阻等。

3. 了解　胃肠道少见病及一些非特征性病变的超声表现,包括:肠套叠、肠系膜淋巴结肿大、胃肠道黏膜下肿瘤等。

二、教学重点

1. 胃肠超声扫查前的准备和扫查方法。

2. 胃、十二指肠局部解剖。

3. 正常胃、十二指肠的声像图特征。

4. 慢性浅表性胃炎、阑尾炎的声像图特征。

5. 胃癌、大肠癌的声像图特征。

6. 肠梗阻的声像图特征。

三、教学难点

1. 胃、十二指肠的超声扫查方法。

2. 胃、十二指肠扫查切面图的显示。

3. 慢性浅表性胃炎的声像图的识别。

4. 胃癌的声像图识别。

5. 胃炎与早期胃癌的诊断与鉴别诊断。

6. 大肠癌的声像图识别。

7. 胃肠道梗阻部位的判断。

四、学习指南

(一)课前学习

1. 预习教材中相关内容,了解知识的前后关系和内在联系,对所学知识有一个初步认识,提高课堂的听课效率。

2. 对本章节在学习中要用到的基础知识(比如胃、十二指肠局部解剖、病理学、生理学等),

课前要进行预习,将有关知识过一遍,尤其注重胃、十二指肠解剖知识的再认知,为本章节学习打好基础。

（二）课中学习

1. 学习方法　见第五章。

2. 学习重点

（1）胃肠道解剖概要:包括胃肠道的位置、构造、形态、分布、功能、毗邻等;对胃肠道由上至下的排列顺序应形成一个系统的、立体的概念,最好能简单画出胃肠道解剖的思维导图;对于胃肠道毗邻的解剖能以简图的形式描绘出来。

（2）胃肠道检查方法:掌握饮水充盈法、胃肠超声助显剂检查法,尤其需要掌握胃肠超声助显剂辅助胃肠超声检查技术,此技术是胃肠道疾病诊断方式的一个突破,对胃肠道病变筛查诊断具有重大意义。

（3）胃肠超声检查前准备:包括空腹、禁食,速溶胃肠助显剂的准备与调制,特殊情况的准备,胃肠超声与钡餐检查先后次序之间的协调、原理,仪器的准备等。

（4）胃肠正常声像图表现和超声测值:食管下段-贲门、胃底、胃体、胃窦、胃幽门、十二指肠球部显像,胃角切迹的位置、意义;十二指肠球部、降部、水平部、升部充盈顺序;胃壁五层次"三高二低"显像;胃壁厚度、贲门径、幽门径、小肠径及大肠径等。

（5）胃肠道四大类常见疾病:包括胃肠道炎症性疾病、胃肠道肿瘤、胃肠道先天性疾病、胃肠道其他疾病。

（6）胃肠道炎症性疾病中,慢性胃炎、胃溃疡、阑尾炎是必须掌握的内容。

（7）胃肠道肿瘤中,胃癌、大肠癌是掌握的重点。

（8）胃肠道先天性疾病中,先天性肥厚性幽门狭窄、胃憩室,尤其是先天性肥厚性幽门狭窄可作为重点掌握的内容。

（9）胃肠道其他疾病中,肠套叠、肠系膜淋巴结肿大、胃底静脉曲张症、贲门失弛缓症、胃下垂可作为重点掌握的内容。

（10）胃肠道梗阻,目前也属于常见/多发病,需要从解剖知识入手,结合声像图特征表现,学会分析判断梗阻部位。

（11）实训课:通过实训课中的操作训练,培养学生的操作技能和动手能力,同时,能够帮助学生更快、更深地理解和掌握所学的知识,做到融会贯通,学以致用。

（三）课后学习

1. 对本章节所学过的内容进行梳理和总结,加深对胃肠道解剖、正常声像图表现、常见疾病声像图表现的理解和记忆,对本章节所涉及的各类知识进行归纳整理,形成一个完整的知识链,将所学知识牢记心中。

2. 认真思考、完成课后作业。

3. 可通过在线精品课程、慕课、微课、网络、图书馆等,对本章节知识的新进展、新技术以及新的知识点进行进一步学习和提高。

五、教学内容

（一）正常胃肠超声检查基础

1. 胃肠道的解剖概要　食管以下,胃肠道由上至下,解剖结构为:贲门、胃、小肠、大肠、直肠、肛管。

（1）胃:是消化道中最膨大的部分,其位置、形态因体型、充盈程度等而有所差异,具有容纳食物、搅拌食物、分泌胃液、运动消化等功能,正常成人胃腔容积为 1 000~3 000ml。胃腔向上通过贲门与食管相连,向下借助幽门与十二指肠相通,分为贲门部、胃底部、胃体部和幽门部(临床又称胃窦部)。胃体上、下缘分别为胃小弯、胃大弯,胃小弯最低点处右转成角为角切迹。胃壁由内至外分为:黏膜层、黏膜下层、肌层、浆膜层。黏膜层形成大量皱襞,分布有一定规律性,一旦其走行规律发生改变,提示相应处出现疾病。胃的运动形式分三种:容受性扩张(容积扩大、压力升高不大的现象)、紧张性收缩、蠕动,胃蠕动波是我们胃肠超声检查中需要观察的一个必不可少的内容。

(2) 十二指肠:位于 1~3 腰椎前方,分为十二指肠球部、降部、水平部、升部,呈"C"形包绕胰头。十二指肠球部走行方向略向后,与胆囊相邻,球壁薄、血供差,是十二指肠炎症和溃疡的好发部位;十二指肠降部在腰椎体右侧沿胰头右缘下行;降部向内侧横行,形成十二指肠水平部,位于下腔静脉前方,穿过腹主动脉与肠系膜上动脉后向上移行为十二指肠升部。升部短,紧接空肠。

(3) 空肠与回肠:盘曲于腹腔中下部,连接处无明显界限,大致上 2/5 为空肠、位于脐区和左腰区,下 3/5 为回肠、位于脐区和右腹股沟区。

(4) 大肠:长约 1.5m,分为盲肠、结肠、直肠、肛管。除直肠、肛管位于盆腔外,其余分部位于腹腔。盲肠后内侧壁有开口,接阑尾。阑尾位于右髂窝内,为一小蚯蚓形管状器官,其远端为盲端。结肠分为升结肠、横结肠、降结肠、乙状结肠,分别位于右侧腹部、上腹部及左侧腹部,呈向下开放的"门"形方框。乙状结肠位于左髂窝内、向下续于直肠,直肠长约 12~15cm,直肠往下穿盆膈入会阴,转为肛管,终于肛门。大肠具有运动、分泌、吸收、储存、排便功能。

2. 胃肠超声的检查方法

(1) 胃肠超声检查技术改革:20 世纪 60 年代,我国上海的超声前辈用 A 超在受检者饮水充盈胃腔的状态下诊断胃部肿瘤,开创胃充盈检查法的先河。

70 年代,我国超声专家开始尝试运用 B 超诊断仪二维灰阶成像进行胃肠道疾病的检查,但受胃肠道气体及内容物等因素干扰,胃肠道不能形成良好的声学反射界面,从而明显影响胃肠道成像质量,使得超声检查技术在胃肠道的临床应用受限,发展滞后。

80 年代开始,我国超声工作者不懈努力,开展胃肠超声造影检查,利用不同种类的助显剂充盈胃肠腔,改善腔内超声内环境,以达到清晰显示胃肠结构和病变特征的目的。其中回声增强型口服助显剂的问世,使得胃肠超声检查技术的推广发生革命性的飞跃,胃肠超声检查技术进入快速发展的阶段。

(2) 检查前准备:胃肠超声检查安排于上午空腹状态下进行。

检查前一天晚上清淡饮食,禁食产气、难消化食物,检查当天严格空腹 8~12h。

取速溶胃肠助显剂一包,按操作规范及助显剂产品说明冲调后备用。

经腹壁超声对比显像检查,需空腹饮水 500~800ml。

肠道检查者,检查前一天晚餐后禁食,服用缓泻剂;次日早晨行清洁灌肠。

幽门梗阻患者行胃超声检查前须先洗胃,抽尽胃潴留物。

如受检者同时开出胃肠超声检查、X 线钡餐检查的申请单,原则上先做胃肠超声检查;若受检者已做钡餐检查,胃肠超声检查可顺延至次日以后进行。

(3) 探测仪器:高分辨率实时超声诊断仪。

使用腹部凸阵探头,探头频率 3.5~5.0MHz。

肥胖、体型粗壮、腹壁较厚者可适当降低探头频率(2.5~3.0MHz、甚或更低)。

儿童及体型瘦小者,可适当增加探头频率(5.0~7.5MHz、甚或更高)。

结直肠超声检查,除选用以上原则选取的探头外,还可选用经直肠腔内高频探头。

(4)扫查体位与方法

胃十二指肠检查时,常规取仰卧位、右侧卧位、左侧卧位,必要时(为排除气体干扰)辅以半坐位、胸膝卧位、站立位检查。

肠道检查体位常规取仰卧位,辅以左、右侧卧位,必要时垫高臀部以利于肠管显示。

胃肠超声检查方法分四种(经腹壁直接检查法、胃肠助显剂充盈检查法、灌肠检查法、超声内镜检查法)来阐述,主要掌握胃肠助显剂充盈检查法。

胃肠助显剂充盈检查法依据使用的助显剂,可分为:均匀无回声型、均匀有回声型、混合回声型。目前应用推广效果最好的当属使用均匀有回声型助显剂的胃肠充盈检查方法,这种方法获得的超声图像,正常组织与病灶间的对比界面明显,声学伪像消除好,胃肠腔气体干扰消除好,腔内停留时间长,性能稳定,效果理想。受检者饮水或口服胃肠超声助显剂后,依次左侧卧位、仰卧位、右侧卧位,连续缓慢移动探头,进行纵、横、斜切面多切面扫查,分别观察胃底、胃体以及胃窦幽门和十二指肠。对胃十二指肠观察,顺序依据胃十二指肠解剖顺位,分别为:食管下段、贲门、胃底、胃体、胃大弯、胃小弯、胃角、胃窦、十二指肠球部。扫查胃大小弯时,注意胃前后壁的观察,可顺带进行胃壁厚度测量。

(5)扫查手法、标准切面及观察内容

1)食管下段、贲门部切面:平卧位,探头置于受检者剑突下左季肋缘,扫查方向向左后方旋转,获取食管下段-贲门长轴切面;在此基础上探头转90°垂直于上一切面方向,获取食管下段-贲门短轴切面。

该切面观察食管、贲门、胃底、胃体(部分),特别需注意观察动态状态下观察清楚口服助显剂时助显剂在食管下段进入并通过贲门的情况。同时切面可清晰观察到相邻的肝、腹主动脉声像。

2)胃底切面:平卧位,探头置于左肋弓下斜切,声束方向朝向左肩。

观察胃底与贲门关系、胃底囊壁情况,腔内情况,以及其与周边膈肌、脾、胰尾等的毗邻关系。

3)胃体切面:右侧卧位,探头置于上腹部纵、横向扫查,分别获取胃体长轴、短轴切面。

观察胃大、小弯,胃壁、胃腔情况,以及其后方胰腺、腹膜后大血管等情况。

4)胃角横切面:仰卧位,探头横置于脐上正中,由上而下连续移动,获取倒"8"形胃角横切面。该切面可清楚观察角切迹,胃角左侧为胃窦、右侧为胃体,通常后者大于前者。

5)胃窦部切面:探头置于右上腹部右肋弓与脐之间,声束方向斜向左上方,获取胃窦长轴切面;在此基础上探头转90°垂直于上一切面方向,获取胃窦短轴切面。

观察胃窦壁、窦腔、助显剂通过幽门孔进入十二指肠的动态情况,以及显示周边毗邻之胆囊、肝。

6)胃冠状斜切面:右侧卧位,探头斜置于左上腹部,声束方向45°斜向上右上方。

观察胃体大小弯、胃角、胃窦、十二指肠,动态状态下可观察胃蠕动波。该切面是显示胃小弯和胃角的理想切面,在超声定位上具有重要意义。

7)十二指肠切面:仰卧位,探头置于右上腹部,缓慢左右移动和倾斜探头扫查。

显示十二指肠球部、降部、水平部图像,十二指肠升部不易显示。

8)空、回肠切面:以脐部为中心,向上下左右腹部连续缓慢移动扫查。

9)大肠切面:适度充盈膀胱、并在灌肠充盈后,依照解剖位置及其结构特点,由下往上,分别观察直肠、乙状结肠、降结肠、结肠脾曲、横结肠、结肠肝曲、升结肠、回盲部。

3. 正常胃肠道声像图表现和测值

（1）食管下段-贲门：纵切面呈倒置漏斗状或管状结构，中心部为较规则强回声带，横切面呈椭圆形或扁圆形之"靶环征"。动态观察，嘱受检者吞饮助显剂，食管下段-贲门部助显剂通过顺畅。

（2）胃：胃底部在贲门水平左上方呈椭圆形或半月形囊袋状隆起，上端与贲门连续完整，胃壁连续完整。胃壁结构平滑、柔软，层次清晰、连续、平整，由内到外，呈典型高、低、高、低、高之"三高二低"五条线状回声反射。胃腔形态随胃蠕动波而发生改变。胃蠕动波起于胃体部，呈节律性、对称性收缩，通常一个胃长轴切面上可同时见到 1~3 个蠕动波。幽门开启自然，助显剂通过顺畅。

（3）十二指肠：随幽门开放而充盈，可观察到呈三角形或椭圆形、边界清晰规整的十二指肠球部，随着时间推移，幽门规律开放，球部大小形态呈节律变化，然后越往下方十二指肠降部、水平部、升部方向，显像越差。

（4）空、回肠：通常显示欠佳。有时候临床需要排除小儿肠道病变时，高频探头有助于肠管显像。

（5）结直肠：空腹状态下扫查结直肠，观察内容也仅为大体状况，肠壁层次结构、形态等细致结构须经灌肠充盈后方能显示清楚。灌肠检查法扫查结肠，充盈的结肠袋呈对称性串珠样结构。

传统经腹壁探头扫查，阑尾通常不易显示。近年来，随着超声诊断仪器分辨率的提高，并且高低频探头联合使用的推广，阑尾显示率有很大提高。高频探头可显示阑尾壁由内向外"高-低-高"三层结构，分别代表黏膜层-肌层-浆膜层。

膀胱适度充盈后，依常规经腹部盆腔超声检查方法，于女性子宫颈、男性前列腺后方观察直肠声像。

（二）胃肠疾病

1. 慢性浅表性胃炎　最常见的胃疾病。原因是长期受慢性刺激（如急性胃炎反复发作、烫食习惯、吸烟饮酒、免疫遗传等），引起胃黏膜慢性非特异性炎症。主要发病部位为胃窦部、胃角及胃体小弯侧，病变累及浅表黏膜。临床主要表现为上腹部饱胀不适、疼痛，餐后加重，伴反酸、嗳气、恶心、呕吐、食欲不振。声像图主要表现为：胃壁轻度增厚，厚度测量小于 8mm，层次清晰、回声均匀减低，黏膜面欠规整，表面散在附着少量斑点状强回声；胃黏膜皱襞增粗，厚度小于 6mm；胃蠕动波基本正常。本病需与早期胃癌鉴别，通常来说早期胃癌胃壁黏膜层改变较慢性胃炎明显，但部分早期胃癌患者声像图表现与慢性胃炎比较接近，超声难以明确区分，最终诊断还以胃镜下胃黏膜病理活检为准。

2. 急性阑尾炎　急性阑尾炎为常见急腹症，青年多见。典型临床表现为转移性右下腹部疼痛，伴恶心呕吐、发热、右下腹压痛、反跳痛、脐周牵涉痛。按病理过程分类，可分为：单纯性阑尾炎、化脓性阑尾炎、坏疽性阑尾炎、阑尾周围脓肿。阑尾炎状态下，肿大阑尾显示较明显，声像图表现根据病程进展有所不同。单纯性阑尾炎阑尾直径较常偏大，7~8mm，层次结构比较清楚；周围肠腔气体增多；CDFI：血流较常丰富；探头加压，麦氏点压痛、反跳痛（+）。化脓性阑尾炎阑尾直径较明显增大，大于 10mm，管壁增厚，层次结构模糊，横切面呈"双圆环"征；可轻易观察到扩大的阑尾管腔，腔内见密集细点、片状回声，或见肠石；周边伴窄带无回声区；CDFI：血流较丰富；探头加压，麦氏点压痛、反跳痛（++）。坏疽性阑尾炎阑尾明显肿大，正常形态消失，轮廓不清，边缘不整，相应处呈不规则混合回声区，低回声为主，内部回声强弱不等、杂乱；周边见带状液性无回声区；CDFI：血流贫乏；探头加压，麦氏点压痛、反跳痛（++）。发展为阑尾周围脓肿时阑尾结构不清,正常形态消失,相应处探及形态不规则混合回声包块;探头推动包块活动度差;周围肠管壁厚、蠕动减弱,肠道气体增多;CDFI:包块周围血流丰富。

3. 胃癌　在恶性胃肠道肿瘤中,胃癌最为常见,是源于胃黏膜上皮的恶性肿瘤,大多数均为腺癌,中老年、男性高发,在我国发病率高居消化道恶性肿瘤首位,所有癌肿中排名第三。遗传与免疫、腌制咸酸霉食是胃癌发病的重要因素。胃窦部为高发部位。早期胃癌仅限于黏膜层和黏膜下层,进展期(中、晚期)胃癌,病变组织向肌层、浆膜层浸润。早期可无症状,随着病程进展,患者出现无规律的上腹部饱胀、持续性上腹部疼痛伴进食后加重、畏食、消瘦、贫血、呕血、黑便等症状。声像图表现主要为:胃壁增厚、层次结构紊乱、连续中断;病变基底均宽,突起型呈"菜花"状、表面欠平滑、多呈低回声改变,凹陷型溃疡面呈"火山口征";胃壁僵硬、蠕动异常;假肾征;转移蔓延者,可探及病灶周边、腹壁、腹膜后淋巴结、肠系膜淋巴结肿大,肝、肺等脏器转移灶;CDFI:病灶区域血流信号增多、紊乱。早期胃癌需与慢性胃炎、胃溃疡鉴别:慢性胃炎胃黏膜层连续完整,多呈程度轻之弥漫均匀增厚;胃溃疡病灶局限,周边影响较胃癌轻、胃壁僵硬感不明显。典型中晚期进展性胃癌,恶性占位浸润生长特征明显,超声诊断难度不大。

4. 结直肠癌　以直肠癌为多见,且随着人们生活习性、饮食习惯的改变,近年来呈高发病趋向。临床主要表现为慢性腹痛、黏液血便、便秘腹泻交替、里急后重、贫血等。声像图显示:病变处呈"假肾征"或"靶环征",肠管壁僵硬、蠕动消失;肿物形态不规整,边界不清楚,内部回声不均质,后方声衰减,CDFI:血流紊乱;病变处肠管狭窄,近端肠管扩张,形成胃肠道梗阻相应声像;迁延转移时可探及腹腔淋巴结肿大、肝脾转移、腹水等。

5. 肠梗阻　外科常见急腹症之一,发病原因为腹腔术后粘连、炎症感染、肠道肿瘤等,后果致使肠腔狭窄、肠道运动功能减弱或丧失,肠内容物通过受阻。肠梗阻依据病因可分为三种:机械性肠梗阻、动力性肠梗阻、血运性肠梗阻,机械性肠梗阻最多见。患者表现为腹痛、腹胀、呕吐、肛门停止排气排便,常见体征是腹部鼓胀,梗阻初期肠鸣音亢进。声像图显示:肠管不同程度扩张、肠管内积液积气,通常小肠内径大于3cm,大肠内径大于5cm,高位梗阻扩张肠腔内积气为主,低位梗阻扩张肠腔内积液为主,亦可见上气体下液体的"气液平面"征;肠壁增厚、回声减低,黏膜皱襞增厚水肿呈"琴键征""鱼刺征"(小肠部位),或"竹笋节征""阶梯征"(大肠部位);肠蠕动先活跃或见逆蠕动,后减弱甚至消失;出现腹腔积液。表现为腹腔低位游离液性无回声区,超声引导下腹腔穿刺,可抽出血性液体。肠梗阻时,可沿扩张肠管往远端溯源,寻找梗阻原因,指引临床诊断思维方向。

六、知识拓展

1. 胃肠超声助显剂辅助胃肠超声检查技术　胃肠超声助显剂辅助胃肠超声检查技术,是胃肠道疾病诊断方式的一个突破,已成为电子胃镜、X线钡餐造影检查的重要补充,对胃肠道病变筛查诊断具有重大意义。目前,超声诊断胃肠疾病技术的应用渐趋成熟,至于进一步的提升和普及,还需要我们新生代超声诊断工作者在临床实践中不断努力研究、不断进取和完善。

2. 探头加压在阑尾炎诊断中的意义　在临床超声检查诊断中,我们在阑尾区扫查,声像图显示阑尾区包块,当与肠道内容物如粪块等无法区分时,可以手中探头由轻至重挤压相应位置,炎症状态下,相应处表现敏感,会出现压痛、反跳痛。由此可作为检查诊断的辅助加分点。

七、案例分析

(一)案例分析一

1. 临床资料　患者,男性,50岁,司机,平时饮食时间不定,近半年来反复上腹部饱胀不适、疼痛,伴反酸、嗳气、食欲不振,餐后加重来诊。超声声像图表现:胃壁稍增厚、厚度为 7mm,层次清晰、回声均匀减低,黏膜面略欠规整,表面散在附着少量斑点状强回声;胃黏膜皱襞增粗,厚约 5mm;胃蠕动波基本正常。

2. 超声提示　慢性浅表性胃炎。

3. 分析点评

(1)判断本病时要将临床表现与超声所见结合起来进行综合分析与判断。

(2)判断依据:①患者为 50 岁男性,食无定时,已有半年上腹饱胀不适、疼痛,伴反酸、嗳气、食欲不振,餐后加重来诊。②超声检查显示胃壁较常增厚,层次清晰,黏膜面欠规整,黏膜皱襞稍增粗。

（二）案例分析二

1. 临床资料　患者,男性,23 岁,出现转移性右下腹部疼痛、伴恶心呕吐,体温 39.5℃,右下腹压痛、反跳痛,脐周牵涉痛。声像图显示:右下腹部相当于阑尾区见长 11mm、厚 45mm 管状混合回声,层次结构模糊,横切面呈"双圆环征",管腔内见密集细点、片状回声,周边伴窄带无回声区;CDFI:血流较丰富;探头加压,麦氏点压痛、反跳痛明显。

2. 超声提示　急性阑尾炎。

3. 分析点评

(1)判断本病时要将临床表现与超声所见结合起来进行综合分析与判断。

(2)判断依据:①患者为 23 岁青年男性,转移性右下腹部疼痛、伴恶心呕吐,体温 39.5℃,右下腹压痛、反跳痛,脐周牵涉痛。②超声检查显示右下腹部相当于阑尾区见长 11mm、厚 45mm 管状混合回声,层次结构模糊,横切面呈"双圆环"征,管腔内见密集细点、片状回声,周边伴窄带无回声区;CDFI:血流较丰富;探头加压,麦氏点压痛、反跳痛明显。

八、目标检测

单项选择题

1. 关于胃肠道正常超声测值,**错误**的是:
   A. 贲门管径 5~12mm
   B. 阑尾长 5~10cm,直径 5~7mm
   C. 黏膜皱襞厚度 8~10mm
   D. 幽门开放内径 4~6mm
   E. 十二指肠球部面积 3~5cm^2

2. 正常状态下,胃壁结构呈典型之"三高二低"五条线状回声反射,具体表现为:
   A. 高、低、高、低、高
   B. 高、低、高、高、低
   C. 高、高、低、低、高
   D. 低、高、低、高、高
   E. 低、低、高、高、高

3. 急性阑尾炎,按病理过程分类,除外:
   A. 单纯性阑尾炎
   B. 化脓性阑尾炎
   C. 坏疽性阑尾炎
   D. 阑尾周围脓肿
   E. 复杂性阑尾炎

4. 胃肠道先天性疾病包括:
   A. 先天性肥厚性幽门狭窄、胃壁内胰腺异位症、胃囊肿、胃憩室
   B. 先天性肥厚性幽门狭窄、胃壁内胰腺异位症、胃囊肿、慢性浅表性胃炎
   C. 胃癌、胃壁内胰腺异位症、胃囊肿、胃憩室
   D. 先天性肥厚性幽门狭窄、胃壁内胰腺异位症、阑尾炎、胃憩室
   E. 先天性肥厚性幽门狭窄、胃息肉、胃囊肿、胃憩室

5. 胃癌可分为:

  A. 平坦型、凹陷型　　　　B. 隆起型、平坦型　　　　C. 隆起型、凹陷型

  D. 隆起型、平坦型、凹陷型　　E. 仅是隆起型

6. 超声声像显示:右下腹部长条形混合回声肿物,层次结构模糊,横切面呈"双圆环征",疾病最可能指向是:

  A. 胆囊结石　　　　　　　B. 阑尾炎　　　　　　　　C. 胃癌

  D. 肝癌　　　　　　　　　E. 子宫肌瘤

7. 关于结肠的解剖,**错误**的是:

  A. 升结肠前方为小肠袢,内侧后邻腰大肌,外侧贴腹侧壁

  B. 横结肠上邻肝右叶、胆囊、胃大弯、脾

  C. 降结肠后为左肾、腰大肌、腹后壁

  D. 乙状结肠后方为第三骶椎

  E. 升结肠后方与左肾、腰方肌毗邻

8. 下列说法,正确的是:

  A. 传统经腹壁探头扫查,受限于分辨率,阑尾通常不易显示

  B. 而且阑尾显像与否,与操作者手法经验关系不大

  C. 近年来,随着超声诊断仪器分辨率的提高,阑尾的显示率有所降低

  D. 高低频探头联合使用的推广,对阑尾显示率没有影响

  E. 高频探头并不可以显示阑尾壁由内向外"高-低-高"三层结构

9. 关于胃十二指肠的说法,**错误**的是:

  A. 胃腔形态随胃蠕动波而发生改变

  B. 胃蠕动波起于胃底部,呈节律性、对称性收缩

  C. 通常一个胃长轴切面上可同时见到1~3个蠕动波

  D. 十二指肠随幽门开放而充盈,可观察到呈三角形或椭圆形、边界清晰规整的十二指肠球部

  E. 随着时间推移,幽门规律开放,球部大小形态呈节律变化,然后越往下方十二指肠降部、水平部、升部方向,显像越差

10. 对胃十二指肠观察,顺序依据胃十二指肠解剖顺位,分别为:

  A. 食管下段、贲门、胃体、胃底、胃大弯、胃小弯、胃角、胃窦、十二指肠球部

  B. 食管下段、胃底、贲门、胃体、胃小弯、胃大弯、胃角、胃窦、十二指肠球部

  C. 食管下段、贲门、胃底、胃体、胃大弯、胃小弯、胃角、胃窦、十二指肠球部

  D. 食管下段、胃底、贲门、胃体、胃角、胃大弯、胃小弯、胃窦、十二指肠球部

  E. 食管下段、贲门、胃底、胃体、胃窦、胃大弯、胃小弯、胃角、十二指肠球部

九、参考答案

单项选择题

1. C　　2. A　　3. E　　4. A　　5. D　　6. B　　7. E　　8. A　　9. B　　10. C

  附:主教材正文思考题及参考答案

  1. 简述正常胃壁的结构,以及对应的声像图表现。

  答:正常胃壁由内至外分为:黏膜层、黏膜下层、肌层、浆膜层;

  正常状态下,胃壁结构平滑、柔软,层次清晰、连续,由内到外,呈典型高、低、高、低、高之"三高二低"五条线状回声反射,分别代表:胃腔液体与胃黏膜表层、黏膜层、黏膜下层、肌层、浆膜层。

2. 阑尾炎超声检查的声像图表现如何?

答:(1) 单纯性阑尾炎:阑尾直径较常偏大,7~8mm,层次结构比较清楚;周围肠腔气体增多;CDFI:血流较常丰富;探头加压,麦氏点压痛、反跳痛(+)。

(2) 化脓性阑尾炎:阑尾直径较明显增大,大于 10mm,管壁增厚,层次结构模糊,横切面呈"双圆环征";可轻易观察到扩大的阑尾管腔,腔内见密集细点、片状回声,或见肠石;周边伴窄带无回声区;CDFI:血流较丰富;探头加压,麦氏点压痛、反跳痛(++)。

(3) 坏疽性阑尾炎:阑尾明显肿大,正常形态消失,轮廓不清,边缘不整,相应处呈不规则混合回声区,低回声为主,内部回声强弱不等、杂乱;周边见带状液性无回声区;CDFI:血流贫乏;探头加压,麦氏点压痛、反跳痛(++)。

(4) 阑尾周围脓肿:阑尾结构不清,正常形态消失,相应处探及形态不规则混合回声包块;探头推动包块活动度差;周围肠管壁厚、蠕动减弱,肠道气体增多;CDFI:包块周围血流丰富。

3. 在实际工作中,有哪些实用性的技巧可帮助我们检查判断阑尾疾病?

答:(1) 阑尾炎的诊断,探头加压扫查,可作为辅助加分点。

(2) 高、低频探头联合应用,可提高阑尾检查效率及检出率。

4. 试述慢性浅表性胃炎的超声声像图表现。

答:(1) 胃壁轻度增厚,厚度测量小于 8mm,层次清晰、回声均匀减低,黏膜面欠规整,表面散在附着少量斑点状强回声。

(2) 胃黏膜皱襞增粗,厚度小于 6mm。

(3) 胃蠕动波基本正常。

(何彩云 杨兴益)

十、实训指导

胃肠超声检查

(一)实训目的和要求

1. 掌握 胃肠超声检查前准备、扫查体位、扫查途径及扫查方法。

2. 熟悉 各扫查途径中标准切面的声像图表现。

3. 了解 扫查时超声诊断仪的调节。

(二)实训设备和材料

1. 超声实训室。

2. 超声诊断仪。

3. 超声医用耦合剂。

4. 卫生纸。

5. 一次性水杯、水。

6. 胃肠助显剂(条件许可时备)。

(三)实训内容和方法

1. 教师示教实训内容及方法

(1) 演示法:选择志愿者作为患者,教师演示讲解正常胃肠道的扫查方法、超声测量时的注意事项。

(2) 操作法:结合超声诊断仪的使用,讲解从不同途径扫查各标准切面声像图的步骤及方法,让学生对各标准切面声像图的表现及特点有一定的真实感受,理解胃肠道超声检查过程中的注意事项及操作规程。

2. 学生分组上机操作实践

(1) 学生分组进行角色扮演,分别扮演医生和患者,进行扫查前简单交流后上机操作。

(2) 操作按以下步骤进行:

1) 食管下段-贲门部切面:平卧位,探头置于剑突下左季肋缘,扫查方向向左后方旋转,获取食管下段-贲门长轴切面;在此基础上探头转90°,获取食管下段-贲门短轴切面。观察食管、贲门、胃底、胃体(部分),同时切面可观察到相邻的肝、腹主动脉声像。

2) 胃体切面:右侧卧位,探头置于上腹部纵、横向扫查,获取胃体长轴、短轴切面。观察胃大、小弯,胃壁、胃腔情况。

3) 胃角横切面:仰卧位,探头横置于脐上正中,由上而下连续移动,获取倒"8"形胃角横切面。观察角切迹,胃角左侧为胃窦、右侧为胃体,后者大于前者。

4) 胃冠状斜切面:右侧卧位,探头斜置于左上腹部,声束方向45°斜向右上方。观察胃体大小弯、胃角、胃窦、十二指肠,动态状态下观察胃蠕动波。

5) 十二指肠切面:仰卧位,探头置于右上腹部,缓慢左右移动和倾斜探头扫查。显示十二指肠球部、降部、水平部图像,十二指肠升部不易显示。

(3) 操作过程中,体会操作技法,感受操作过程中图像变化与操作技能的关系。

(4) 体会胃肠气体干扰对胃肠道超声检查的影响。

(5) 体会解剖知识对胃肠道行程定位的意义。

(6) 理解超声诊断仪的(增益、聚焦、动态范围、深度增益补偿)调节在胃肠道超声检查中的价值。

3. 教师巡回辅导纠错、答疑 在学生上机操作时教师及时进行指导,指出学生在操作过程中所存在的问题和错误,使学生在操作过程中真正掌握正确的操作方法和技巧。

(四)实训评价和思考

1. 评价本次实训课的感受,自评达到了哪些预期的实训目的和要求。

2. 独立完成实训报告(胃肠道超声检查前的准备、正常胃十二指肠声像图表现、胃肠道气体及内容物对本项目检查的影响)。

3. 教师针对学生操作过程中所存在的问题及原因和实训报告中的共性问题择机点评,提出改进的办法和措施。

(五)实训时数

1学时。

(何彩云 杨兴益 周进祝)

胃肠常见疾病声像图识别

(一)实训目的和要求

1. 掌握 慢性浅表性胃炎、胃癌的声像图表现。

2. 熟悉 阑尾炎、大肠癌的声像图表现。

3. 了解 肠梗阻的声像图表现。

(二)实训设备和材料

1. 超声实训室或多媒体教室。

2. 胃肠道常见疾病声像图课件及视频资源。

（三）实训内容和方法

1. 教师示教实训内容及方法　应用多媒体课件及视频资源，对临床上常见的慢性浅表性胃炎、阑尾炎、胃癌、大肠癌等的声像图进行讲解示教，指出其声像图特点，诊断方法、步骤以及鉴别诊断要点；简要介绍肠梗阻的声像图表现与鉴别诊断要点。

2. 学生分组进行常见胃肠疾病声像图识别

（1）分别展示不同患者胃炎、阑尾炎的声像图，让学生进行识别和描述，对需要进行鉴别的疾病描述鉴别要点。

（2）分别展示胃癌、大肠癌案例的声像图，让学生进行识别和描述，对需要进行鉴别的疾病描述鉴别要点。

（3）展示肠梗阻的声像图，让学生判断阻塞部位并进行思路分析描述。

3. 教师巡回辅导纠错、答疑　学生在识别胃肠道常见疾病声像图时，教师要进行详细记录，对学生出现的问题和错误进行指出和讲解，解说相关的知识点。

（四）实训评价和思考

1. 客观评价学生在胃肠道常见疾病声像图识别过程中所存在的问题及原因，强调胃肠道疾病诊断与解剖知识关联的重要性。

2. 独立完成实训报告。

（五）实训时数

1 学时。

（何彩云　杨兴益　周进祝）

第十一章　泌尿系统及男性生殖系统超声检查

一、学习目标

1. 掌握　泌尿系统及男性生殖系统的解剖和超声检查方法及正常声像图表现;泌尿系统结石的声像图特征。
2. 熟悉　肾积水超声表现及其与肾囊肿鉴别诊断要点;前列腺增生的声像图特征。
3. 了解　常见泌尿系统及男性生殖系统肿瘤的超声表现及其鉴别要点;泌尿系统超声检查的进展。

二、教学重点

1. 泌尿系统及男性生殖系统正常超声解剖特征。
2. 泌尿系统及男性生殖系统超声的检查方法及正常声像图表现。
3. 肾积水、肾囊肿、肾癌、膀胱癌、前列腺癌及睾丸肿瘤的超声图像识别。

三、教学难点

1. 肾、输尿管、膀胱、阴囊、前列腺超声扫查的标准切面和测量。
2. 肾、输尿管、膀胱、阴囊、前列腺超声扫查的注意事项。
3. 肾积水与肾囊肿的鉴别要点及前列腺增生的声像图特征。
4. 肾超声检查新技术在临床中的应用及案例分析。

四、学习指南

充分利用学校形态实训室的人体标本、模型、挂图、病理标本铸型、数字人等教学资源及图书馆的网络资源、期刊、教学软件资源进行温故知新的学习和复习,采用自学基础上的师生互动、团队学习、讨论学习、项目学习等。

(一)课前准备

教师专业知识和能力的学习与训练、课程标准的学习、教学对象的分析、教材内容的优化、教学方法的选择("让教法更贴近学生")。

(二)课前学习

课前将教学重难点、学习要求及教学进度通过手机 APP 或其他方法告知学生,推荐学习参考书籍、视频、网站。接受咨询,合理有效地指导学生学习,让教法与学法有机结合,指导学生从学会向会学转变。

（三）课中学习

1. 案例引入、视频播放、情境设置、问题提问等多种方法导入新课，还给学生一个思考的课堂。

2. 讲解与示范一体、虚拟与现实交替、现代与传统教学方法的融合与完善，还给学生一个高效的课堂。

3. "教为主导、学为主体、用为根本"，让学生在"做中学"，变学会为会学，充分展示学习成效，还给学生一个自主的课堂。

4. "教学过程职业化"，兼职教师共同参与教学，实训情境布局再现医院环境，操作流程完全对接医院岗位检查过程，营造一个还原临床工作情境的学习氛围，还给学生一个职业的课堂。

（四）课后学习

1. 教学随访 通过学生座谈、学生网评、微信与 QQ 群交流、实训报告分析、操作视频回放，多途径、多层面了解情况及指导学习。

2. 教学延伸 指导学生利用寒暑假参加医院志愿者活动、动态了解岗位工作真实的情况、参加课程教学资源库的建设、参加专业学术讲座等，培养对专业的情感和学习的动能，指导参加全国技能比赛活动，提升可持续发展的潜力。

五、教学内容

注重泌尿系统及男性生殖系统器官正常解剖知识在本章节教学中的作用，关注仪器调节对图像采集质量影响重要性的教育，聚焦超声扫查方法、常用切面、声像图特点和探测要点（探测内容与注意事项）的教与学，确保图像采集、重建、存储、传输等学习目标的达成。

（一）肾超声检查基础

1. 正常肾的超声扫查

（1）解剖概要

1）肾的构造：外形、内部结构（皮质及髓质）、肾门、包膜。

2）肾的位置和毗邻关系：肾位于腹膜后间隙内，其上方、后方、前方与哪些脏器或组织相邻。

3）肾血管解剖：肾动脉起源、分支、走行及迷走肾动脉或附肾动脉的概念，肾静脉的走行及"胡桃夹"现象形成的原因。

（2）扫查体位和途径

1）检查前准备：一般检查无须特殊准备，若同时检查膀胱、输尿管、前列腺或盆腔等其他结构，需憋尿，保持膀胱适度充盈，利于肾盂、肾盏显示更加清晰。检查有无肾动脉狭窄等肾血管疾病或需了解肾肿瘤有无转移而进行肾静脉、下腔静脉和肾门淋巴结扫查时，宜严格在空腹状态下检查，避免肠气干扰。

2）检查仪器：宜选用高分辨力的实时腹部超声诊断仪或彩色多普勒超声诊断仪，探头首选凸阵探头。成人常用的探头频率为 2.0~5.0MHz，婴幼儿和瘦小成人可用 5.0~7.0MHz。

3）仪器调节：二维超声扫查时应注意动态范围、边缘增强调节、深度（时间）增益补偿、总增益、发射聚焦数及聚焦深度等调节；彩色多普勒血流显像检查时，应注意进行彩色信号阈值、壁滤波范围、彩色取样框大小、血流速度范围及彩色总增益等的调节。

4）扫查体位与途径：扫查肾一般取侧卧位、仰卧位、俯卧位，为明确肾活动度时可取站立位，经侧腰部扫查是最常用的方法。扫查中注意肝、脾透声窗，呼吸、体位变化，腹主动脉、下腔静脉、肠系膜上动脉、腰大肌和脊柱在扫查中的判别导向作用，以"做学一体"的理实一体化教学方法为宜。①仰卧位侧腰部扫查：被检者仰卧，双臂置于枕旁，此体位可对肾进行冠状切面及横切面的扫查。②侧卧位侧腰部扫查:左侧卧位时被检者右手上举至头部检查右肾,右侧卧位时被检者左手上举至头部检查左肾。扫查时利用肝或脾作为声窗,对肾进行冠状切面及横切面的扫查,是观察肾及肾上腺区的一个重要途径。同时,该途径对输尿管的显示比较有利。③俯卧位背部扫查:受检者俯卧位,暴露两侧腰背部肾区,对肾进行纵切面及横切面的扫查。④坐位或半坐位扫查:当左上腹部因胃气干扰,左肾上部显示欠满意时,可饮水使胃充盈,坐位或半坐位经侧腰部扫查,对于观察左肾及其邻近器官如胰尾、脾及血管等非常有利。

5) 扫查方法与标准切面:①仰卧位冠状切面扫查:标准切面有右肾及左肾冠状切面声像图。②俯卧位背部扫查:标准切面有右肾及左肾经背部纵切和横切面声像图。③上腹部横断面扫查:在彩色及频谱多普勒显像技术的帮助下进行,了解肾门部血管以及是否有肾门部淋巴结肿大等。

(3) 超声表现和正常值

1) 正常肾声像图:视频或 PPT 课件导入以看图识字的方法,启发引导学生学习的积极性和主观能动性引入课程教学。①肾包膜:肾包膜细薄、光滑、清晰,呈高回声。②肾实质回声:a. 肾髓质(肾锥体)呈卵圆形或锥形放射状排列在肾窦回声周围,回声低于肾皮质。b. 肾皮质包绕在肾髓质的外层,部分伸入肾锥体之间,称肾柱。肾皮质回声略高于肾髓质,但略低于肝、脾回声。肾皮质厚度为 0.8~1.0cm。③肾窦回声:肾窦回声是肾窦内各种结构的回声综合,它包括肾盂、肾盏、血管、脂肪等组织的回声,位于肾中央,为一片状椭圆形的高回声区,其回声强度高于胰腺回声,边界不整齐。当大量饮水、膀胱过度充盈、应用利尿药或解痉药时,可出现肾窦回声分离,但通常小于 1.0cm,排尿后此种现象可消失。一般肾窦回声的宽度占肾的 1/3~1/2。

2) 正常肾彩色多普勒血流图:一般情况下可清晰显示正常人的彩色肾血管树,从肾动脉主干、段动脉、叶间动脉、弓状动脉直至小叶间动脉及各段伴行静脉均能显示。肾动脉主干内径 0.5~0.6cm,走行迂曲,在同一切面上很难显示肾动脉全程。肾静脉位于肾动脉的前外侧,内径较宽,为 0.8~1.2cm,较容易显示其全程。用脉冲多普勒可测量各段肾动脉的血流频谱。

3) 正常肾超声测值:为保证肾超声测值的可比性,所有测量需在标准切面上进行。①长径:男性正常测值长径 10.7cm±1.2cm;女性正常测值长径 10.3cm±1.3cm。②宽径:男性正常测值 5.5cm±0.9cm;女性正常测值 5.3cm±1.0cm。③厚径:男性正常测值 4.4cm±0.9cm;女性正常测值 4.1cm±0.8cm。④肾动脉频谱:肾动脉主干收缩期峰值流速一般小于 100cm/s;阻力指数 0.56~0.70;搏动指数 0.70~0.14;加速度(11±8)cm/s^2;加速度时间小于 0.07s。

(4) 探测要点:结合学生操作训练的实践,示范演示展开教与学。有条件的学校可采用超声体模与真人交替对比示范教学。

1) 探测内容:主要探测肾的形态、大小、位置、肾皮髓质回声、厚度以及集合系统(肾盂及肾盏)回声。如在肾窝内找不到肾,则须将扫查范围扩大至盆腔及腹腔,寻找是否存在异位肾和游走肾。如果发现一侧肾内局限性或弥漫性病变时,要确定其大小、回声、形态,并与对侧肾进行对比。

2) 注意事项:需根据检查对象的实际情况,取不同体位,作多切面的扫查,以达到将肾及周围结构显示清楚的目的。注意探头适当加压、检查对象吸气、呼气及屏气的动作在配合检查中的作用。

2. 肾常见疾病的超声声图像表现

(1) 肾积水:看图对比、列表分析。

1) 超声表现:①轻度肾积水:肾盂及肾大盏扩张,肾小盏可有轻度扩张,肾锥体顶端穹窿变浅,肾实质回声正常,肾大小及形态均无明显改变。②中度肾积水:不仅肾盂、肾大盏扩张,肾小盏也有显著扩张,冠状切面扫查显示肾窦区典型的"手套状"或"烟斗样"无回声区;纵断面呈"8

字形"或"花朵形";横断而可呈"棒槌形"或"烟斗形",肾实质轻度受压,肾大小及形态依据肾积水的发展程度出现相应的变化。③重度肾积水:肾盂及各肾盏积水相互融合,肾窦回声被无回声区取代,无回声区呈调色碟样,有时也呈巨大囊肿样,肾实质萎缩变薄,肾体积增大,形态失常。肾实质不同程度萎缩是重度肾积水的特征。

2) 鉴别诊断:①肾积水与肾囊肿的鉴别:单纯性肾囊肿无回声区位于肾实质内,与肾积水的肾窦无回声区较易区别。肾盂旁囊肿位于肾窦回声附近,容易与肾积水混淆,鉴别要点是肾盂旁囊肿呈圆形或椭圆形,轻度肾积水呈菱角状,中度或重度肾积水呈花朵状或调色碟状;稍大的肾盂旁囊肿位于肾窦一侧,肾窦受压变形,囊肿以外的肾实质回声正常,而巨大囊肿型肾积水则肾实质萎缩变薄,肾窦回声消失。肾上极囊肿需与重复肾畸形时上方的集合系统积水鉴别,后者无回声区通常呈鸟嘴样,内可有分隔,同时可探测到扩张的输尿管与其相连。②肾积水与多囊肾或多发性肾囊肿的鉴别:中度或重度肾积水,特别是调色碟样肾积水易与多囊肾或多发性肾囊肿混淆。鉴别要点是多囊肾为双侧发病,肾内充满大小不等的囊肿,且彼此不相通,而肾积水的无回声区彼此相通,同时伴有同侧输尿管扩张。

(2) 肾囊性病变:方法同前,但可尝试案例导入、学生归纳、老师点评。

1) 单纯性肾囊肿:肾实质内无回声结构,形态规则,呈圆形、椭圆形或类圆形,边界清晰光滑,囊壁菲薄,侧壁回声失落,后方回声增强。

2) 多发性肾囊肿:肾实质见多个无回声区,互相独立,边界清,囊壁薄,后方回声增强,囊肿体积较大时常可突向肾外,无囊肿的肾实质部分回声与正常肾相同。

3) 多囊肾:①成人型多囊肾:肾体积明显增大,肾包膜呈多囊样隆起,肾内有无数个大小不等的囊状无回声区,与肾盂、肾盏不相通。囊肿互相推挤压迫,合并出血或感染时,囊肿内透声差、出现密集细小的点状反射或随体位改变而移动的絮状物。多囊肾常与多囊肝并存,同时尚可伴有脾、胰腺、甲状腺等脏器的多囊性改变。②婴儿型多囊肾:婴儿型多囊肾多不能显示囊肿的无回声特征,而表现为肾体积增大,肾内回声增强的声像图特征。

4) 其他肾囊性病变:①多房性肾囊肿:肾内多个囊肿,壁薄,囊壁光滑,后方回声增强;囊肿内部有纤细带状分隔回声将囊肿分隔为多个无回声区,形态不一定规则。②肾盂旁囊肿:超声表现为位于肾窦或紧贴肾窦的囊性无回声区,特点是不伴有肾小盏扩张,若囊肿体积较大,可阻碍尿液排出而引起肾盂轻中度积水,其余同典型肾囊肿的声像图改变。③肾盂源性囊肿及肾钙乳症:囊肿大小不等,与肾盂或肾盏相通,多数情况下受尿液的影响而大小发生相应变化。超声表现为囊壁光滑的无回声区,后方回声增强,不向肾表面隆起。肾盂源性囊肿内有结石形成称为肾钙乳症。超声表现为囊性无回声区内伴声影的强回声,随着被检者体位改变,强回声朝重力方向移动;微小的肾钙乳症也可表现为肾实质内振铃样回声,仔细观察可发现其周边有小的无回声区。④复杂性肾囊肿:声像图上囊壁不规则或增厚,内见规则或不规则分隔,分隔及囊壁上出现钙化,囊内透声差,可见絮状或云雾状回声。⑤肾髓质囊肿:最多见的一种类型是海绵肾,超声特征为双肾同时出现肾实质增厚饱满,肾髓质锥体乳头部呈放射状排列的强回声。

(3) 肾肿瘤:案例分析展开教学,同学讨论,老师归纳。

1) 肾细胞癌超声表现:①二维超声:声像图表现多样,主要取决于肿瘤的大小、结构及其侵犯范围。肾实质内见异常回声肿块,形状多呈圆形或椭圆形,少数肿块也可呈不规则形,边界可清晰或不清晰。2~3cm大小的肿块多呈中等或稍高回声,>3cm时内部常出现液化坏死,形成无回声的液性区。高回声肾肿瘤出现内部小囊样结构和/或周围暗环,基本可明确为肾细胞癌。肿瘤越大,内部回声就越杂乱。约5%的肾细胞癌表现为囊性或囊实性,称为囊性肾癌。肾囊性或囊实性占位中,出现囊壁不规则增厚、分隔明显增多、囊内结节及实质成分或分隔上有彩色血流时,需考虑囊性肾癌。②彩色多普勒血流图:可根据肿瘤周边或内部彩色血流,分为四种不同类型:抱球型、星点型、少血流型和血流丰富型。a. 抱球型表现为肿瘤周边血流信号丰富,内部散在点状或条状血流。b. 星点型表现为肿瘤周边彩色血流较少,仅内部有少数星点状彩色血流。c. 少血流型表现为肿瘤内部很少的彩色血流信号,甚至没有血流信号。d. 血流丰富型则表现为肿瘤内部彩色血流信号甚多。③肿瘤侵犯周围结构及转移的超声表现:肾癌向外生长突破肾包膜,可表现为肾包膜连续性中断,肾轮廓不完整甚至肾形态失常,肾活动度受限;肾癌向内侵犯肾盂肾盏可造成肾盂积水;肿瘤血行转移可表现为肾静脉与下腔静脉低回声栓子,彩色血流信号缺损或消失;肾癌淋巴转移则表现为肾门或腹主动脉旁低回声肿块,数量较多时可融合成团。

2) 肾盂肿瘤超声表现:①正常肾窦回声被破坏,肾窦内出现异常肿块回声,肿块形态不规则,可呈乳头形、平坦形、椭圆形等,有时可伴肾盂积水。②肿块内彩色血流信号常较少。③随着肿瘤侵犯输尿管和膀胱,会出现肾盂输尿管扩张、膀胱肿块等表现。

3) 肾母细胞瘤超声表现:①肾实质区见圆形或椭圆形肿块,肿块边界清楚,内部回声中等稍强,一般回声均匀,当肿瘤内坏死液化时可在肿块内出现无回声区。②肿瘤体积较大压迫肾窦会造成肾盂积水的表现,肿块向外扩展时肾体积增大、变形,肾包膜及周围组织破坏。

4) 肾血管平滑肌脂肪瘤超声表现:①肾实质内高回声肿块,后方无回声衰减,肿块形态规则、边界清晰,无明显的球体感。内部回声取决于血管、平滑肌及脂肪的比例,以脂肪为主的肿瘤呈高回声,反之呈低回声,当肿块较大且发生出血时,内部回声会不均匀。典型者呈高回声与低回声层层交错,呈洋葱样。②彩色多普勒血流探测,肿块内一般无明显的血流信号。

(4) 肾结石:识图容易,鉴别困难。

1) 超声表现:典型声像图表现是肾内强回声,其后方伴声影。显示肾结石时需要多个切面不同角度扫查,明确结石的位置、数量、大小、形态及有无肾盂、肾盏的积水等情况。

2) 鉴别诊断:①肾窦内灶性纤维化或管壁回声增强:肾窦内点状或短线状强回声,改变探头的探测角度后可转变成长线状或等号状。②肾内钙化灶:肾皮质或肾包膜下,呈不规则斑片状强回声,后方伴声影或彗星尾征。③海绵肾:强回声位于肾锥体的乳头部,呈放射状排列,多为双肾性改变。④肾钙质沉积症:早期表现为双肾锥体周边强回声,随着钙质沉淀的增多,整个锥体都回声明显增高,大小相似,环状排列,可伴声影或无声。对此,需排除原发性甲状旁腺功能亢进,应有意识地检查双侧甲状旁腺,观察有无甲状旁腺腺瘤等病变。

(二)输尿管超声检查基础

1. 正常输尿管的超声扫查　本节教学内容难度较高,特别是中段输尿管超声扫查显示更困难,在演示示范操作的基础上,辅导学生操作训练。

(1) 解剖概要:输尿管是一对肌性黏膜组成的管道状结构,连接肾盂与膀胱。成人的输尿管长度 24~32cm,内径 5~7mm。临床上将输尿管分为上、中、下三段,又称为腹段、盆段及膀胱壁间段。输尿管有三个生理狭窄部,最窄处管径只有 0.2~0.3cm,结石最易停留在这些部位。

(2) 扫查仪器与方法

1) 扫查仪器:仪器采用与肾超声扫查相同。

2) 检查前准备:检查前患者尽量在空腹状态,膀胱充分充盈后检查。

3) 扫查体位及方法:①侧卧位经侧腰部显示肾窦或积水的肾盂,沿着肾盂、肾盂输尿管连接部探测到输尿管腹段或部分的腹段输尿管。②俯卧位经背部显示肾窦或积水的肾盂,沿着肾盂、肾盂输尿管连接部探测到髂嵴以上的腹段输尿管。③仰卧位经腹壁先找到髂动脉,在髂动脉的前方旋转探头,找到扩张的输尿管,沿着输尿管长轴向下探测至盆腔,以充盈的膀胱为声窗探测膀胱后方及膀胱壁间段输尿管。

（3）超声表现：正常输尿管管腔较细，位置较深，超声不易显示。大量饮水后膀胱充盈，增加输尿管和肾盂的压力，提高输尿管全程的显示，表现为中间无回声的明亮条带状回声且有蠕动，位于膀胱三角区两侧的开口处常稍隆起。输尿管口的喷尿状态可部分反映输尿管的通畅程度或蠕动功能，可用于观察输尿管囊肿的动态表现。

2. 输尿管常见疾病的超声图像表现

（1）输尿管结石：注意鉴别诊断，减少误诊、漏诊，特别是多发结石。

1）超声表现：输尿管结石的声像图表现为扩张的输尿管远端弧形强回声，伴后方声影，同侧的输尿管、肾盂、肾盏可伴有积水的表现。

2）探测要点：①探测内容：上段输尿管寻找可先作肾横切显示肾门，然后向内下缓慢移动探头，逐渐转为纵切，仔细追踪输尿管；中段输尿管寻找通常以两侧的髂总动脉分叉或髂外动脉起始处为参照，此处位置较深加上肠气干扰扫查难度较大，需适当加压；下段输尿管的检查需让膀胱充盈，并需适当调低远场增益，以利于结石的显示。②注意事项：发现扩张输尿管远端强回声后，尽量多切面探测，并观察一段时间，以排除肠道气体伪影。发现结石以下段输尿管仍有扩张时，应继续往下检测输尿管特别是狭窄处，以排除同侧输尿管多发结石的可能。

（2）输尿管囊肿：注意膀胱充盈及排空在鉴别诊断中的价值。

1）超声表现：典型的声像图表现为充盈的膀胱内输尿管开口处呈圆形或椭圆形的囊状结构，壁纤薄光滑，内为无回声区。囊肿可以单侧发病，也可以双侧发病，大小也有差异，较大的囊肿可在 4cm 以上，较小的囊肿可小于 1cm。当囊肿内合并结石时，无回声区内可见强回声伴声影。

2）鉴别诊断：与膀胱憩室鉴别。膀胱壁向外突出的无回声区，随着膀胱充盈及排空，无回声区的大小会相应地增大及缩小，甚至消失。

3）探测要点：应注意其大小、内部有无结石，观察是否有随输尿管的蠕动节律性的大小变化及囊肿与扩张的输尿管是否相连；较大的囊肿，应观察其是否脱入后尿道引起梗阻；要常规检查肾盂及输尿管，并注意是否合并其他的泌尿系畸形，如重复肾盂、双输尿管畸形等。

（3）输尿管肿瘤：识图与鉴别均有难度，易漏诊，注意 CDFI 技术的应用。

1）超声表现：输尿管内低回声肿块，肿块处的输尿管往往增宽饱满，肿块以上的输尿管多有积水，位于输尿管膀胱开口处的肿瘤可表现为向膀胱内突出的菜花样低回声肿块。CDFI 显示肿瘤内部及基底部可探及点状、细条状彩色血流信号。输尿管周围淋巴丰富，易发生淋巴转移，超声发现肿瘤后应注意腹膜后大血管周围有无转移性淋巴结。

2）鉴别诊断：输尿管肿瘤应与输尿管结石（与输尿管壁分界清晰）或输尿管内血凝块（输尿管腔内均匀的柱状中等或高回声团块）鉴别，且后两者输尿管壁均连续性好，血凝块和结石内无血流信号。

3）探测要点：输尿管肿瘤的探测方法应先找到积水的肾盂及输尿管，并沿输尿管向下探查，找到肿块后要注意观察肿块与输尿管壁的关系。输尿管内较小的肿瘤较难发现，需进一步作其他检查。

（4）输尿管狭窄

1）超声表现：检查易受肠道气体影响，需特别注意。

输尿管狭窄按病变发生部位分为：①肾盂输尿管连接部狭窄：超声可见集合系统扩张为无回声区，可呈"手套状"，扩张的肾盂下端呈"漏斗状"为其特征性表现。输尿管上、中、下段均无扩张。②输尿管盆段狭窄：多为双侧输尿管受累，可同时发病，也可先后发病，超声表现为盆腔段输尿管逐渐变窄，肾盂及输尿管上、中段扩张。③输尿管下段狭窄：输尿管膀胱壁间段狭窄表现为肾盂及全程输尿管均扩张,至膀胱壁间段逐渐变窄,可呈典型的"鸟嘴状"改变。

2) 鉴别诊断:输尿管狭窄需与输尿管结石或肿瘤引起的输尿管积水鉴别,后两者是由相关疾病造成的输尿管梗阻,声像图上有结石或肿瘤的改变,而输尿管狭窄则没有这种改变,此外,输尿管逐渐变窄的特点后两种疾病声像图上一般是没有的。

3) 探测要点:先天性输尿管狭窄的间接征象是肾盂、输尿管扩张,直接征象(狭窄部位以下输尿管管腔较难显示,管壁厚,透声差)显示有时较困难,应与后天性的输尿管结石、肿瘤、结核或炎症等病因导致的继发性的输尿管狭窄相鉴别(有无强回声团伴声影、狭窄部位管壁增厚是否均匀,管腔形态是否规则,管壁是否连续完好及是否伴有肾和膀胱病变)。超声能够清晰准确地观察到肾、输尿管的形态,通过对直接征象和间接征象的识别,可明确病因,为临床治疗提供客观的依据。

(三)膀胱超声检查基础

1. **正常膀胱的超声扫查** 相对容易,超声扫查在含液器官中具有明显优势。

(1) 解剖概要:膀胱三角区是肿瘤的好发部位。

(2) 扫查方法及正常声像图

1) 扫查前准备:经腹部和经直肠扫查需要适度充盈膀胱。

2) 扫查体位及方法:①经腹壁扫查:扫查前需充盈膀胱。被检者取仰卧位,充分暴露下腹部至耻骨联合,探头放置于耻骨上,作纵、横列扫查,连续观察膀胱,得到连续的纵切面和横切面图像。②经直肠扫查:检查前应排便或灌肠一次,患者取左侧卧位、膝胸位或截石位。检查时在探头表面涂以少量耦合剂,然后套一隔离套(避孕套),用手指轻压,使隔离套与探头紧贴,中间不留空隙,再于隔离套外涂以耦合剂,轻柔插入肛门检查,左右旋转或前后摆动,可得到膀胱的连续性切面。

3) 探头选择:①经腹壁扫查:以凸阵探头为佳,选用频率为 2.5~5.0MHz。②经直肠扫查:探头选用频率为 5.0~10.0MHz。

4) 正常声像图:膀胱内尿液呈无回声,膀胱内壁呈光滑带状回声,厚度 1~3mm,膀胱形态随尿液充盈情况变化,充盈少时呈钝三角形或四方形,充盈多时呈圆形或椭圆形。

5) 膀胱测量:①膀胱容量测定:膀胱容量指经憋尿,充分充盈膀胱时,膀胱所容纳的尿量。一般在腹中线处取膀胱的纵断面,测其长径(上下径 d_1)与厚径(前后径 d_2)的厘米数,然后将探头横置,取膀胱的最大横断面,测量宽径或横径(左右径 d_3)的厘米数,按容积公式计算:$V(ml) = 0.5d_1 \cdot d_2 \cdot d_3$。正常人膀胱容量约 400ml。②残余尿测定:残余尿是指尽量排净尿后仍存留在膀胱内的尿量。残余尿量应在排尿后立即测定。正常情况下残余尿量少于 10ml,多于 50ml 考虑尿潴留。

2. **膀胱常见疾病的超声图像表现**

(1) 膀胱结石:重在鉴别。

1) 超声表现:声像图多呈卵圆形,表面较光滑,多发或单发的强回声团,后方伴声影,结石能随着体位改变沿着重力的方向移动。较为疏松的结石,声波能穿透,后方声影可不明显。

2) 鉴别诊断:①膀胱内血凝块:呈片状或无特定形态的高回声或低回声,后方无声影,变换体位时形态会改变,而膀胱结石除了泥沙样结石,形态不会改变。②膀胱内肿瘤钙化灶:膀胱肿瘤呈中低回声,当表面坏死伴钙化时也可表现为强回声伴声影,但改变体位时,肿瘤钙化灶不能沿重力方向移动,CDFI 膀胱肿瘤内有血流信号,可与膀胱结石鉴别。

(2) 膀胱憩室:排尿前后无回声区大小变化具有重要诊断价值,鉴别诊断需要临床经验积累。

1）超声表现:超声表现为膀胱壁周围囊状无回声区,无回声区与膀胱有交通口,排尿前后无回声区大小会发生变化。当憩室内伴有结石时,表现为强回声伴声影;当憩室合并肿瘤时,在憩室腔内可发现实质性肿块,与膀胱壁相连,CDFI能探及实质性肿块内彩色血流。

2）鉴别诊断:①卵巢囊肿:卵巢或盆腔内囊肿也可表现为膀胱周围的无回声区,但不和膀胱相通,且排尿后也不会发生大小改变。②脐尿管囊肿:胚胎发育时期脐尿管没有完全闭锁而形成的位于膀胱顶部、脐与膀胱之间的椭圆形无回声区,边界清楚,不与膀胱相通。

（3）膀胱肿瘤:看图提问,讨论交流,难在分期。

1）超声表现:表现为膀胱壁肿块,大小不一、形态不同,呈乳头状、菜花状或结节状等,肿块回声强弱有差异,以等回声为主,肿块基底部与膀胱壁相连,基底部可宽可窄,侵及膀胱壁或周围组织时,膀胱壁的连续性中断。①膀胱移行上皮乳头状瘤或分化较好的移行上皮乳头状癌呈中高回声的乳头状或菜花状肿块,肿块向膀胱内突起,表面粗糙,有时可见钙质沉积形成的亮点状回声,膀胱肌层回声未受破坏。②分化较差的乳头状癌、膀胱鳞状细胞癌及腺癌则基底较宽,肿块向肌层侵犯,肿块附着处膀胱壁层次不清。CDFI可发现膀胱基底部有血管穿入肿块内。③膀胱平滑肌瘤表现为膀胱壁内圆形或椭圆形低回声肿块,边界清楚,肿块表面膀胱黏膜光滑,CDFI显示肿块内血流丰富。④膀胱嗜铬细胞瘤超声表现同平滑肌瘤,但在排尿前后有阵发性高血压的表现。⑤膀胱平滑肌肉瘤或横纹肌肉瘤则表现为侵及肌层的不规则肿块,内部血流信号较丰富。

2）膀胱肿瘤超声分期:根据病变的程度超声可分为:①T_1期:肿块偏小,呈乳头状,多有蒂,边界清楚,膀胱壁局部增厚,黏膜连续性破坏,肌层回声无中断。②T_2期:肿块较大,形态不规则,呈菜花样或乳头状,基底较宽,与肌层界限不清。③T_3期:肿块大,回声不均,膀胱壁连续性中断,肿块后方回声衰减。④T_4期:侵入壁外或远处转移。

3）鉴别诊断:①膀胱肿瘤与凝血块的鉴别:凝血块呈不规则的团块状、絮状等,与膀胱壁分界清,可随体位的变化移动,内部没有血流信号;膀胱肿瘤呈乳头状、菜花状等,与膀胱壁分界不清,不随体位变化移动,一般可检测到血流信号。②膀胱肿瘤与前列腺癌及前列腺组织的鉴别:膀胱颈部的肿瘤与前列腺组织及前列腺癌侵犯膀胱颈部的鉴别,关键要注意观察前列腺解剖结构,必要时经直肠扫查前列腺排除前列腺肿瘤。

（四）前列腺超声检查基础

1. 正常前列腺的超声扫查

（1）解剖概要:前列腺系由腺组织和平滑肌组成的实质性器官,重约8~20g,上端横径约4cm,上下径约3cm,前后径约2cm。前列腺传统上分为左右侧叶、后叶、中叶和前叶,在组织切片上,又将前列腺分为外腺和内腺。

目前临床上根据前列腺组织学分区法将前列腺分为腺组织和非腺组织,腺组织包括周缘区、中央区、移行区和尿道周围组织,非腺组织指前纤维基质区。周缘区是前列腺癌的好发部位;移行区是前列腺增生的好发部位;前纤维基质区,一般无须发生病变。

（2）扫查方法及正常声像图:利用实训操作与影视资料视频分析不同途径和方法的优势与不足。

1）检查前准备:经腹壁扫查需充盈膀胱,但应避免过度充盈;经直肠扫查需作探头清洁、消毒,是否充盈膀胱根据检查需要而定;经会阴扫查一般无须特殊准备。

2）扫查体位与途径:①经腹壁扫查:经腹壁扫查最常采用仰卧位,也可根据检查需要采用侧卧位或截石位。探头放置于耻骨上,利用充盈膀胱作为“透声窗”,将探头向患者足侧缓慢移动,对前列腺作横向及纵向扫查。②经直肠扫查:患者常取左侧卧位,探头外套上乳胶套以保护探头不受污染且防止交叉感染,轻柔伸入直肠深度 5~8cm,一次检查时间以 5~15min 为宜。该方法可清晰显示前列腺形态、大小及内部结构,径线测量准确,是前列腺扫查的最佳方法。③经会阴部扫查:患者取膝胸位或左侧卧位。局部涂以耦合剂,在会阴部或肛门前缘加压扫查,可得到前列腺的矢状面和冠状面图像。

3) 探头选择:①经腹壁扫查:凸阵或扇形超声探头,成人选用频率 3.5MHz,儿童选用频率 5.0MHz。②经会阴扫查:小凸阵或扇形超声探头,成人选用频率 3.5MHz,儿童选用频率 5.0MHz。③经直肠扫查:选用双平面直肠探头或端射式直肠探头,探头频率 5.0~10.0MHz。

4) 超声表现:前列腺包膜完整光滑,内部呈密集细小的点状回声、分布均匀,不同区之间没有明显的界限;横切面呈栗子状、纵切面呈椭圆形或慈姑形,尖端向后下方,正中矢状面可见稍凹入的尿道内口,在前列腺的后方两侧可见对称的长条状低回声,为精囊。

5) 前列腺测量:①上下斜径(长径):须在经直肠正中矢状断面上测量,因经腹扫查常不能完整显示其下缘,所以测量不准确。②左右径(宽径):在经直肠最大横断面或经腹壁最大斜断面上测量。③前后径(厚径):在经直肠正中矢状断面或横断面上测量。

正常前列腺的宽径、长径、厚径大致分别为 4cm、3cm、2cm。

2. 前列腺常见疾病的超声图像表现

(1) 前列腺增生

1) 超声表现:经直肠扫查声像图表现如下:①前列腺增大,以前列腺前后径增大最为重要。②前列腺形态呈球状,包膜线回声连续、整齐。③前列腺内出现增生结节。④前列腺内外腺比例失调,由正常的 1:1 可增大至 5:1,内处腺之间出现较明显分界。⑤前列腺向膀胱突出。⑥前列腺内外腺之间或尿道周围出现结石。⑦彩色血流图表现为内腺血流信号增多,在增生结节周围可见血流信号环绕。⑧出现膀胱小梁小房、膀胱结石、残余尿量增加、肾积水等并发症。

2) 鉴别诊断:介绍不同探测方法在检查中的价值,强调结合临床表现及其他检查资料在诊断与鉴别诊断中的作用。①前列腺增生与前列腺癌的鉴别:前列腺增生的发病部位主要位于内腺(移行区),前列腺癌的发病部位主要位于外腺(周缘区),外形常不规则、不对称、内部回声不均,病灶区有丰富的彩色血流,且伴邻近脏器受侵;前列腺增生结节呈圆形或类圆形、形态饱满,可向膀胱突出,前列腺内有时可出现边界清楚的增生结节,外腺受压变薄,内外腺之间见弧形排列的结石带;对早期前列腺癌及前列腺增生合并前列腺癌,鉴别较困难,可行超声引导下穿刺活检。②前列腺增生与慢性前列腺炎的鉴别:慢性前列腺炎前列腺大小正常或稍大,内部回声不均匀,包膜可增厚,结合临床症状或直肠指检及前列腺液化验可与前列腺增生鉴别。

(2) 前列腺癌

1) 超声表现:70%的前列腺癌发生于周缘区。早期前列腺癌声像图往往仅显示周缘区的低回声结节,边界清晰或不清晰,形态欠整齐。彩色多普勒超声血流检测显示,在一部分前列腺癌低回声结节处彩色血流信号明显增加,有助于诊断。中、晚期前列腺癌的声像图容易识别,表现为前列腺边界不整齐,高低不平,甚至包膜不完整,左右不对称,前列腺内部出现边界不清的低回声,病灶处彩色血流明显增加且血流增加呈不对称分布。应用经直肠超声造影显示前列腺异常血流信号更敏感,前列腺癌病灶多呈快速灌注,与非病灶区比较呈明显的不对称性。晚期前列腺癌可侵犯精囊、膀胱、直肠等。

2) 鉴别诊断:①前列腺增生:见前述的前列腺增生与前列腺癌的鉴别。②前列腺炎:前列腺炎多见于中青年男性,分为急、慢性两种。急性前列腺炎多为化脓性炎症,病理上表现为充血、水肿、渗出及脓肿形成。超声表现为前列腺体积增大,形态规则,包膜增厚,内部回声不均匀,呈片状低回声改变。彩色血流图表现为前列腺内部及周边彩色血流信号增多。慢性前列腺炎除了腺体慢性迁延性炎症表现外,还可有纤维增生及前列腺缩小的改变,超声表现为前列腺内部回声分布不均,边缘不光整,内部可有强回声或结节状改变。

（3）前列腺结石

1）超声表现:前列腺内外腺之间的强回声,呈弧形排列,后方伴声影,也可表现为散在的点状强回声,后方不伴声影。声像图上注意结石和稍高回声的肿瘤进行鉴别,肿瘤的高回声一般非常模糊,呈稀疏的点状回声,且位于周缘区或中央区内。

2）注意事项:前列腺结石多和良性前列腺增生同时发生,通常没有明显症状及危害,但靠近尿道的结石会对后尿道产生压迫。

（五）阴囊超声检查基础

1. 正常阴囊的超声扫查　影视资料和(或)临床见、实习完成本项目教学。

（1）解剖概要:阴囊是位于阴茎后下方的囊袋状结构,阴囊壁由皮肤及肉膜组成,肉膜向深部发出阴囊中膈将阴囊分成左、右两个腔,分别容纳左、右侧睾丸、附睾和精索的阴囊段等。

睾丸位于阴囊内,左右各一,大小约 4cm×3cm×2cm,重 10~15g。附睾为半月形小体,分头、体、尾三部分,附着于睾丸的外后侧面,头部位于睾丸上极,尾部位于睾丸下极,体部位于两者之间。

睾丸和附睾的血供主要来自精索内动脉、精索外动脉及输精管动脉。睾丸静脉经腹股沟管于内环处形成精索静脉,右侧精索静脉在右肾静脉下方斜行入下腔静脉,左侧精索静脉则成直角汇入左肾静脉。

（2）扫查方法及正常声像图:注意扫查要点的介绍。

1）检查前准备:无须特殊准备,检查时将阴茎上提至前腹壁,用纸巾或衣物遮盖,嘱受检者用手固定。

2）扫查体位与方法:①扫查体位:通常采用仰卧位,暴露下腹部和外阴部。对阴囊或精索静脉曲张或斜疝的检查可采用站立位。②扫查方法:操作者一手托住阴囊,固定受检者的睾丸、精索;另一手握探头作纵断、横断连续扫查。a. 横断扫查:双侧比较观察阴囊壁厚度及其回声,注意双侧附睾和睾丸形态、大小、包膜、内部结构和回声有无改变。b. 纵断扫查:阴囊左、右侧分别扫查,从阴囊根部开始,应注意包括精索、附睾和睾丸各部分。

3）探头选择:选用高频线阵探头,频率 7.5~12MHz。

4）正常声像图:①白膜:睾丸周边的一层高回声致密线形结构,在睾丸门处白膜增厚,形成睾丸纵隔,并向睾丸内部延伸。②睾丸:椭圆形,左右各一,内部回声均匀,包膜光整,CDFI 可见睾丸内部星点状或条状血流信号。③附睾:回声与睾丸相仿,头部成新月形或半圆形,位于睾丸上端,附睾尾部呈新月形,位于睾丸下端,头尾部之间为细条状的附睾体部。④附睾附件:附睾头部附近的中等回声的米粒状突起。⑤鞘膜:阴囊内包绕睾丸的一个液性腔隙,正常情况下,内可有少量液体。⑥精索:位于腹股沟深环的中等回声圆索状结构,内部包含输精管、睾丸动脉、蔓状静脉、精索内静脉、神经、淋巴管及韧带等。精索内静脉、蔓状静脉丛在平静呼吸时,CDFI 不易显示其血流信号,呼吸运动时,可见红蓝血流信号。

5）阴囊测量:①阴囊壁测量:横断扫查,比较左右两侧阴囊壁厚度并测量。正常情况下阴囊壁呈整齐的高回声,厚 3~5mm 不等,但两侧基本对称。②睾丸测量:a. 睾丸长径:纵断面显示出较清楚的睾丸和附睾的轮廓后,自睾丸上缘测量至下缘。正常值 3.5~5.0cm。b. 睾丸宽径:横断面图像上,自睾丸的外缘测至内缘。正常值 2.5~3.5cm。c. 睾丸厚径:在纵断或横断面图像上,自睾丸的前缘测量至后缘。正常值 1.5~2.5cm。③附睾测量:附睾头部大小约 10mm,附睾尾部大小约 5mm,附睾体部厚度 2~5mm。

2. 阴囊常见疾病的超声图像表现

（1）隐睾超声表现:隐睾超声表现为椭圆形均匀低回声结构,一般较正常睾丸小,大部分隐睾位于腹股沟管内、盆腔内、下腹部、阴囊上部或同侧肾下极附近。位于腹股沟管内者活动度大,探测时睾丸在探头下有滑动感。隐睾的血流信号通常较正常睾丸少。

（2）鞘膜积液超声表现:睾丸鞘膜积液表现为患侧阴囊增大,阴囊内出现无回声区,无回声区三面包绕睾丸周围,睾丸附着于鞘膜囊的一侧鞘膜囊壁。鞘膜内出现感染或出血时无回声透声性降低。精索鞘膜积液无回声位于睾丸上方,呈圆形或椭圆形,边界清晰。睾丸精索鞘膜积液阴囊内无回声区呈梨形,向上延伸至精索。交通性鞘膜积液无回声于仰卧位时往往量少,站立位时液体渐渐增加。

（3）睾丸肿瘤超声表现:不同的肿瘤声像图特点各异,绒毛膜上皮癌转移途径较为特别,以影视视频教学更易为学生掌握。

1）各种类型睾丸肿瘤的共同特点:睾丸内出现占位性病变,多为低回声,睾丸多增大、彩色血流信号一般增多,在排除急性睾丸炎后基本可诊断为睾丸肿瘤。

2）不同种类睾丸肿瘤各自特点:①畸胎瘤:表面不平、边界清晰、内部回声极不均匀,常有不规则无回声区,内无血流信号或有钙化强回声,见于儿童者多为成熟型畸胎瘤,见于成人者常为恶性。②精原细胞瘤:呈中等均匀点状强度的回声团块,较正常睾丸回声略低。③胚胎癌:肿瘤常较大,可呈分叶状,内部回声不均匀。④绒毛膜上皮癌:较少见,常与其他生殖细胞混合肿瘤存在,回声欠均匀,早期就可出现血行转移。⑤淋巴瘤:睾丸可弥漫性肿大,内部回声呈均匀、细密点状略低回声,周围无明显包膜。⑥表皮样囊肿:呈低回声团块,边界清晰,可见厚薄均匀的囊壁,出现钙化时呈"蛋壳样"改变。

睾丸肿瘤多淋巴转移,常沿精索静脉旁淋巴管转移到肾门旁淋巴结和腹主动脉旁淋巴结,超声可以显示。唯有绒毛膜上皮癌为血行转移到肺,超声难以发现。

（4）睾丸扭转超声表现:强调图像改变对睾丸扭转持续时间判断的价值。

1）早期超声表现为睾丸轻度肿大,彩色血流信号减少;扭转继续或加重时则睾丸明显增大,回声弥漫性减低,彩色血流信号明显减少,阴囊壁软组织水肿增厚;睾丸扭转早期自动回复者,睾丸内彩色血流明显增多。

2）晚期超声表现为睾丸坏死性改变,内部回声不均匀,睾丸周围液体增多,出现液性无回声区,彩色血流信号消失等。CDFI被认为是睾丸扭转最可靠的检查方法,准确率极高。

（5）睾丸及附睾炎超声表现

1）急性睾丸炎超声表现为单侧或双侧睾丸肿大,内部回声不均匀,可见片状或不规则低回声区,彩色血流信号丰富;至慢性炎期,睾丸萎缩,内部回声不均或稍增高,血流信号可减少。

2）急性附睾炎超声表现为附睾体积增大,可局限于头部或尾部,也可表现为整个附睾肿大,病变部位内部回声不均匀,彩色血流信号丰富。

3）附睾结核声像图与附睾炎相似,钙化时出现片状、团块状强回声伴或不伴后方声影,慢性附睾炎和附睾结核时血流信号可减少。

六、知识拓展

见主教材及数字内容。

七、案例分析

1. 临床资料　患者,男性,45岁,腰痛1个月入院检查,体检血压180/100mmHg,尿检:红细胞+++,蛋白++。超声声像图见图 11-1,请根据声像图特点作出初步判断并说出多囊肾和多发肾囊肿的鉴别。

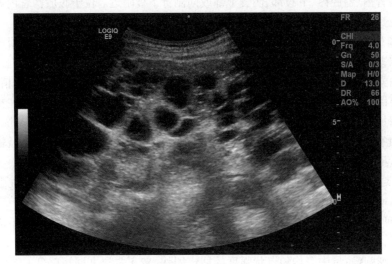

图 11-1 案例解析图

2. 超声提示 多囊肾。

3. 分析点评

(1)判断依据:①腰痛、高血压,实验室检查发现血尿及蛋白尿。②超声表现肾体积增大,形态失常。③肾内弥漫分布大小不等的囊性结构。④肾内结构紊乱,无法探及正常肾组织。

(2)多囊肾和多发性肾囊肿的鉴别要点:多囊肾囊肿分布一般为双侧,囊肿数目多或无法数清,肾体积普遍增大,肾轮廓多不规则、边缘不清,肾中央区常变形或难以分辨,多有家族遗传史,常并发多囊肝等其他脏器多囊样改变;多发性肾囊肿一般囊肿分布单侧,也可见发生于双侧,囊肿数目一般较少,肾一般不增大或局部增大,肾轮廓光滑、边缘清晰,肾中央区正常或局部压迫变形,多无家族史。

八、目标检测

(一)单项选择题

1. 关于肾的描述正确的是:

    A. 长轴呈垂直状   B. 位于腹膜后面   C. 右肾较左肾高

    D. 女性肾较男性肾高   E. 第 10 肋斜过右肾下部

2. 下列描述正确的是:

    A. 肾窦属于实质   B. 肾小盏包绕肾乳头   C. 肾大盏直接与输尿管相通

    D. 肾柱是髓质的结构   E. 肾锥体的底朝向肾门

3. 关于输尿管下列描述正确的是:

    A. 起于肾门   B. 属于腹膜外位器官   C. 分为腹段和盆段

    D. 开口于膀胱体的两侧   E. 全程位于腰大肌的前面

4. 肾蒂内的主要结构的排列关系,从前向后依次为:

    A. 肾动脉、肾静脉、肾盂   B. 肾静脉、肾动脉、肾盂   C. 肾动脉、肾盂、肾静脉

    D. 肾静脉、肾盂、肾动脉   E. 肾盂、肾动脉、肾静脉

5. 女性输尿管下端的前方有：

    A. 膀胱底　　　　　　　　B. 膀胱颈　　　　　　　　C. 髂内动脉

    D. 输卵管　　　　　　　　E. 子宫动脉相交

6. 男性膀胱颈相邻的是：

    A. 精囊　　　　　　　　　B. 输精管　　　　　　　　C. 前列腺

    D. 尿生殖膈　　　　　　　E. 尿道膜部

7. 下列各结构何者不位于右肾前面：

    A. 右肾上腺　　　　　　　B. 十二指肠　　　　　　　C. 空肠

    D. 结肠　　　　　　　　　E. 肝

8. 肾的结构：

    A. 肾实质分为肾皮质、肾髓质和肾窦

    B. 肾髓质由肾锥体和肾柱构成

    C. 肾髓质富含血管、新鲜标本上呈红褐色

    D. 肾锥体尖端朝向皮质

    E. 肾窦内包含肾小盏、肾大盏、肾盂、神经、血管和脂肪组织等

9. 有关肾的叙述，**错误**的是：

    A. 是腹膜外位器官　　　　　　　　B. 左肾低于右肾半个椎体

    C. 成人肾门约平第一腰椎体　　　　D. 第 12 肋斜过左肾中部后方

    E. 肾静脉注入下腔静脉

10. 下列关于肾的描述何者正确：

    A. 肾锥体的尖端伸向肾皮质　　　　B. 肾锥体位于肾皮质

    C. 皮质深入肾锥体之间的部分称为肾柱　　　D. 肾小盏的数目与肾乳头一致

    E. 肾皮质主要由肾小体和集合管构成

11. 关于肾的正确描述是：

    A. 第 12 肋斜过左肾后面中部　　　　B. 右肾比左肾略高

    C. 肾的表面有两层被膜包绕　　　　D. 尿液通过肾乳头孔流入肾窦

    E. 右肾上端平第 11 胸椎上缘

12. 关于膀胱三角的描述何者**错误**：

    A. 在膀胱底的内面

    B. 膀胱充盈时呈平滑状，收缩时则皱缩

    C. 输尿管间襞位于左、右输尿管口之间

    D. 黏膜与肌层紧密相连

    E. 位于两输尿管口与尿道内口三者连线之间

13. 下列哪项对肾动脉血管从大到小描述正确：

    A. 肾动脉、段动脉、叶间动脉、小叶间动脉、弓形动脉

    B. 肾动脉、叶间动脉、段动脉、小叶间动脉、弓形动脉

    C. 肾动脉、叶间动脉、弓形动脉、小叶间动脉

    D. 肾动脉、段动脉、叶间动脉、弓形动脉、小叶间动脉

    E. 肾动脉、段动脉、弓形动脉、小叶间动脉

14. 位于前列腺上方的是：

    A. 膀胱尖　　　　　　　　B. 膀胱体　　　　　　　　C. 膀胱底

　　D. 膀胱颈　　　　　　　　　E. 输尿管

15. 膀胱三角位于：

　　A. 膀胱尖　　　　　　　B. 膀胱体　　　　　　　C. 膀胱底

　　D. 膀胱颈　　　　　　　E. 盆膈

16. 肾的弓状动脉位于：

　　A. 肾柱内　　　　　　　B. 肾皮质内　　　　　　C. 肾柱与锥体之间

　　D. 肾髓质与肾皮质交界处　　E. 肾髓质内

17. 下列哪一项**不属于**肾窦结构：

　　A. 肾盏、肾盂　　　　　　B. 肾血管和脂肪　　　　C. 肾动脉

　　D. 肾锥体及集合管　　　　E. 肾静脉

18. 下列哪一项是肾癌的主要转移途径：

　　A. 肾门淋巴结转移　　　　B. 血行转移　　　　　　C. 肾上腺转移

　　D. 对侧肾转移　　　　　　E. 全身淋巴转移

19. 下列哪一项是成人型多囊肾的遗传方式：

　　A. 性染色体显性遗传　　　B. 常染色体隐性遗传　　C. 常染色体显性遗传

　　D. 性染色体隐性遗传　　　E. 多种染色体混合遗传

20. 下列哪一项是婴儿型多囊肾的遗传方式：

　　A. 性染色体显性遗传　　　B. 常染色体隐性遗传　　C. 常染色体显性遗传

　　D. 性染色体隐性遗传　　　E. 多种染色体混合遗传

21. 对肾母细胞瘤的描述，下列哪项是**错**的：

　　A. 绝大多数发生于小儿，2~4 岁最多见

　　B. 绝大多数发生于一侧肾

　　C. 肿瘤主要侵犯肾盂、肾盏，多出现血尿

　　D. 肿瘤一般为圆形或椭圆形，边界清楚

　　E. 内部回声中等稍强，均匀

22. 典型的"鸟嘴状"改变见于哪一部位输尿管狭窄：

　　A. 肾盂输尿管连接部狭窄　　B. 输尿管盆段狭窄　　　　C. 输尿管膀胱壁间段狭窄

　　D. 输尿管上段狭窄　　　　　E. 输尿管中段狭窄

23. 肾钙乳多出现在以下哪项内：

　　A. 肾小盏内　　　　　　　B. 肾实质内　　　　　　C. 肾乳头区

　　D. 肾盂源性囊肿内　　　　E. 肾锥体内

24. 下列哪一项**不是**肾癌的彩色多普勒血流类型：

　　A. 抱球型　　　　　　　　B. 少血流型　　　　　　C. 星点型

　　D. 丰富血流型　　　　　　E. 丰富静脉血流型

25. 以下对输尿管肿瘤的描述，哪项**错误**：

　　A. 肾及部分输尿管积水　　　　　B. 输尿管积水的远端有低回声肿块

　　C. 管壁僵硬　　　　　　　　　　D. 输尿管内有强光团伴声影

　　E. 管腔变窄，管壁增厚

26. 多囊肾与重度肾积水的超声表现，主要区别点为：

　　A. 多囊肾大而肾积水小

　　B. 多囊肾包膜不平，肾积水包膜平整

  C. 肾积水大而多囊肾小

  D. 多囊肾的各个囊腔单独存在,互不相通,而积水的各个囊腔互相连通

  E. 肾积水单侧且肾实质变薄,而多囊肾则双侧

27. 输尿管跨越髂动脉处是第几个狭窄:

  A. 第一个狭窄   B. 第二个狭窄   C. 第三个狭窄

  D. 第四个狭窄   E. 第五个狭窄

28. 左肾静脉正确的走行位置是:

  A. 在腹主动脉后方   B. 腹主动脉与肠系膜上动脉之间

  C. 脾静脉的前方   D. 腹主动脉与肠系膜下静脉之间

  E. 肠系膜上动脉前方

29. 肾盂癌的典型症状是:

  A. 腰部钝痛   B. 无痛性全程肉眼血尿   C. 发热

  D. 尿急、尿频   E. 无明显症状

30. 前列腺增生症患者的前列腺往往哪一径线增大明显:

  A. 横径增大明显   B. 前后径增大明显   C. 各径线均增大明显

  D. 上下径增大明显   E. 后叶增大明显

31. 下列哪一项**不是**引起输尿管梗阻的常见病因:

  A. 输尿管结石   B. 输尿管狭窄   C. 输尿管结核

  D. 输尿管肿瘤   E. 输尿管先天异常

32. 儿童期最常见的肾肿瘤是:

  A. 肾细胞癌   B. 肾脂肪瘤   C. 肾错构瘤

  D. 肾母细胞瘤   E. 肾畸胎瘤

33. 男性,60 岁,间歇性无痛性肉眼血尿 2 个月。超声检查见膀胱左后壁有一实性强回声团,大小约 2.2cm×2.6cm,向膀胱内突出,基底部与膀胱壁无明显分界,改变体位强回声团不活动。下列哪一项诊断可能性大:

  A. 膀胱结石   B. 膀胱癌   C. 膀胱憩室

  D. 膀胱附壁血块   E. 腺性膀胱炎

34. 患者,男性,15 岁,突发阴囊肿胀,剧痛而来院诊治。超声显示:睾丸增大,回声增强,睾丸内血流信号消失。其最可能的诊断为:

  A. 急性睾丸炎   B. 阴囊血肿   C. 睾丸肿瘤

  D. 睾丸扭转   E. 绞窄性斜疝

35. 下列关于前列腺增生的说法**不正确**的是:

  A. 好发于内腺   B. 好发于外腺

  C. 增生的程度与排尿困难不成正比   D. 前列腺增大呈球形

  E. 可伴有前列腺结石

36. 患者男性,25 岁,左腰痛 2h 伴镜下血尿,超声显示左肾盂及左输尿管上段轻度积水,其下端见强回声团伴声影,可能的诊断是:

  A. 左输尿管囊肿   B. 左输尿管结石   C. 左输尿管肿瘤

  D. 左输尿管狭窄   E. 左输尿管扭曲

37. 下列哪一项对前列腺癌的描述**无关**:

  A. 前列腺周缘区低回声结节   B. 前列腺内部回声不均匀伴斑点状强回声

C. 血清 PSA 明显升高　　　　　　　　　D. 膀胱小梁小房形成

E. 前列腺周缘区异常血流丰富区

38. 以下哪项**不是**前列腺超声探测途径：

A. 经腹部　　　　　　　　B. 经直肠　　　　　　　　C. 经会阴

D. 经尿道　　　　　　　　E. 经水囊间接扫查

39. 正常膀胱充盈时膀胱壁的厚度是：

A. 5~6mm　　　　　　　　B. 2~3mm　　　　　　　　C. 3~4mm

D. 1~3mm　　　　　　　　E. 6~8mm

40. 原发性膀胱肿瘤中,临床发病率最高,超声检查发现最多的肿瘤是：

A. 膀胱平滑肌瘤　　　　　B. 膀胱肉瘤　　　　　　　C. 膀胱移行上皮乳头状癌

D. 膀胱血管瘤　　　　　　E. 膀胱腺癌

41. 正常前列腺测值长径、宽径和厚径分别为：

A. 4cm、3cm、2cm　　　　　B. 3cm、4cm、2cm　　　　　C. 5cm、4cm、3cm

D. 2cm、4cm、3cm　　　　　E. 6cm、5cm、4cm

42. 患者无痛性血尿,超声示膀胱顶部乳头状低回病灶,大小 15mm×20mm,基底部较窄,不随体位移动,最可能的诊断是：

A. 膀胱乳头状瘤　　　　　B. 膀胱内血凝块　　　　　C. 膀胱平滑肌瘤

D. 膀胱结石　　　　　　　E. 膀胱内异物

43. 发现早期膀胱癌的最好的检查方法是：

A. 经直肠超声　　　　　　B. CT　　　　　　　　　　C. 膀胱镜

D. 经腹部超声　　　　　　E. MRI

44. 膀胱最多见的黏膜下实性占位病变是：

A. 腺瘤　　　　　　　　　B. 错构瘤　　　　　　　　C. 血管瘤

D. 脂肪瘤　　　　　　　　E. 平滑肌瘤

45. 膀胱肿瘤分期的标准是根据下列哪一项：

A. 肿瘤大小　　　　　　　B. 临床症状　　　　　　　C. 有无肾积水

D. 肿瘤侵犯膀胱壁的深度　E. 肿瘤部位

46. 膀胱憩室的超声表现包括：

A. 膀胱旁低回声区　　　　B. 膀胱旁高回声区　　　　C. 膀胱旁无回声区

D. 膀胱旁等回声区　　　　E. 膀胱旁强回声区

47. 对于肾细胞癌的**不正确**解释是：

A. 少血供肿瘤即可排除肾癌　　　　　　　B. 无痛性血尿

C. 可伴肾静脉癌栓　　　　　　　　　　　D. 肾门淋巴结常肿大

E. 抱球型是肾癌的血流表现类型之一

48. 超声引导前列腺的方法**不包括**：

A. 6 针点位穿刺法　　　　　B. 8 针点位穿刺法　　　　　C. 11 针点位穿刺法

D. 13 针点位穿刺法　　　　　E. 24 针点位穿刺法

49. 患者男性,65 岁,夜尿增多、排尿费力,尿流缓慢。超声发现前列腺内腺多发性结节,结节大小不等,周边血流丰富,最可能的诊断是：

A. 前列腺炎　　　　　　　B. 前列腺肉瘤　　　　　　C. 前列腺癌

D. 前列腺增生　　　　　　E. 膀胱结石

50. 声像图上见膀胱内强回声团伴声影,随体位改变而移动的是:
    A. 膀胱结石 B. 膀胱肿瘤 C. 膀胱平滑肌瘤
    D. 膀胱憩室 E. 前列腺增生

(二)多项选择题

1. 下列关于前列腺增生的说法正确的是:
    A. 内外腺比例失调,好发于内腺 B. 内腺见增生结节
    C. 前列腺周缘区血流信号增多 D. 前列腺增大饱满
    E. 可伴有前列腺结石
2. 可以引起下尿路梗阻的疾病有:
    A. 前列腺增生 B. 近膀胱三角区的癌肿 C. 尿道狭窄
    D. 前列腺肿瘤 E. 神经源性膀胱
3. 前列腺肿瘤好发于:
    A. 周缘区 B. 移行区 C. 中央区
    D. 内腺 E. 外腺
4. 前列腺增生症的后尿道超声改变:
    A. 尿道内口移位:前移或后移或上移
    B. 后尿道延长超过 3cm
    C. 后尿道曲度改变
    D. 排尿期后尿道呈漏斗样改变
    E. 排尿期尿道腔变细或不规则状或局部有隆起
5. 可引起膀胱颈部梗阻病因包括:
    A. 膀胱颈部肿瘤 B. 膀胱较大的结石 C. 前列腺增生
    D. 膀胱颈部狭窄 E. 逼尿肌-膀胱颈协同失调
6. 以下哪项**不是**膀胱结石的声像图表现:
    A. 强回声团 B. 后方伴声影 C. 后方回声增强
    D. 随体位改变而移动 E. 后方伴彗星尾征
7. 前列腺增生症的临床表现有哪些:
    A. 常在中年以后出现症状 B. 排尿费力,尿流缓慢 C. 尿意不尽,尿末滴沥
    D. 排尿困难,残余尿增多 E. 无痛性血尿
8. 单侧输尿管积水的原因是:
    A. 输尿管结石 B. 输尿管狭窄 C. 下腔静脉后输尿管
    D. 输尿管肿瘤 E. 输尿管末端囊肿
9. 肾癌的血流表现有哪些类型:
    A. 抱球型 B. 星点型 C. 少血流型
    D. 血流丰富型 E. 提篮型
10. 肾血管平滑肌脂肪瘤典型的超声表现为:
    A. 肾实质内低回声肿块
    B. 形态不规则、边界欠清晰
    C. 肿块后方无回声衰减
    D. 肿块高低回声层层交错,呈洋葱样
    E. 肿块内没有明显的血流信号

（三）思考题

1. 简述"胡桃夹"现象产生的原因。
2. 简述膀胱结石和膀胱内血凝块的超声鉴别。
3. 简述膀胱憩室的声像图特征。
4. 简述成人型多囊肾与婴儿型多囊肾鉴别要点。

九、参考答案

（一）单项选择题

1. B	2. B	3. B	4. B	5. E	6. C	7. A	8. E	9. B	10. C
11. A	12. B	13. D	14. D	15. C	16. D	17. D	18. B	19. C	20. B
21. C	22. C	23. D	24. D	25. D	26. D	27. B	28. B	29. B	30. B
31. E	32. D	33. D	34. D	35. B	36. D	37. D	38. E	39. D	40. C
41. B	42. A	43. C	44. E	45. D	46. E	47. A	48. E	49. D	50. A

（二）多项选择题

1. ABDE	2. ABCD	3. AE	4. ABCE	5. ABCDE	6. ABD
7. ABCD	8. ABCDE	9. ABCD	10. CDE		

（三）思考题

1. 简述"胡桃夹"现象产生的原因。

答：左肾静脉经腹主动脉前方，肠系膜上动脉后方注入下腔静脉，当肠系膜上动脉压迫左肾静脉的时候，可引起左肾静脉回流受阻形成扩张，临床上称之为"胡桃夹"现象。

2. 简述膀胱结石和膀胱内血凝块的超声鉴别。

答：膀胱结石超声表现为膀胱腔内强回声，单发或多发，强回声后伴声影，可随体位改变移动。膀胱内血凝块呈片状或无特定形态的强回声或低回声区，后方无声影，变换体位时形态会改变。

3. 简述膀胱憩室的声像图特征。

答：膀胱憩室超声表现为膀胱壁周围囊状无回声区，无回声区与膀胱有交通口，排尿前后无回声区大小会发生变化。当憩室内伴有结石时，表现为强回声伴声影；当憩室合并肿瘤时，在憩室腔内可发现实质性肿块，与膀胱壁相连。

4. 简述成人型多囊肾与婴儿型多囊肾鉴别要点。

答：（1）成人型多囊肾：成人型多囊肾是一种常染色体显性遗传病，肾病理表现为双肾受累，肾体积增大，有不同程度肾皮质萎缩和肾功能损伤，肾内皮质与髓质布满大小不等的囊肿，肾乳头与锥体无法分辨，肾实质受囊肿压迫萎缩。临床上可有恶心、呕吐、水肿、高血压等肾功能衰竭的症状。超声表现为肾体积明显增大，肾包膜呈多囊样隆起，肾内有无数个大小不等的囊状无回声区，与肾盂、肾盏不相通。囊肿互相推挤压迫，合并出血或感染时，囊肿内透声差，出现密集细小的点状反射或随体位改变而移动的絮状物。多囊肾常与多囊肝并存，同时尚可伴有脾、胰腺、甲状腺等脏器的多囊性改变。

（2）婴儿型多囊肾：婴儿型多囊肾是一种常染色体隐性遗传病，此病虽为多囊性病变，但因囊肿体积甚小，多不能显示出囊肿的无回声特征，而表现为肾体积增大，肾内回声增强的声像图特征。

附：主教材正文思考题及参考答案

1. 简述正常肾超声扫查的方法及标准切面。

答：（1）肾超声扫查的常用扫查方法：有仰卧位冠状切面扫查、侧卧位经侧腰部扫查、俯卧位背部扫查。

（2）常用标准切面：仰卧位冠状切面扫查：标准切面有右肾及左肾冠状切面声像图；俯卧位背部扫查：标准切面有右肾及左肾经背部纵切和横切面声像图；上腹部横断面扫查：在彩色及频谱多普勒显像技术的帮助下进行，了解肾门部血管以及是否有肾门部淋巴结肿大等。

2. 肾积水的超声分度有哪些？肾积水如何与肾囊肿鉴别？

答：（1）肾积水的超声分度：①轻度肾积水：肾盂及肾大盏扩张，肾小盏可有轻度扩张，肾锥体顶端穹窿变浅，肾实质回声正常，肾大小及形态均无明显改变。②中度肾积水：不仅肾盂、肾大盏扩张，肾小盏也有显著扩张，冠状切面扫查显示肾窦区典型的"手套状"或"烟斗样"无回声区；纵断面呈"8字形"或"花朵形"；横断面可呈"棒槌形"或"烟斗形"，肾实质轻度受压，肾大小及形态依据肾积水的发展程度出现相应的变化。③重度肾积水：肾盂及各肾盏积水相互融合，肾窦回声被无回声区取代，无回声区呈调色碟样，有时也呈巨大囊肿样，肾实质萎缩变薄，肾体积增大，形态失常。肾实质不同程度萎缩是重度肾积水的特征。

（2）肾积水与肾囊肿的鉴别要点：①单纯性肾囊肿无回声区位于肾实质内，与肾积水的肾窦无回声区较易区别。肾盂旁囊肿位于肾窦回声附近，容易与肾积水混淆，鉴别要点是肾盂旁囊肿呈圆形或椭圆形，轻度肾积水呈菱角状，中度或重度肾积水呈花朵样或调色碟状；稍大的肾盂旁囊肿位于肾窦一侧，肾窦受压变形，囊肿以外的肾实质回声正常，而巨大囊肿形肾积水则肾实质萎缩变薄，肾窦回声消失。肾上极囊肿需与重复肾畸形时上方的集合系统积水鉴别，后者无回声区通常呈鸟嘴样，内可有分隔，同时可探测到扩张的输尿管与其相连。②肾积水与多囊肾或多发性肾囊肿的鉴别：中度或重度肾积水，特别是调色碟样肾积水易与多囊肾或多发性肾囊肿混淆。鉴别要点是多囊肾为双侧发病，肾内充满大小不等的囊肿，且彼此不相通，而肾积水的无声区彼此相通，同时伴有同侧输尿管扩张。

3. 简述肾结石的超声表现及鉴别诊断。

答：（1）超声表现：典型声像图表现是肾内强回声，其后方伴声影。显示肾结石时需要多个切面不同角度扫查，明确结石的位置、数量、大小、形态及有无肾盂、肾盏的积水等情况。

（2）鉴别诊断：①肾窦内灶性纤维化或管壁回声增强：肾窦内点状或短线状强回声，改变探头的探测角度后可转变成长线状或等号状。②肾内钙化灶：肾皮质或肾包膜下，呈不规则斑片状强回声，后方伴声影或彗星尾征。③海绵肾：强回声位于肾锥体的乳头部，呈放射状排列，多为双肾性改变。④肾钙质沉积症：早期表现为双肾锥体周边强回声，随着钙质沉淀的增多，整个锥体都回声明显增高，大小相似，环状排列，可伴声影或无声影。对此，需排除原发性甲状旁腺功能亢进，应有意识地检查双侧甲状旁腺，观察有无甲状旁腺腺瘤等病变。

4. 试述输尿管的解剖分段及三处狭窄位置。

答：（1）输尿管的解剖：输尿管是一对肌性黏膜组成的管道状结构，连接肾盂与膀胱。成人的输尿管长度24~32cm，内径5~7mm。临床上将输尿管分为上、中、下三段，又称为腹段、盆段及膀胱壁间段。由肾盂输尿管连接部至髂血管处为上段；髂血管至膀胱壁为中段；由膀胱壁外层至输尿管膀胱开口处为下段；正常输尿管管腔较细，位置较深，超声不易显示。

（2）输尿管的狭窄位置：在解剖因素的影响下，输尿管有三个生理狭窄部，最窄处管径只有0.2~0.3cm，结石最易停留在这些部位。第一个狭窄在肾盂输尿管移行处；第二个狭窄在输尿管跨越髂血管处；第三个狭窄在输尿管膀胱壁间段。此三处狭窄是结石梗阻的好发部位。

5. 输尿管结石的探测要点是什么？

答：（1）探测内容：输尿管结石合并肾盂及输尿管积水时，可沿着扩张的肾盂及输尿管，从上至下地探测寻找结石。测量输尿管扩张段的内径、输尿管内结石的大小及同侧肾盂回声分离的距离，并记录输尿管结石梗阻的位置。上段输尿管寻找可先作肾横切显示肾门，然后向内下缓慢移动探头，逐渐转为纵切，仔细追踪输尿管；中段输尿管寻找通常以两侧的髂总动脉分叉或髂外动脉起始处为参照，此处位置较深加上肠气干扰扫查难度较大，需适当加压；下段输尿管的检查需让膀胱充盈，并需适当调低远场增益，以利于结石的显示。

（2）注意事项：发现扩张输尿管远端强回声后，尽量多切面探测，并观察一段时间，以排除肠道气体伪影。肠道气体反射产生的强回声通常形态不规则，可随时间变化，无输尿管积水而患者尿路刺激症状较重时，应注意检查输尿管膀胱开口处，多数情况下会发现此处有结石嵌顿。发现结石以下段输尿管仍有扩张时，应继续往下检测输尿管特别是狭窄处，以排除同侧输尿管多发结石的可能。

6. 如何测定膀胱容量及残余尿量？

答：（1）膀胱容量测定：膀胱容量指经憋尿，充分充盈膀胱时，膀胱所容纳的尿量。一般在腹中线处取膀胱的纵断面，测其长径（上下径 d_1）与厚径（前后径 d_2）的厘米数，然后将探头横置，取膀胱的最大横断面，测量宽径或横径（左右径 d_3）的厘米数，按容积公式计算：$V(ml) = 0.5d_1 \cdot d_2 \cdot d_3$。正常人膀胱容量约 400ml。

（2）残余尿测定：残余尿是指尽量排净尿后仍存留在膀胱内的尿量。残余尿量应在排尿后立即测定。正常情况下残余尿量少于 10ml，多于 50ml 考虑尿潴留。

7. 试述膀胱肿瘤的超声表现及分期。

答：（1）超声表现：表现为膀胱壁肿块，大小不一，形态不同，呈乳头状、菜化状或结节状等，肿块回声强弱有差异，以等回声为主，肿块基底部与膀胱壁相连，基底部可宽可窄，侵及膀胱壁或周围组织时，膀胱壁的连续性中断。①膀胱移行上皮乳头状瘤或分化较好的移行上皮乳头状癌呈中高回声的乳头状或菜花状肿块，肿块向膀胱内突起，表面粗糙，有时可见钙质沉积形成的亮点状回声，膀胱肌层回声未受破坏。②分化较差的乳头状癌、膀胱鳞状细胞癌及腺癌则基底较宽，肿块向肌层侵犯，肿块附着处膀胱壁层次不清。CDFI 可发现膀胱基底部有血管穿入肿块内。③膀胱平滑肌瘤表现为膀胱壁内圆形或椭圆形低回声肿块，边界清楚，肿块表面膀胱黏膜光滑，CDFI 显示肿块内血流丰富。④膀胱嗜铬细胞瘤超声表现同平滑肌瘤，但在排尿前后有阵发性高血压的表现。⑤膀胱平滑肌肉瘤或横纹肌肉瘤则表现为侵及肌层的不规则肿块，内部血流信号较丰富。

（2）膀胱肿瘤超声分期：根据病变的程度超声可分为：①T_1 期：肿块偏小，呈乳头状，多有蒂，边界清楚，膀胱壁局部增厚，黏膜连续性破坏，肌层回声无中断。②T_2 期：肿块较大，形态不规则，呈菜花样或乳头状，基底较宽，与肌层界限不清。③T_3 期：肿块大，回声不均，膀胱壁连续性中断，肿块后方回声衰减。④T_4 期：侵入壁外或远处转移。

8. 前列腺的扫查体位与途径有哪些？

答：（1）经腹壁扫查：检查时可采用仰卧位，需要时也可侧卧位检查。

（2）经直肠扫查：检查时采用侧卧位或截石位，是前列腺扫查的最佳方法。

（3）经会阴扫查：一般较少采用。

9. 简述前列腺增生的超声表现与鉴别诊断。

答：（1）超声表现：经直肠扫查声像图：前列腺增大，以前列腺前后径增大最为重要；前列腺形态呈球状，包膜线回声连续、整齐；前列腺内出现增生结节；前列腺内外腺比例失调，由正常的 1:1 可增大至 5:1，内处腺之间出现较明显分界；前列腺向膀胱突出；前列腺内外腺之间或尿道周围出现结石；彩色血流图表现为内腺血流信号增多，在增生结节周围可见血流信号环绕；出现膀胱小梁小房、膀胱结石、残余尿量增加、肾积水等并发症。

（2）前列腺增生的鉴别诊断：①前列腺增生与前列腺癌的鉴别：前列腺增生的发病部位主要位于内腺（移行区），前列腺癌的发病部位主要位于外腺（周缘区），外形常不规则、不对称、内部回声不均，病灶区有丰富的彩色血流，且伴邻近脏器受侵；前列腺增生结节呈圆形或类圆形、形态饱满，可向膀胱突出，前列腺内有时可出现边界清楚的增生结节，外腺受压变薄，内外腺之间见弧形排列的结石带；对早期前列腺癌及前列腺增生合并前列腺癌，鉴别较困难，可行超声引导下穿刺活检。②前列腺增生与慢性前列腺炎的鉴别：慢性前列腺炎时前列腺大小正常或稍大，内部回声不均匀，包膜可增厚，结合临床症状或直肠指检及前列腺液化验可与前列腺增生鉴别。

10. 试述睾丸肿瘤的超声表现。

答：（1）各种类型睾丸肿瘤的共同特点：睾丸内出现占位性病变，多为低回声，睾丸多增大，彩色血流信号一般增多，在排除急性睾丸炎后基本可诊断为睾丸肿瘤。

（2）不同的肿瘤声像图特点：①畸胎瘤：表面不平，边界清晰，内部回声极不均匀，常有不规则无回声区，内无血流信号或有钙化强回声，见于儿童者多为成熟型畸胎瘤，见于成人者常为恶性。②精原细胞瘤：呈中等均匀点状强度的回声团块，较正常睾丸回声略低。③胚胎癌：肿瘤常较大，可呈分叶状，内部回声不均匀。④绒毛膜上皮癌：较少见，常与其他生殖细胞混合肿瘤存在，回声欠均匀，早期就可出现血行转移。⑤淋巴瘤：睾丸可弥漫性肿大，内部回声呈均匀、细密点状略低回声，周围无明显包膜。⑥表皮样囊肿：呈低回声团块，边界清晰，可见厚薄均匀的囊壁，出现钙化时呈"蛋壳样"改变。

（周进祝 吴家祥）

十、实训指导

泌尿系统及男性生殖系统超声检查

（一）实训目的和要求

1. 掌握 正常肾、输尿管、膀胱、前列腺、阴囊标准切面扫查。
2. 熟悉 正常肾、输尿管、膀胱、前列腺、阴囊标准切面扫查时仪器调节。
3. 了解 正常肾超声测值。

（二）实训设备和材料

1. 超声实训室。
2. 超声诊断仪。
3. 超声医用耦合剂。
4. 卫生纸。

（三）实训内容和方法

1. 教师示教实训内容及方法

（1）演示法：选择志愿者或超声体模演示讲解正常肾、输尿管和膀胱、前列腺、阴囊标准扫查切面操作及常规切面的声像图表现及特点，同时示教正常肾的超声测量方法。

（2）项目教学法：分别就正常肾、输尿管、膀胱、前列腺、阴囊标准切面扫查时的仪器调节探头选择、扫查前准备、扫查方法、注意事项做出具体项目，要求并挑选学生代表进行操作实践，师生同步点评。

2. 学生分组上机操作实践，重点肾超声扫查。

（1）仪器调节：清晰显示图像的前提下，增益以小为宜，彩色速度标尺不宜过大。

（2）探头选择：理解线阵与凸阵探头的优缺点。

（3）探测前准备：认识病史询问及其他检查资料阅读的价值。

（4）扫查方法：思考仰卧位冠状切面扫、俯卧位背部矢状切和横切面扫查的注意事项。

（5）注意事项：注意扫查肾的形态、大小、位置、肾皮髓质回声厚度以及集合系统（肾盂及肾盏）回声；思考肾扫查时，探头适当加压的用途。

（6）操作讲评：就操作中普遍性问题进行评价解说。①肋骨声影如何回避：将超声探头置于肋下，嘱被检者深吸气肾下移时侧动探头扫查，肋间切面宜选用体积较小的探头。②呼吸运动如何配合：在背部纵切时有时肾的上极会受到肺的遮盖而不能显示，此时应嘱被检者呼吸运动配合，确保图像全面显示（呼气运动可使肺下界上移，而深吸气可使肾下移，两者均有利于肾上极的显示，可根据实际情况选用）。③肾轮廓不全如何解决：探头位置正确放置，同时配合被检者呼吸运动。④图方位识别：可根据周围脏器解剖结构特点及扫查体位识别不同切面的声像图方位。

（四）实训评价和思考

1. 分析讨论实训过程中的问题。

2. 独立完成实训报告（图示仰卧位冠状切面扫、俯卧位背部矢状切和横切面扫查的声像图表现及扫查注意事项）。

（五）实训时数

1 学时。

（周进祝　吴家祥）

泌尿系统及男性生殖系统疾病超声诊断

（一）实训目的和要求

1. 掌握　泌尿系统结石的声像图特征；前列腺增生的声像图特征。

2. 熟悉　肾盂积水超声表现及其与肾囊肿鉴别要点。

3. 了解　常见泌尿系统及男性生殖系统肿瘤的超声表现及其鉴别要点。

（二）实训设备和材料

1. 同泌尿系统及男性生殖系统的超声检查。

2.《超声检查技术》教学课件及泌尿系统及男性生殖系统疾病超声诊断多媒体视频资料。

（三）实训内容和方法

1. 教师示教实训内容及方法

（1）演示法：应用超声体模演示讲解肾囊肿、血管瘤、肾癌、肾结石等常见疾病声像图表现及特点（根据各校具体情况选用）。

（2）案例教学法：教师提前预约相关泌尿系统及男性生殖系统疾病的患者，在进行泌尿系统及男性生殖系统疾病检查的同时进行示教，让学生对不同疾病声像图的表现及特点有真实感受，需注意对患者的尊重和保护，融关爱患者的理念于教学实践中。

（3）影视教学法：根据影视教学资料进行相关泌尿系统及男性生殖系统疾病超声表现讲解。

2. 学生分组上机操作实践

（1）同学之间相互扫查，观察正常泌尿系统及男性生殖系统声像图特征并与病变的声像图改变比较。

（2）播放《超声检查技术》教材课件、多媒体教学 VCD 资料片，识别泌尿系统结石、肾盂积水、前列腺增生及泌尿系统及男性生殖系统肿瘤等不同疾病的声像图表现。

（3）思考诊断肾盂分离的标准测量切面以何处为宜；肾内强回声,伴后方声影需与哪些疾病鉴别；膀胱肿瘤扫查时肿瘤附着处膀胱壁的连续性和完整性、肿瘤对膀胱周围脏器侵犯的情况在估测肿瘤分期中的价值；前列腺增生的好发病部位、径线测量的注意事项,内外腺比例的测量在前列腺增生诊断中的价值。

3. 教师巡回辅导纠错、答疑　在同学相互检查的过程中进行巡视,及时发现检查操作手法、标准切面识别方面的问题及错误,并讲解纠正。解答学生在影视教学资料片观看过程中及教师为相关泌尿系统及男性生殖系统疾病患者进行检查时的问题。

（四）实训评价和思考

1. 分析讨论实训过程中的问题,自评达到的预期实训目的和要求。

2. 独立完成实训报告(叙述肾结石、肾盂积水、前列腺增生的声像图表现与鉴别要点)。

3. 教师针对学生操作过程中所存在的问题及原因和实训报告中的共性问题择机点评,提出改进的办法和措施。

（五）实训时数

2 学时。

（周进祝　吴家祥）

第十二章 腹膜后间隙与肾上腺超声检查

一、学习目标

1. 掌握 腹膜后间隙与肾上腺超声扫查的常用途径;腹膜后间隙与肾上腺的正常超声表现。
2. 熟悉 肾上腺常见疾病的超声表现与鉴别诊断。
3. 了解 腹膜后间隙常见疾病的超声表现与鉴别诊断。

二、教学重点

1. 腹膜后间隙与肾上腺解剖。
2. 腹膜后间隙扫查方法。
3. 肾上腺扫查方法。

三、教学难点

1. 腹膜后间隙常见疾病的超声表现与鉴别诊断。
2. 肾上腺常见疾病的超声表现与鉴别诊断。

四、学习指南

(一)课前学习

1. 预习教材中相关内容,了解知识的前后关系和内在联系,对所学知识有一个初步认识,提高课堂的听课效率。

2. 对本章节在学习中要用到的基础知识(比如解剖、病理、生理等),课前要进行复习,为本章节超声知识学习打好基础。

(二)课中学习

1. 学习方法 见第五章。

2. 学习重点

(1)腹膜后间隙与肾上腺解剖概要:腹膜后间隙的概念、分部;肾上腺的位置与毗邻。

(2)腹膜后间隙与肾上腺的扫查方法和途径:腹膜后间隙与肾上腺超声检查前准备、扫查体位与途径;间接定位腹膜后间隙的常用切面,即经腹主动脉长轴切面、经胰腺长轴切面、经肾门横切面;右肾上腺区于右肾上极内上方、下腔静脉的后方、膈肌脚前方及肝右叶内后侧间;左肾上腺区于左肾上极内上方、胰尾后上、腹主动脉外侧间。

(3)腹膜后间隙与肾上腺正常超声表现:腹膜后间隙的间接推断;胎儿及婴幼儿的正常肾

上腺超声声像图表现;利用界标对成人肾上腺区的准确推断。

（4）淋巴瘤:多为恶性。为了全面评价淋巴瘤累及范围,除了扫查腹主动脉与下腔静脉旁,还需扫查受累及的其他区域,常见于肠系膜区、胰腺周围和脾门处等。

（5）脂肪肉瘤:约1/3源于肾周脂肪,依脂肪含量及分布不同,回声也不同。

（6）继发性腹膜后肿瘤:大部分腹膜后转移瘤是转移至淋巴结,转移至肾上腺不多见,少数可转移至肾及胰腺。转移瘤回声常低于肾周脂肪回声。

（7）肾上腺皮质增生:引起肾上腺皮质增生的原因很多,由肾上腺皮质增生产生的临床表现也很复杂。有时从功能上判断有肾上腺皮质增生,但双侧肾上腺大小正常,所以判断肾上腺皮质是否有增生,主要基于临床生化检测,而不是单纯依靠形态学标准。当然双侧肾上腺有明显增大,需首先考虑增生可能,并建议相关生化检测。

（8）肾上腺皮质腺瘤:根据有无功能亢进分为两种。无功能亢进腺瘤最常见,瘤体一般较小,很少有包膜且没有邻近皮质的萎缩。超声在鉴别腺瘤原发与转移上不甚容易,必要时需行CT或MRI进一步检查。

（9）嗜铬细胞瘤:嗜铬细胞瘤大部分为良性,且临床表现差异很大,临床上最常见的特征是特有的阵发性高血压。超声技术主要是明确肿物的部位,确定诊断需进行儿茶酚胺及其代谢产物的检测。必要时,还需行其他部位扫查,以排除异位嗜铬细胞瘤的存在。

（三）课后学习

1. 对本章节所学过的内容进行梳理和总结,加深对概念和机制的理解、记忆,形成一个完整的知识链,并将所学知识牢记心中。

2. 独立认真完成课后作业。

3. 可通过在线精品课程、慕课、微课、网络、图书等,对本章节知识相关新进展、新技术进行进一步拓展和深化。

五、教学内容

（一）腹膜后间隙与肾上腺超声检查基础

1. 腹膜后间隙与肾上腺解剖概要

（1）腹膜后间隙借助于肾被膜中最致密的部分肾筋膜分为三部分:肾旁前间隙,肾旁后间隙及肾周间隙。

（2）肾上腺在肾周间隙,并且位于肾上极的内上方,与肾之间有疏松的纤维结缔组织。

2. 腹膜后间隙与肾上腺的扫查方法和途径

（1）扫查前准备:检查应在空腹条件下进行。探头适当加压,以驱除胃肠道内容物,减少胃肠内容物尤其是气体的干扰。若行肠道准备如排便、清洁灌肠或适量饮水后检查,效果更佳。

（2）扫查体位:常规采取仰卧位,必要时采取侧卧位、半卧位、俯卧位、立位或胸膝卧位等。

（3）腹膜后间隙扫查方法与标准切面:腹膜后间隙为一潜在的腔隙,超声无法直接显示,只能依靠腹膜后脏器和血管进行间接定位。常用的切面有三个:

1）经腹主动脉长轴切面,该切面显示肝左叶及其后方的腹主动脉长轴。腹主动脉所在的部位相当于肾周间隙。腹腔动脉、肠系膜上动脉、十二指肠水平部和胰体位于肾旁前间隙内。

2）经胰腺长轴切面,此切面为胰腺、十二指肠降部、胆总管下段、门静脉、脾静脉和肠系膜上动脉所占据的区域,相当于肾旁前间隙。

3）经肾门横切面,该切面主要显示肾、肾门部结构及下腔静脉等,它们均位于肾周间隙。

（4）肾上腺扫查方法与标准切面:胎儿及婴幼儿肾上腺易于显示,皮髓质分界清楚;成人大多无法清楚显示正常肾上腺,通常借助毗邻结构定位肾上腺区域和判断肾上腺病变。

1)右肾上腺探测以肝和右肾为声窗做斜冠状切面扫查,于右肾上极内上方、下腔静脉的后方、膈肌脚前方及肝右叶内后侧间寻找右肾上腺或为右肾上腺的存在区域。

2)左肾上腺扫查,以脾和左肾为声窗做斜冠状切面扫查,于左肾上极内上方、胰尾后上、腹主动脉外侧寻找左肾上腺或左肾上腺的存在区域。

3.腹膜后间隙与肾上腺正常超声表现与测值

(1)腹膜后间隙:腹膜后间隙为一潜在的腔隙,且位置深在,正常状态下超声不易显示,在声像图上只能通过腹膜后脏器、大血管等作为解剖标志来推断相应的间隙和病变的来源。

(2)肾上腺:胎儿及婴幼儿的正常肾上腺在超声图像上显示清晰,皮髓质分界清楚,并且髓质呈均匀条带状高回声,周围被均匀条带状低回声皮质环绕。成人肾上腺体积较胎儿及婴幼儿相对变小,回声增高,皮髓质分界不清,且受肾周围脂肪组织回声的影响,致其在超声图像上不易显示,故需借助于肾上极、下腔静脉、腹主动脉、胰尾等界标定位肾上腺区。在斜冠状切面和横切面显示肾上腺的最大长径与厚径,并进行测量。正常肾上腺的长径<30mm,厚径<10mm。

(二)腹膜后常见疾病超声诊断

1.淋巴瘤　多为恶性。常于腹膜后大血管周围见大小不等的圆形或卵圆形低回声结节,边界清晰,内部回声均匀,后方回声无衰减或增强,多个结节融合时呈分叶状或团块状,融合界限清晰。

2.脂肪肉瘤　多表现为不规则的高回声区,当发生出血或坏死时,内部可见低回声区或无回声区,甚至整体表现为不规则的杂乱回声团。

3.继发性腹膜后肿瘤　继发性腹膜后肿瘤以腹膜后转移性肿大淋巴结最为多见。常表现为聚集成团的低回声结节位于脊柱、腹膜后大血管前方或周围,大小不一,呈分叶状,融合界限不清,内部回声较均匀,彩色多普勒超声可显示从周边伸入淋巴结内的杂乱血流信号。

(三)肾上腺常见疾病超声诊断

1.肾上腺皮质增生　皮质增生多为双侧性,表现为肾上腺体积弥漫性均匀性增大,形态饱满,与周围组织界限清;结节性增生时可于增大的肾上腺内发现小的低回声结节,结节边界不够清楚,缺乏球体感。

2.肾上腺皮质腺瘤　肾上腺皮质腺瘤一般较小,多为单侧发生,呈圆形或椭圆形低回声肿物,内部回声均匀,包膜完整,边界清楚。功能性皮质腺瘤者对侧肾上腺萎缩,不易显示;而无功能性皮质腺瘤者对侧肾上腺正常,但有时两者的声像图不易鉴别。

3.嗜铬细胞瘤　肿瘤呈圆形或椭圆形,内部呈中等回声,边界清楚。当肿瘤内部有出血、坏死或液化时,内部回声不均匀。恶性嗜铬细胞瘤体积较大,肿瘤内常见不规则囊性回声区,因肿瘤供血不足出现坏死所致;有肝内转移时肝内见圆形或椭圆形的低回声肿块,边界清晰。

六、知识拓展

1.腹膜后恶性肿瘤病灶内的血流灌注量大,流速快,恶性肿瘤内超声对比剂充盈表现为进入快,衰减时间较长,肿瘤的最大强化远大于良性肿瘤;恶性腹膜后肿瘤其对比剂进入方式从内部开始向周边扩展的中央型较多,良性腹膜后肿瘤其对比剂进入方式从病灶周边开始向内部扩展的周边型较多;恶性腹膜后肿瘤的对比剂灌注缺损发生率较良性腹膜后肿瘤高。

2.超声对嗜铬细胞瘤的诊断准确率高,而且无创伤,可作为首选检查方法。CT扫描除能对肿瘤进行定位和测量大小外,还可根据肿瘤边界等情况,判断其是否浸润、转移等。超声和CT扫描对1cm以上肿瘤均可准确定位,对1cm以下的肿瘤超声和CT诊断有一定的困难,需结合其他检查综合分析,如^{131}I-间碘苯甲基胍(^{131}I-MIBG)造影。其原理是 MIBG 在化学结构上类似去甲肾上腺素,能被肾上腺髓质和嗜铬细胞瘤摄取,故对嗜铬细胞瘤检查有特异性,能鉴别肾上腺或肾上腺以外其他部位的肿瘤是否为嗜铬细胞瘤,对嗜铬细胞瘤的诊断及定位提供了特异性和准确率均较高的方法。

七、案例分析

1. 临床资料 患者,男,58 岁,血尿 2 个月入院。发现高血压 1 年,口服降压药效果不佳,常于排尿后出现心慌、头晕,超声检查:双侧肾上腺区、肾、输尿管无异常,膀胱内尿液充盈良好,膀胱内后壁壁内见一等回声结节,近圆形,大小 1.5cm×2.0cm,CDFI 示内有较丰富动静脉血流信号,局部膀胱黏膜隆起,表面光滑连续。根据上述资料作出初步判断,并说出判断依据。

2. 超声提示 异位嗜铬细胞瘤。

3. 分析点评

(1) 判断本病时要将临床表现与超声所见结合起来进行综合分析与判断。

(2) 判断依据:①患者,男,58 岁,血尿 2 个月,高血压 1 年,口服降压药效果不佳,排尿后出现心慌、头晕。②超声检查显示膀胱内后壁壁内见一等回声结节,近圆形,内有较丰富动静脉血流信号,局部膀胱黏膜隆起,表面光滑连续;双侧肾上腺区未见异常。

八、目标检测

(一)单项选择题

1. 腹膜后肿瘤**不会**出现的超声表现有:

    A. 输尿管受压扩张 　　　　　　　　B. 腹主动脉迂曲

    C. 下腔静脉被包裹 　　　　　　　　D. 肠管回声在其下方漂过

    E. 胰腺向上移位

2. 腹膜后肿瘤的特点描述**错误**的是:

    A. 肿瘤位置常固定 　　　　　　　　B. 肿瘤不随呼吸上下移动

    C. 肿瘤位置深,常紧贴脊柱前缘 　　D. 肿瘤常压迫腹膜后大血管

    E. 原发性肿瘤多见

3. 下列哪种器官**不在**腹膜后走行:

    A. 肾 　　　　　　　B. 肾上腺 　　　　　　　C. 胰腺

    D. 胃 　　　　　　　E. 十二指肠降部和下部

4. 关于肿瘤"悬吊"征描述正确的是:

    A. 肘膝卧位时,肿瘤不易向腹侧移动 　　B. 站立位时,肿瘤不易向足侧移动

    C. 左侧卧位时,肿瘤不易向左侧移动 　　D. 右侧卧位时,肿瘤不易向右侧移动

    E. 肿瘤不能发生任何移动

5. 行腹膜后超声检查时,通常**不需要**的准备有:

    A. 检查前应空腹 　　B. 必要时可以适量饮水 　　C. 应嘱患者憋尿

    D. 需要时可以给予泻药 　　E. 探头可以适当加压

(二)多项选择题

1. 下列病变,声像图中可出现球体感的是:

    A. 肾上腺皮质增生 　　B. 肾上腺腺瘤 　　　　　C. 肾上腺腺癌

    D. 肾上腺嗜铬细胞瘤 　　E. 肾血管平滑肌脂肪瘤

2. 超声对肾上腺的观察,局限性有:
   A. 肥胖患者肾上腺显示率低
   B. 左侧肾上腺显示率低于右侧
   C. 肝硬化及脂肪肝都可影响右侧肾上腺包块的检出
   D. 对肾上腺皮质增生的检出率低
   E. 婴幼儿患者肾上腺疾病检出率偏低
3. 关于嗜铬细胞瘤的描述正确的是:
   A. 90%为单侧　　　　B. 右侧多见　　　　C. 高血压为其主要表现
   D. 多见于脊柱两侧　　E. 常呈圆形或椭圆形
4. 脾静脉可作为胰腺肿物和腹膜后肿物的界标,即腹膜后肿物常**不会**出现脾静脉:
   A. 向前移位　　　　B. 向后移位　　　　C. 向左移位
   D. 向右移位　　　　E. 向下移位
5. 转移性淋巴结肿大与炎性淋巴结的鉴别点需考虑:
   A. 病史　　　　B. 淋巴门结构　　　　C. 是否后伴声影
   D. 形态　　　　E. 内部血管走行

九、参考答案

(一) 单项选择题
1. D　　2. E　　3. D　　4. A　　5. C

(二) 多项选择题
1. BCD　　2. ABCD　　3. ABCDE　　4. BCDE　　5. ABDE

附：主教材正文思考题及参考答案

1. 说出腹膜后间隙的概念及其分部。

答:腹膜后间隙是指壁腹膜的后部与腹内筋膜的后部之间及壁腹膜与髂筋膜之间的腔隙,且两者相通。通常借助于肾筋膜分为三部分,即肾旁前间隙、肾旁后间隙及肾周间隙。

2. 确定腹膜后间隙的常用超声切面有哪些?

答:经腹主动脉长轴切面、经胰腺长轴切面、经肾门横切面。

3. 说出确定肾上腺区域的常用界标。

答:右肾上腺区的界标为右肾、下腔静脉、膈肌脚、肝右叶,常于右肾上极内上方、下腔静脉的后方、膈肌脚前方及肝右叶内后侧间寻找右肾上腺或为右肾上腺的存在区域。左肾上腺区的界标为左肾、胰尾、腹主动脉,常于左肾上极内上方、胰尾后上、腹主动脉外侧寻找左肾上腺或为左肾上腺的存在区域。

4. 腹膜后肿瘤定位的常用特征有哪些?

答:(1) 脾静脉:可作为胰腺肿物和腹膜后肿物的界标,腹膜后肿物常使脾静脉向前移位,而胰腺肿物常使脾静脉向后移位。

(2) 腹膜后器官或结构的移位:腹膜后肿物可使胰腺和肾向前移位,使腹主动脉、下腔静脉和髂血管向前及侧方移位,使升结肠、降结肠向前或前内侧移位。

(3) 腹膜后大血管后方或其周围的肿瘤可确认为腹膜后肿瘤。

(4) 肿瘤"悬吊"征:用于中等大小的肿瘤定位。受检者肘膝卧位,在腹侧扫查,腹腔肿瘤多因重力作用压向腹壁,腹膜后肿瘤受后腹膜限制不能向腹侧移动,此为肿瘤"悬吊"征阳性。

(5) 包绕现象:当腹主动脉、下腔静脉、肾和胰腺等腹膜后结构或脏器部分或全部被肿瘤包绕,提示肿物来源于腹膜后。

（李素和　吕国荣）

十、实训指导

腹膜后间隙及肾上腺超声检查

（一）实训目的和要求

1. 掌握　腹膜后间隙及肾上腺的扫查前准备、扫查体位、扫查途径及扫查方法。

2. 熟悉　各扫查途径中标准切面的声像图表现及重要结构的识别。

3. 了解　扫查时超声诊断仪的调节。

（二）实训设备和材料

1. 超声实训室。

2. 超声诊断仪。

3. 超声医用耦合剂。

4. 卫生纸。

（三）实训内容和方法

1. 教师示教实训内容及方法

（1）演示法:选择志愿者作为患者,教师演示讲解腹膜后间隙及肾上腺区的扫查方法、注意事项。

（2）操作法:结合超声诊断仪的使用,讲解从不同途径扫查各标准切面声像图的步骤及方法,让学生对各标准切面声像图的表现及特点有一定的真实感受,理解腹膜后间隙及肾上腺区的超声扫查注意事项及操作规程。

2. 学生分组上机操作实践

（1）学生分组进行角色扮演,分别扮演医生和患者,进行扫查前简单交流后上机操作。

（2）操作按以下步骤进行

1）经腹主动脉长轴切面:探头于剑突下偏左纵切,显示肝左叶及其后方的腹主动脉长轴。明白腹主动脉所在的部位相当于肾周间隙,腹腔动脉、肠系膜上动脉、十二指肠水平部和胰体位于肾旁前间隙内。

2）经胰腺长轴切面:上腹部探头正中横切,与胰腺长轴平行,主要显示胰头、胰体、部分胰尾、脾静脉、肠系膜上静脉、肠系膜上动脉、门静脉等,明白该区域相当于肾旁前间隙。

3）经肾门横切面:探头横置于腹部腰区,适度按压,主要显示肾、肾门部结构及下腔静脉等,它们均位于肾周间隙。

4）右肾上腺扫查:探头置于右腋前线或腋后线与腋中线第9~11肋间,以肝和右肾为声窗做斜冠状切面扫查,于右肾上极内上方、下腔静脉的后方、膈肌脚前方及肝右叶内后侧间寻找右肾上腺或为右肾上腺的存在区域。

5）左肾上腺扫查:探头置于左腋中线与腋后线之间第8~10肋间,以脾和左肾为声窗做斜冠状切面扫查,于左肾上极内上方、胰尾后上、腹主动脉外侧寻找左肾上腺或为左肾上腺的存在区域。

（3）操作过程中,体会操作技法,感受操作过程中图像变化与操作技能的关系。

3. 教师巡回辅导纠错、答疑　在学生上机操作时教师及时进行指导,指出学生在操作过程中所出现的问题和错误,使学生真正掌握正确的操作方法和技巧。

(四)实训评价和思考

1. 评价本次实训课的感受,自评达到了哪些预期的实训目的和要求。

2. 独立完成实训报告(描述出腹膜后间隙超声扫查的常用扫查切面及其显示的重要结构、双侧肾上腺区定位界标的识别)。

3. 教师针对学生操作过程中所存在的问题及原因和实训报告中的共性问题择机点评,提出改进的办法和措施。

(五)实训时数

1学时。

(周进祝 李素和 吕国荣)

第十三章　妇科超声检查

一、学习目标

1. 掌握　子宫、附件经腹部扫查前准备及注意事项;子宫、附件经阴道扫查前准备及注意事项;正常子宫、卵巢的超声表现。
2. 熟悉　子宫肌瘤声像图特点及其鉴别诊断要点。
3. 了解　子宫内膜异位症超声表现及其鉴别诊断要点。

二、教学重点

1. 子宫、附件解剖结构。
2. 子宫、卵巢常用扫查方法与切面。
3. 子宫、卵巢的图像识别。

三、教学难点

1. 子宫的构成与分区。
2. 经阴道超声的扫查技巧。
3. 子宫肌瘤的声像图特点。
4. 子宫内膜异位症超声声像图特征。

四、学习指南

1. 卵巢虽然位于子宫两侧,但其位置变异较大,肥胖或有腹部手术史者更难显示,须采用多切面、大范围的扫查,必要时对已婚者采取阴道检查与腹部检查相结合的方法,才能提高其显示率。
2. 子宫体部分为宫体、宫底、宫角,宫腔与颈管交界处存在子宫峡部。认识子宫的分部,是对阳性发现进行定位描述的基础。
3. 临床症状及实验室检查对妇科疾病的诊断具有重要参考价值。
4. 超声阴性结果不能除外妇科疾病,特别是对腹部超声不能憋尿者、盆腔肿块较小或病变早期、剖宫产等盆腔手术致解剖位置改变、肥胖、检查不配合等患者,应建议做 MRI 等优于超声的影像学检查或短期随访。
5. 子宫肌瘤生长到一定阶段可能从原有的位置向其他位置生长,导致定位困难,也应建议MRI 进一步检查以确定诊断。
6. 子宫肌瘤为最常见的子宫良性肿块,超声对其病理性质的判断基于其常见性及其声像图特征,不排除其他来源的子宫肿瘤。

7. 某些生理周期中出现特定的卵巢肿块,需要月经后随访才能做出有无肿瘤的判断。而卵巢肿瘤组织来源多样,病理结构复杂,依据声像图可以对某些特定的卵巢肿瘤做出病理性质的大概估计,但准确性有限。确诊依靠术后的病理诊断。

8. 子宫内膜异位症为一类特殊的妇科疾病,可发生于子宫上形成比较局限的病灶或弥散分布的病灶,或发生于卵巢上形成巧克力样囊肿。但位于盆腔深部的内膜异位结节受病灶位置、形态、大小等诸多因素影响,超声无阳性发现并不代表无病灶存在。

五、教学内容

1. 子宫　是女性盆腔内的主要生殖器官之一,具有孕育胚胎、胎儿和产生月经的重要功能,由子宫体与子宫颈组成。正常子宫为盆腔间位器官,前方有肠管遮挡,超声无法直接显示,经腹部检查需要充盈膀胱,经阴道检查则需排空膀胱。子宫测量常用两个切面:①正中矢状切面(纵切面)。②横切面。

2. 子宫的位置　一般位于盆腔中央,可以偏左或偏右。可以根据其特征性的外形进行辨认,声像图由其解剖特点决定。生育期,子宫内膜的形态与厚度随月经周期变化。

3. 卵巢　是位于女性盆腔内的主要生殖器官之一,具有内分泌功能与生殖功能。正常卵巢超声无法直接显示,与检查子宫同样需要充盈膀胱(腹部检查)或排空膀胱(阴道检查)。卵巢测量常用两个切面:即相互垂直的最大纵切面与横切面。

4. 卵巢的位置　正常卵巢左右各一,位于盆腔内子宫的两侧、髂血管内侧,检查卵巢较检查子宫需要更大范围的扫查,子宫及髂血管可作为参照物。声像图特点与其解剖结构以及月经的周期性变化有关。

5. 认识子宫与卵巢扫查的方法及操作要点。

6. 妇科常见疾病子宫肌瘤、子宫内膜异位症的诊断及鉴别诊断。

7. 妇科常见卵巢肿瘤的诊断及鉴别诊断。

六、知识拓展

子宫输卵管声学造影检查:对盆腔肿块与子宫、输卵管关系不清,或需了解不孕症患者输卵管通畅情况时,即可采用本法。造影步骤如下:①被检者取膀胱截石位,先行超声观察子宫、盆腔肿块情况。②常规消毒外阴及阴道,铺无菌巾后,用窥阴器扩张阴道,用1%苯扎溴铵消毒宫颈及穹窿部。③用子宫颈钳固定宫颈前唇,在超声监视下将探针插入宫腔,并计测其深度。④用生理盐水灌冲宫颈管证实通畅后,用注射器抽吸1.5%过氧化氢10ml缓慢注入宫腔,输卵管造影时,宜再注入1.5%过氧化氢10ml。由于对比剂在宫腔内产生微气泡强回声,故超声易于识别对比剂到达的部位,从而了解肿块与宫腔的关系以及输卵管通畅情况。

七、案例分析

(一)案例分析一

1. 临床资料　患者,女性,17岁,下腹周期性隐痛4年,无月经。查体:下腹压痛,腹软。超声检查:盆腔中部内一个"葫芦形"囊性包块,大小约7cm×4cm,边界清晰,内可见密集点状弱回声。

2. 超声提示　处女膜闭锁。

3. 分析点评

（1）判断本病时要将临床表现与超声所见结合起来进行综合分析与判断。

（2）判断依据：①患者为17岁的女性，处于青春期，生理情况下应有月经初潮。②超声检查显示盆腔中部内一个"葫芦形"囊性包块，内可见密集点状弱回声。

（二）案例分析二

1. 临床资料 患者，女性，38岁，痛经进行性加重1年，妇科检查：腹软，子宫如孕2月大小。超声检查：子宫增大，内部回声不均匀，肌层回声呈点状增粗、增强。

2. 超声提示 子宫腺肌病。

3. 分析点评

（1）诊断本病时要将临床表现与超声所见结合起来进行综合分析与判断。

（2）诊断依据：①子宫增大。②超声检查显示内部回声不均匀，肌层回声呈点状增粗、增强。

八、目标检测

（一）单项选择题

1. 在盆腔内子宫、膀胱、直肠的解剖关系是：

    A. 子宫在前、膀胱在中、直肠在后   B. 子宫在前、直肠在中、膀胱在后

    C. 膀胱在前、子宫在中、直肠在后   D. 膀胱在前、直肠在中、子宫在后

    E. 直肠在前、膀胱在中、子宫在后

2. 子宫的峡部位于：

    A. 子宫体与子宫底之间   B. 子宫底与子宫角之间

    C. 子宫体与子宫颈之间   D. 子宫解剖学内口与组织学内口之间

    E. 子宫角与输卵管之间

3. 经腹部超声观察子宫，要求膀胱充盈达到：

    A. 300~400ml   B. 400~500ml   C. 500~600ml

    D. 600~700ml   E. 700~800ml

4. 正常子宫内膜超声显示增厚呈梭形，表示内膜处于：

    A. 修复期   B. 增殖期   C. 分泌期

    D. 月经期   E. 月经前期

5. 根据宫腔线与颈管线的夹角大小，超声一般将子宫分为：

    A. 前位子宫和后位子宫   B. 前位子宫和中位子宫

    C. 中前位子宫和中后位子宫   D. 前屈位子宫和后屈位子宫

    E. 前位子宫、中位子宫、后位子宫

6. 可作为卵巢定位标志的是：

    A. 输卵管   B. 子宫底   C. 子宫角

    D. 髂外动脉   E. 髂内动脉

7. 卵泡早期子宫内膜的典型超声形态特征是：

    A. 线状弱回声   B. 线状低回声   C. 线状中等回声

    D. 线状高回声   E. 线状强回声

8. 为黄体晚期子宫内膜的典型超声形态特征的是：

    A. 梭状弱回声   B. 梭状低回声   C. 梭状中等回声

    D. 梭状高回声   E. 梭状强回声

9. 子宫内膜异位到子宫肌层称为:

    A. 巧克力囊肿   B. 子宫内膜癌   C. 子宫腺肌病

    D. 子宫肌瘤   E. 盆腔炎性病变

10. 关于子宫肌瘤,**错误**的是:

    A. 是妇科最常见的良性肿瘤   B. 由子宫平滑肌组织增生而成

    C. 多见于 30~50 岁生育年龄妇女   D. 一般都有症状

    E. 一般都无或很少有症状

11. 关于子宫肌瘤的彩超特征,**错误**的是:

    A. 彩色血流可见于肌瘤表面或内部

    B. 彩色血流可呈星点状、繁星点状、短条状

    C. 彩色血流可呈半环状、环状

    D. 多普勒血流指数变化可反映肌瘤的血供状态

    E. 多普勒血流指数变化可作为判断肌瘤变性的依据

12. 关于肌瘤变性,**错误**的是:

    A. 是指肌瘤在组织学上失去原有典型结构

    B. 包括肌瘤恶性变

    C. 肌瘤边界不清

    D. 肌瘤内部回声不均或紊乱

    E. 通过声像图的改变在术前诊断肌瘤变性并无困难

13. 关于妊娠滋养细胞肿瘤,正确的是:

    A. 一般指葡萄胎和侵蚀性葡萄胎

    B. 来源于胎盘滋养细胞

    C. 超声无法区分葡萄胎和侵蚀性葡萄胎

    D. 葡萄胎与侵蚀性葡萄胎的鉴别要点是病理上有无绒毛存在

    E. 绒毛膜癌组织学检查可见绒毛形成

14. 关于子宫内膜癌,正确的是:

    A. 又称子宫体癌   B. 是指发生于子宫体的恶性肿瘤

    C. 鳞癌多见   D. 为比较少见的女性生殖器肿瘤

    E. 多见于育龄妇女

15. 患者女性,38 岁,自诉下腹部隐痛。超声检查:子宫后壁局限性隆起,局部可见类圆形的低回声均质区,边缘清楚。应诊断为:

    A. 子宫腺肌瘤   B. 子宫肌瘤   C. 子宫体癌

    D. 子宫颈癌   E. 子宫内膜息肉

16. 患者女性,周期性下腹部疼痛,无发热,超声检查显示引道明显扩张,内有无回声区,无回声区内可见漂动的点状回声,应考虑:

    A. 盆腔脓肿   B. 盆腔包裹性积液   C. 膀胱憩室

    D. 处女膜闭锁   E. 宫腔积液

17. 患者女性,28 岁,自诉月经量增多,伴经痛,且逐渐加剧,超声检查显示子宫左侧可见形态不规则的无回声区,壁厚,大小为 5.4cm×6.8cm,无回声区内显示有散在的点状回声,应考虑:

    A. 左侧卵巢巧克力囊肿   B. 左侧卵巢浆液性囊腺瘤   C. 多囊卵巢

    D. 左侧卵巢囊性畸胎瘤   E. 左侧卵巢黄素囊肿

18. 患者女性,25 岁,临床无症状,婚前检查时,超声发现右侧附件处一 4.0cm×4.6cm 无回声区,边缘清楚,内被一水平线分成两部分,上部分呈均匀的高回声区,下部分呈无回声区,应诊断:

    A. 右侧卵巢巧克力囊肿　　　　　　　　　B. 右侧卵巢浆液性囊腺瘤

    C. 右侧卵巢黏液性囊腺瘤　　　　　　　　D. 右侧卵巢囊性畸胎瘤

    E. 右侧卵巢黄素囊肿

19. 患者女性,46 岁,自诉下腹部疼痛近一个月,右侧下腹部可触及一质地硬的肿块。超声检查可见右侧附件区 6.4cm×6.8cm 低回声区,形态不规则,边缘不规整,内部回声不均匀,可见不规则无回声区,应考虑:

    A. 右侧卵巢巧克力囊肿　　　B. 右侧卵巢浆液性囊腺瘤　　　C. 右侧卵巢纤维瘤

    D. 右侧卵巢囊性畸胎瘤　　　E. 右侧卵巢癌

(二)多项选择题

1. 女性内生殖器包括:

    A. 子宫　　　　　　　　　　B. 卵巢　　　　　　　　　　C. 阴道

    D. 输卵管　　　　　　　　　E. 阔韧带

2. 子宫壁的组成由:

    A. 浆膜层　　　　　　　　　B. 肌层　　　　　　　　　　C. 结缔组织层

    D. 黏膜层　　　　　　　　　E. 间质组织层

3. 输卵管的组成由:

    A. 间质部　　　　　　　　　B. 峡部　　　　　　　　　　C. 壶腹部

    D. 角部　　　　　　　　　　E. 伞部

4. 以下哪项是成熟卵泡的超声表现:

    A. 卵泡直径 17~24mm　　　　　　　　　B. 呈饱满的圆形或椭圆形无回声区

    C. 卵泡的位置偏于卵巢的表面　　　　　　D. 无回声的卵泡皱缩

    E. 壁薄而清晰

5. 为卵巢瘤样病变而非真性肿瘤的是:

    A. 卵泡囊肿　　　　　　　　B. 黄体囊肿　　　　　　　　C. 卵巢畸胎瘤

    D. 多囊卵巢　　　　　　　　E. 卵巢内膜样囊肿

6. 构成卵巢的组织结构有:

    A. 卵巢包膜　　　　　　　　B. 表面上皮　　　　　　　　C. 卵巢白膜

    D. 卵巢组织　　　　　　　　E. 卵巢髓质

7. 属于较常见的肌瘤变性的是:

    A. 玻璃样变　　　　　　　　B. 囊性变　　　　　　　　　C. 红色变性

    D. 肉瘤样变　　　　　　　　E. 钙化

8. 符合子宫肌瘤的超声表现的是:

    A. 肌瘤位于肌壁间且较小时,子宫可正常大小

    B. 肌瘤位于肌壁间且较小时,子宫形态无明显改变

    C. 肌瘤突向浆膜下时,子宫形态不规则

    D. 肌瘤突向黏膜下时,子宫正常大小或饱满

    E. 肌瘤一般表现为中低回声

9. 符合子宫腺肌病的超声表现的是:

    A. 子宫不均匀性增大　　　　　　　　　　B. 子宫形态可呈球形

C. 子宫肌层回声增高,呈不均匀粗颗粒状　　　D. 局限性腺肌病包膜清晰

E. 彩超对诊断有帮助

10. 符合卵巢肿瘤的声像图特征的是:

A. 单房性囊肿　　　　　　B. 多房性囊肿　　　　　　C. 囊实混合性肿块

D. 实性肿块　　　　　　　E. 实质不均质肿块

九、参考答案

(一) 单项选择题

1. C　　2. D　　3. C　　4. C　　5. E　　6. E　　7. C　　8. D　　9. C　　10. D

11. E　　12. E　　13. B　　14. A　　15. B　　16. D　　17. A　　18. D　　19. E

(二) 多项选择题

1. ABCD　　2. ABD　　3. ABCE　　4. ABCE　　5. ABDE　　6. BCD

7. ABCDE　　8. ABCDE　　9. BC　　10. ABCDE

附: 主教材正文思考题及参考答案

1. 超声检查子宫附件可以经哪些途径?检查前准备有何不同?

答:(1) 检查途径:经腹部、经阴道、经直肠、经会阴、经宫腔。

(2) 检查前准备:经腹部需要充盈膀胱,需提前喝水或进行膀胱充水;经阴道及经直肠无须充盈膀胱,需排空膀胱;经会阴无特殊准备,膀胱可保留少量尿液;经宫腔检查为宫腔内操作,不仅需要排空膀胱,而且需要在手术室进行,严格执行无菌操作。

2. 不同的妇科超声检查方法分别适用于哪些情况?

答:(1) 经腹部超声检查:适用于所有案例,特别是需要总体观察子宫附件情况时,以及需要排除高位置的肿块时。

(2) 经阴道超声检查:适用于了解局部的细节,如后位及前位子宫,子宫后方的肿块。

(3) 经直肠超声检查:替代经阴道超声检查,更适用于了解后位子宫及子宫后方肿块。

(4) 经会阴超声检查:适用于了解下生殖道情况。

(5) 经宫腔超声检查:适用于了解宫腔及肌层的细节问题。

3. 正常子宫的超声显像有哪些特征?

答:(1) 纵切面时子宫体呈倒置的梨形,子宫颈呈圆柱体。

(2) 横切面时子宫形态随切面水平的不同而不同,在宫底部时近似倒三角形,宫体及宫颈部位均呈扁椭圆形。

(3) 子宫浆膜层呈光滑的带状强回声。

(4) 肌层呈中低回声区,内部光点均匀一致。

(5) 宫腔内内膜回声及厚度随月经周期的变化而变化。

(6) 子宫颈的回声较宫体略高,颈管回声呈条状高回声或强回声。

4. 正常卵巢的超声显像有哪些特征?

答:(1) 正常卵巢位于双侧宫角的外侧下方或上方、髂血管的内侧,大小约 40mm×30mm×20mm,呈椭圆形。

(2) 卵巢表面的表面上皮及白质呈光滑的线状回声,皮层内卵泡呈大小不等的无回声区,中央部分髓质呈中低回声区。

(3) 卵巢的总体回声受卵巢内卵泡分布、大小、数目的影响,随月经周期的变化而变化。

5. 简述子宫肌瘤与子宫腺肌病的鉴别诊断要点。

答:(1) 共同点:子宫增大,形态可不规则,内部回声不均匀,局部有回声改变,宫腔线有可能偏移。

(2) 不同点:子宫肌瘤一般包膜清晰,可见一个或多个,回声与正常肌层明显不同;子宫腺肌病一般呈球形增大,但病程长病变严重时,可不规则增大,肌层内病变区包膜不清晰、范围较难界定。肌瘤的表面与内部常常可见彩色血流,腺肌病局部彩色血流不明显。

6. 简述良恶性卵巢肿瘤的鉴别诊断要点。

答:从以下几个方面进行鉴别:肿块的物理性质、肿瘤壁的厚薄以及是否均匀、内部回声多少及是否杂乱、分隔的有无及分隔的厚度、有无伴发的腹水、肿块在随访过程中的生长速度、彩色血流分布特点以及彩色血流多普勒参数。

7. 卵巢内膜样囊肿的超声显像特征是什么?

答:(1) 单侧或双侧发病。

(2) 多呈弱回声区,典型者囊腔内有特征性的密集点状回声分布。

(3) 发病时间长时,因囊腔内反复出血而表现为部分囊液稀薄、部分囊液稠厚,囊肿内部可见液平面。

(4) 或因反复出血有新的囊腔形成而呈多房性囊肿。

(5) 偶有囊壁上少量钙化点沉积,或囊腔内斑片状、条状强回声等变化。

(刘媛媛 吴雪玲)

十、实训指导

妇科超声检查

(一)实训目的和要求

1. 掌握 子宫、附件经腹部扫查前准备及注意事项。
2. 熟悉 正常子宫、卵巢超声表现。
3. 了解 经阴道、直肠、会阴超声检查方法。

(二)实训设备和材料

1. 超声实训室。
2. 超声诊断仪。
3. 超声医用耦合剂。
4. 卫生纸。
5. 教学课件及视频资料。

(三)实训内容和方法

1. 教师示教实训内容及方法 根据各校具体情况操作。

(1) 演示法:教师应用超声体模或选择志愿者为标准化患者,演示讲解正常子宫、附件经腹部扫查的方法、标准切面、声像图表现及测量方法。

(2) 操作法:结合仪器操作及超声体模的使用,讲解扫查前准备、步骤及方法、注意事项及各标准切面声像图的表现,让学生对各标准切面声像图的表现及特点有一定的真实感受,理解正常子宫、附件经腹部超声扫查注意事项及操作规程。

(3) 影视法:播放《超声检查技术》教材课件、教学视频,了解不同扫查体位与途径(经阴道、直肠、会阴超声)超声扫查方法与标准切面的图像。

2. 学生分组上机操作实践

（1）操作实践：受检者取仰卧位，暴露下腹部。探头涂耦合剂，置于下腹正中，先行纵切探头分别向左右两侧扫查以确定子宫位置、形态、大小、回声等；再行横切，探头由下往上依次显示阴道、宫颈及宫体各段的横切面（或由上往下）。卵巢一般位于双侧宫角的外侧，扫查时可以子宫为参照物，手法同上。

（2）学生之间相互检查：熟悉探头放置位置、探头方位及标准切面的识别，体会操作技法，感受操作过程中图像变化与探测前准备条件的关系（充盈过度、充盈不足）。

（3）观察声像图特征：①纵切面时子宫体呈倒置的梨形，子宫颈呈圆柱体。子宫浆膜层呈光滑的强回声光带；肌层呈中低回声区，内部光点均匀一致；正常周期宫腔内内膜回声及厚度随月经周期的变化而变化。子宫颈的回声较宫体略高，颈管回声呈条状高回声或强回声带。②横切面时子宫形态随切面水平的不同而不同，在宫底部时近似倒三角形，宫体及宫部位均呈扁椭圆形。③正常卵巢一般可在双侧宫角的外侧下方或上方探及，位于髂血管的内侧，大小约 $4cm×3cm×2cm$，呈椭圆形。卵巢表面的表面上皮及白质呈光滑的线状回声，皮层内卵泡呈无回声区，中央部分髓质呈中低回声区。

3. 教师巡回指导纠正错误、答疑　在学生相互检查的过程中进行巡视，及时发现检查操作手法、标准切面识别方面的问题及错误，并讲解纠正，使学生在操作过程中真正掌握正确的操作方法和技巧并对图像特征有一感性认识。

（四）实训评价和思考

1. 分析讨论实训过程中的问题，自评达到的预期实训目的和要求。

2. 独立完成实训报告（描述正常子宫声像图表现及经腹部扫查前准备注意事项）。

3. 教师针对学生操作过程中所存在的问题及原因和实训报告中的共性问题择机点评，提出改进的办法和措施。

（五）实训时数

2 学时。

（周进祝　刘媛媛　吴雪玲）

妇科疾病超声诊断

（一）实训目的和要求

1. 掌握　子宫肌瘤、子宫腺肌病声像图特点及其鉴别要点。

2. 熟悉　卵巢肿瘤的特征性超声表现。

3. 了解　子宫内膜异位症超声表现及其鉴别要点。

（二）实训设备和材料

1. 超声实训室、多媒体教室。

2. 超声诊断仪。

3. 超声医用耦合剂。

4. 卫生纸。

5. 教学课件及视频资料。

（三）实训内容和方法

1. 教师示教实训内容及方法　根据各校具体情况操作。

（1）案例教学法：教师提前预约相关妇科疾病的患者，在进行相关妇科疾病检查的同时进行示教,让学生对不同疾病声像图的表现及特点有一定的真实感受,但需注意对患者的尊重和隐私保护,杜绝一切与医疗无关的检查,融关爱患者的理念于教学实践中,或选用超声体模讲解讨论。

（2）影视教学法:根据影视教学资料进行相关妇科疾病超声表现讲解。

2. 学生分组上机操作实践

（1）学生之间相互检查,观察正常子宫、附件声像图特征并与病变的声像图改变比较。

（2）播放《超声检查技术》教材课件、教学视频,识别子宫肌瘤、子宫腺肌病声像图特点并注意两者之间的鉴别,重点观察子宫的大小、形态及肌层回声,宫腔内膜线是否有偏移;认识卵巢肿瘤的特征性超声表现(卵巢大小、内部回声)并注意与低位肠道肿瘤、腹膜外肿瘤声像图表现及相鉴别的要点。

3. 教师巡回辅导纠错、答疑　在学生相互检查的过程中进行巡视,及时发现检查操作手法、标准切面识别方面的问题及错误,并讲解纠正。解答学生在教学视频观看过程中及教师为相关妇科疾病患者进行检查时的问题。

（四）实训评价和思考

1. 分析讨论实训过程中的问题,自评达到的预期的实训目的和要求。

2. 独立完成实训报告。

3. 教师针对学生操作过程中所存在的问题及原因和实训报告中的共性问题择机点评,提出改进的办法和措施。

（五）实训时数

1 学时。

（周进祝　刘媛媛　吴雪玲）

第十四章　产科超声检查

一、学习目标

1. 掌握　早期妊娠及中晚期妊娠的超声检查要点。
2. 熟悉　异位妊娠的超声表现及其鉴别诊断要点。
3. 了解　前置胎盘及胎盘早期剥离的超声表现和鉴别诊断要点。

二、教学重点

1. 妊娠分期。
2. 正常早期妊娠超声检查前的准备和扫查途径、扫查方法。
3. 正常早期妊娠的声像图识别。
4. 正常中晚期妊娠超声检查前的准备和扫查途径、扫查方法。
5. 中晚期妊娠正常声像图识别。

三、教学难点

1. 早孕早期与早孕晚期的声像图异同点。
2. 胎儿数目、绒毛膜性和羊膜性的判断。
3. 胎产式、胎方位以及胎儿左右侧的判断。
4. 正常中晚期妊娠各超声断面的声像图特征和扫查方法。
5. 各种流产类型之间的关系及鉴别诊断。
6. 早孕期宫内妊娠与宫外妊娠的鉴别。
7. 特殊部位异位妊娠的声像图特点及鉴别诊断。
8. 葡萄胎的概念及声像图特征。
9. 前置胎盘的概念、分类以及声像图特征。
10. 胎盘早期剥离的概念以及声像图特征。
11. 胎儿六大严重畸形及其声像图特征。

四、学习指南

（一）课前学习

1. 预习教材中相关内容,了解知识的前后关系和内在联系,对所学知识有一个初步认识,提高课堂的听课效率。

2. 对本章节在学习中要用到的基础知识(比如解剖、病理、生理、妇产科学等),课前要进行复习,为本章节学习打好基础。

(二)课中学习

1. 学习方法　见第五章。

2. 学习重点

(1)早期妊娠超声检查的扫查途径:早期妊娠可经腹壁或经阴道检查。经阴道超声无须提前喝水充盈膀胱、探头频率高、分辨力好,已经在临床普遍使用,并成为早期妊娠检查的首选方法,但阴道畸形患者中某些类型的畸形患者不适用。经腹壁超声检查,不仅需要提前喝水憋尿,而且充盈的膀胱使观察目标远离探头而造成图像相对不清晰,但对于部分阴道畸形患者以及部分对阴道超声检查有顾虑的受检者为可选途径。经会阴超声检查,观察区域较局限,仅作为腹部超声或阴道超声的补充。

(2)妊娠囊的声像图特征:为正常早期妊娠最早在超声下显示的结构,一般呈圆形或椭圆形,偏于宫腔一侧(偏心圆),囊壁回声增高或增强。以上特征为其与假孕囊鉴别的要点。

(3)正常中晚期妊娠超声检查的扫查途径:正常中晚期妊娠,可经腹壁进行检查,无须特殊准备。对于怀疑有子宫下段或下生殖道病变的受检者,可行阴道超声或会阴超声补充检查。但对于有出血的孕妇,应慎行阴道超声检查,必要时咨询产科医生。测量宫颈长度,以阴道超声为佳;腹部超声如果未充盈膀胱则对宫颈内口的辨认有限而准确性降低,腹部超声如过度充盈膀胱可使宫颈拉长而影响测量准确性。

(4)中晚期妊娠正常声像图特征:中晚期妊娠各超声断面是评估胎儿生长发育的重要断面,应熟悉各断面的声像图特征和探测方法,掌握经丘脑横断面、经胃泡上腹部横断面、股骨长轴断面及肱骨长轴断面的声像图特征、探查与测量。

(5)胎儿数目、绒毛膜性和羊膜性的判断:由于双胎与多胎的复杂性,胎儿数目应在超声检查的第一步确定。早孕早期(孕11周前)通过对孕囊数目、卵黄囊数目、胚芽数目的计数及其相互关系的了解,判断单胎、双胎或多胎,初步估计其绒毛膜性。早孕晚期(孕11周~13周6天),通过对胎儿数目、胎盘数目、有无"双胎峰"征象及羊膜囊分隔,判断单胎、双胎或多胎,确定绒毛膜性和羊膜性。注意不遗漏任一胎儿。对于单绒毛膜囊单羊膜囊双胎,应注意避免漏诊联体双胎。

(6)胎产式与胎方位:虽然早孕期和中孕期一般不牵涉产科处理,但胎产式与胎方位的确定,有助于正确判断胎儿左右侧,及时发现胎儿非成对脏器的侧别异常,准确定位成对脏器的侧别。晚孕期及临产后,正确判断胎方位,有助于生产方式的确定及产科处理。

(7)流产的分类及鉴别诊断:各种流产类型之间是可能相互关联或转归的,如先兆流产有可能发展为难免流产、难免流产有可能发展为不全流产或完全流产,因此应熟悉不同流产类型的临床特征和声像图特征以做出恰当的诊断。

(8)葡萄胎的鉴别诊断:葡萄胎具有典型的子宫过度增大、宫腔充满蜂窝状结构以及卵巢单侧或双侧多房性囊肿的超声表现,但当合并宫内出血时,宫腔回声紊乱、需与流产鉴别。

(9)异位妊娠的分类及鉴别诊断:异位妊娠的典型声像图表现为宫腔内未见妊娠囊、一侧附件区见混合性包块、伴或不伴盆腔积液。但早期异位妊娠附件区包块还未形成时,与宫内妊娠完全流产较难鉴别。特殊部位的异位妊娠,附件区并没有包块,孕囊或包块出现在特殊部位如宫角、颈管、子宫切口部位等,因此对于怀疑异位妊娠的受检者应全面扫查各相关部位,对于剖宫产后再次妊娠者应注意子宫切口部位有无异常回声。

(10)前置胎盘的诊断时机:由于妊娠后子宫不断长大、子宫峡部逐渐拉长形成子宫下段,因此胎盘与宫颈内口之间的位置在早孕期和中孕期是逐步变化的,一般对于胎盘前置或低置的诊断宜在孕 28 周后确立。早孕期胎盘已盖过宫颈内口者,最后成为中央性前置胎盘的可能性较大,需加强随访与观察。

（11）胎盘早期剥离的概念以及声像图特征:胎盘早期剥离,即胎盘在胎儿娩出前先行剥离,不仅威胁胎儿的安全,而且可能造成母亲大出血等一系列并发症,是一种晚孕期的严重并发症。但当胎盘剥离面小、时间短或出血少时,超声难以发现。因此对于临床可疑胎盘早剥者或胎心有异常变化者,应注意观察胎盘基底部与子宫肌层之间的区域,警惕胎盘早剥的发生;对于暂时没有发现胎盘早剥的孕妇,也应结合病情变化密切随访。

（12）胎儿先天性畸形:胎儿先天性畸形种类繁多、严重程度不一,且胎儿生长发育是阶段性的,因此超声通过专门的排畸检查(中孕期大畸形筛查)虽然可以发现部分胎儿畸形,但尚不能发现全部畸形。根据前卫生部颁发的产前诊断管理办法,以下 6 种严重的胎儿致死性畸形(合称为六大畸形)应该在产前检出:①无脑儿(露脑畸形)。②脑膨出(颅骨缺损)。③开放性脊柱裂伴脊膜脊髓膨出。④腹壁缺损伴内脏外翻。⑤单腔心(单心室)。⑥致死性骨发育不良。

（13）实训课:通过实训课中的操作训练,培养学生的操作技能和动手能力,同时,能够帮助学生更快、更深地理解和掌握所学的知识,做到融会贯通,学以致用。

（三）课后学习

1. 对本章节所学过的内容进行梳理和总结,加深对概念和原理的理解、记忆,对本章节所涉及的各类知识进行归纳整理,形成一个完整的知识链,将所学知识牢记心中。

2. 独立认真完成课后作业。

3. 可通过在线精品课程、慕课、微课、网络、图书馆等,对本章节知识的新进展、新技术以及新的知识点进行进一步学习和提高。

五、教学内容

（一）正常早期妊娠超声检查

1. **妊娠分期**　目前的妊娠分期方法最早由英国胎儿医学基金会(fetal medicine foundation, FMF)于 20 世纪 90 年代提出,2013 年人民卫生出版社出版的第 8 版全国高等学校教材《妇产科学》也开始采纳此分期。

（1）早孕期:孕 13 周 6 天及以前的孕周归入早孕期,其中孕 11 周以前为早孕早期,孕 11 周~13 周 6 天为早孕晚期。

（2）中孕期:孕 14 周~孕 27 周 6 天。

（3）晚孕期:孕 28 周及以后。

2. **早期妊娠的扫查途径和扫查方法**

（1）经腹壁超声检查:需适度充盈膀胱。

（2）经阴道超声检查:检查前需排空膀胱。

3. **早期妊娠正常声像图**

（1）妊娠囊:子宫内圆形或卵圆形结构,内部无回声,囊壁回声增强。

（2）卵黄囊:妊娠囊内小囊性结构,内部无回声,囊壁薄。卵黄囊的存在说明妊娠囊是"真孕囊",也是妊娠预后良好的标志。

（3）胚芽:孕 7~8 周后初步显示为"人形",孕 11 周后可清晰分辨胎儿的头部、躯干和四肢。胚芽长度或头臀长度(crown rump length, CRL)是早孕期确定孕龄的最可信指标。

（4）胎盘:孕 9 周后原始胎盘形成。

（5）羊水:围绕胚芽或胎儿周围的不规则的无回声区,早孕期因羊膜和绒毛膜未完全融合而可见到清晰的羊膜。

4. 早期妊娠超声正常参考值

（1）胚囊大小：随妊娠进展而变化。

（2）卵黄囊直径：<10mm

（3）胚芽长度或头臀长度：随妊娠进展而变化。运用头臀长度估计孕龄的简易公式为：孕龄（周）= 头臀长度（厘米）+6.5。

（4）胎儿颈项透明层（nuchal translucency, NT）厚度：<2.5mm

（二）正常中晚期妊娠超声检查

1. 中晚期妊娠的扫查途径和扫查方法

（1）检查前准备：一般不需充盈膀胱，但若需观察胎盘下缘、宫颈情况时仍需适度充盈膀胱。

（2）扫查重点及步骤：先全面扫查，再局部重点观察与测量。依次确定胎儿数目、确定每个胎儿有无胎心、确定每个胎儿的胎位、测量每个胎儿的生长径线、了解胎盘分布和羊水情况。

2. 中晚期妊娠正常声像图 胎儿作为一个"人"，全身各部位涉及体表和内部较多解剖结构，且胎儿在整个孕期不断地生长和发育，因此整个孕期将会进行多次超声检查，每次超声检查根据当时的临床需要开展。应掌握以下 4 个常用超声断面的扫查与测量：

（1）胎儿经丘脑横断面：此横断面显示的双侧对称性结构主要包括双侧大脑、双侧丘脑、双侧侧脑室后角，此断面在脑中线部位可显示大脑廉和透明隔，此断面可同时测量胎儿双顶径、头围、侧脑室后角宽度。

（2）胎儿经胃泡上腹部横断面：此横断面显示的结构包括部分腹部皮肤、胃泡、肝内脐静脉、一侧肾上腺、肝，此断面可测量腹围。

（3）胎儿股骨长轴断面：此长轴断面显示的结构包括大腿的皮肤、软组织和股骨，可测量股骨长度。

（4）胎儿肱骨长轴断面：此长轴断面显示的结构包括上臂的皮肤、软组织和肱骨，可测量肱骨长度。

3. 中晚期妊娠超声正常参考值

（1）胎儿生长径线：双顶径、头围、腹围、股骨长度及肱骨长度均随妊娠进展而变化。

（2）胎儿颈项软组织（nuchal fold, NF）厚度：<6mm。

（3）胎儿侧脑室后角宽度：<10mm。

（4）胎儿颅后窝池宽度：<10mm。

（5）胎儿肾盂宽度：中孕期≤5mm，晚孕期≤7mm。

（6）最大羊水深度（deepest volume pool, DVP）：20~80mm。

（7）羊水指数（amniotic fluid index, AFI）：80~250mm。

（三）异常妊娠超声检查

1. 流产 诊断流产，要注意宫腔和宫颈的整体情况，注意不同流产类型的转归，鉴别葡萄胎等其他异常宫内妊娠。

（1）先兆流产：临床上有腹痛、阴道流血等流产征兆，超声检查可以无异常改变（即声像图符合停经时间）或有少量宫腔积液。

（2）难免流产：流产不可避免，可以表现为无胎心，也可以表现为孕囊位置进行性下移。

（3）不全流产：难免流产如继续发展，部分妊娠物排出体外、部分位于宫腔或颈管等处，即流产不完全。

（4）完全流产：指宫内妊娠物已完全排出体外，妊娠症状和体征逐渐消失，子宫声像图接近正常,宫腔内可能无异常发现,或见宫腔少量积液。

2. 葡萄胎　是妊娠滋养细胞疾病中的一种良性疾病,诊断中需与妊娠滋养细胞肿瘤鉴别(详见主教材第十三章第二节三)。

(1)完全性葡萄胎:病理上指妊娠物完全为水疱状胎块,缺乏可确认的胚胎或胎儿组织。故声像图不见正常妊娠有关表现,主要表现为子宫异常增大及宫腔内充满蜂窝状结构,一侧或双侧卵巢可见多房性的壁薄的囊肿(黄素囊肿)。

(2)部分性葡萄胎:病理上指仅有部分绒毛变为水疱,有胚胎或胎儿组织并存。但由于胚胎或胎儿常常有生长发育异常,而葡萄胎的组织往往不典型,因此声像图有可能仅表现为胎儿的生长发育异常而无典型葡萄胎特征,个别部分性葡萄胎仅表现为胎儿生长发育迟缓伴胎盘肿块。

3. 异位妊娠　95%的异位妊娠为输卵管妊娠,但卵巢、宫颈、腹腔、子宫切口、阔韧带、子宫角等特殊部位的异位妊娠也有一定发生率,因此当宫内和附件区均未探及妊娠声像时,应重视对特殊部位异位妊娠的排查,鉴别子宫畸形合并妊娠(如残角子宫妊娠、双子宫一侧子宫妊娠等)。

(1)输卵管妊娠:典型声像图表现为宫腔内未见妊娠表现、一侧附件区见一混合性包块、伴或不伴盆腔积液。包块型输卵管妊娠,附件区包块表现为混合性回声;胚囊型输卵管妊娠,附件区包块中可见典型的胚囊、胚芽或胎心搏动及彩色血流。

(2)卵巢妊娠:包块型声像图以一侧附件区肿块为特征,与输卵管妊娠相似;胚囊型声像图以一侧卵巢内囊性结构为特征,需与黄体囊肿鉴别。因此,一般术前较难确定异位的妊娠部位在卵巢上,确诊依赖手术和病理。

(3)腹腔妊娠:指妊娠着床于输卵管、卵巢及阔韧带以外的腹腔内。

1)原发性腹腔妊娠:是指受精卵种植于腹膜、肠系膜、大网膜等处,罕见。

2)继发性腹腔妊娠:一般继发于输卵管妊娠流产或破裂后,偶可继发于卵巢妊娠,或继发于宫内妊娠而子宫存在缺陷破裂后(如瘢痕子宫裂开)。腹腔妊娠如果首次超声检查时孕周已较大,声像图上可见一完整的胎儿,此时可能使检查者忽略对子宫及妊娠物的定位而误为宫内妊娠。因此应重视对初诊产科超声的全面探查与定位。

(4)宫颈妊娠:孕卵种植在宫颈管内,宫颈内、外口均为闭合状态,因宫体较小而宫颈较大呈葫芦形。经阴道超声检查时,检查者可能将膨大的宫颈误认为是子宫而将宫颈妊娠误诊为宫内妊娠。因此,早孕期阴道超声检查,应注意对子宫全貌的观察,对不能确认子宫边界者应加行腹部超声检查以正确定位。

(5)子宫切口妊娠:随着二胎政策的开放,越来越多的前次剖宫产的妇女再次妊娠,子宫切口妊娠的发生逐渐增加,给早孕期超声诊断带来了新的难题。切口妊娠如终止妊娠,行人流术风险极大;如继续妊娠,在妊娠过程中随时有破裂的危险。因此,切口妊娠的临床处理极为棘手,正确的超声诊断将为临床制定合理的治疗计划提供正确的方向,超声医生在早孕期超声检查中一定要记得问病史(生育史),并警惕切口妊娠的发生。

(6)阔韧带妊娠:孕卵种植于子宫旁的阔韧带内,极罕见。一般通过剖腹手术或腹腔镜手术证实,术前超声确诊困难,因声像图上与输卵管、卵巢等部位的异位妊娠近似。

1)原发性阔韧带妊娠:受精卵原发种植于阔韧带。

2)继发性阔韧带妊娠:受精卵继发种植于阔韧带,常继发于输卵管、卵巢、腹膜表面等部位的异位妊娠。

(7)残角子宫妊娠:指受精卵于残角子宫内着床并生长发育,有子宫破裂的危险。声像图上需与腹腔妊娠鉴别。如病史中有明确的子宫畸形记录,则对诊断有较大帮助;早孕早期有超声检查,也对诊断有帮助。

（8）子宫角妊娠：孕卵种植于子宫腔一侧的宫角部，预后与胎儿生长方向有关。应注意观察孕囊着床部位与子宫内膜及肌层的相互关系，并与位于子宫一侧宫角（肌层）部位的输卵管间质部妊娠鉴别。

4. 多胎妊娠　对多胎妊娠诊断的确立是多胎超声的首要任务，其次是对绒毛膜性及羊膜性的判断，诊断中应注意避免遗漏任一胎儿或联体双胎。"双胎峰"征象是辨别双胎绒毛膜性的重要征象，一般在孕14周以前完成对绒毛膜性的确定；孕16周以后，"双胎峰"征象有可能消失。对于首次超声超过16周的双胎孕妇，如绒毛膜性无法确认，则宜按"单绒毛膜性"双胎处理。

5. 前置胎盘　孕28周以后，胎盘位置低于胎儿先露部、附着于子宫下段，甚至胎盘下缘达到或覆盖宫颈内口，称前置胎盘。孕28周以前如发现胎盘位置低，可建议定期随访。

6. 胎盘早期剥离　声像图与胎盘剥离的面积和时间有关；胎盘剥离面小、时间短或出血少时，超声难以发现。因此，常规超声观察胎盘形态结构时，应注意探测胎盘基底部与子宫肌层之间的区域，重视胎心变化等征象。

7. 胎儿六大畸形　根据前卫生部颁发的产前诊断管理办法，包括无脑儿（露脑畸形）、脑膨出（颅骨缺损）、开放性脊柱裂伴脊膜脊髓膨出、腹壁缺损伴内脏外翻、单腔心（单心室）、致死性骨发育不良的6种严重的胎儿致死性畸形应该在产前检出，以上6种胎儿畸形被称为"胎儿六大畸形"。

六、知识拓展

1. 胎儿中孕期大畸形筛查　是指在中孕期的特定时间（孕周）开展的以筛查胎儿重大结构畸形为目的的产科超声检查，也称为胎儿系统超声或Ⅲ级产前超声。前卫生部颁发的产前诊断管理办法中，提出了无脑儿等六大胎儿致死性畸形应该在孕16~24周之间检出。但随着超声技术的发展、产科临床超声研究和实践的深入以及人民群众对新生命"无缺陷"的期望值的提高，产前超声仅筛查六大畸形已不能满足各方面的要求。因此，结合国内外学术发展的现状，针对胎儿全身的、系统的筛选超声得到越来越多的重视，并逐渐广泛开展。2012年6月1日，中国医师协会超声分会颁发了《产前超声指南》，对我国胎儿超声的规范化起到了极大的推动作用。在2012版医师协会指南中，将产科产前超声分为Ⅰ~Ⅳ级，中孕期的胎儿大畸形筛查为Ⅲ级产前超声检查，Ⅰ级产前超声检查为一般产前超声检查，Ⅱ级产前超声检查为常规产前超声检查，Ⅳ级产前超声检查为针对性产前超声检查（即高危产科超声）。中孕期的胎儿大畸形筛查推荐在孕18~24周之间进行，最佳孕周为20~24周。

2. 胎儿超声软指标　超声软指标（sonographic soft marker）是指在产前超声检查中发现的非特异性的异常声像图表现，主要包括颈项透明层（NT）增厚、鼻骨缺失或发育不全（absent or dysplastic nasal bone）、颈项软组织（NF）增厚、肠管回声增强（echogenic bowel）、单脐动脉（single umbilical artery，SUA）等。超声软指标的出现，可能是正常的变异，会随妊娠的进展逐渐消失；也可能提示胎儿存在着的隐性结构异常或染色体异常风险；但并不是真正的胎儿异常。由于软指标是非特异性的，存在不确定性，超声发现胎儿软指标的孕妇，应进行正规的遗传学咨询，以决定后续的处理或干预。

七、案例分析

（一）案例分析一

1. 临床资料　患者，女性，26岁，停经48d，无阴道流血及腹痛，频繁呕吐，尿hCG（+），体温37.4℃。超声检查：子宫增大，宫腔内见2个囊性结构，囊性结构内部未见其他异常回声，囊壁回声均增强;左卵巢内见一无回声区直径 15mm,右卵巢内见一中低回声区直径 16mm;余附件区未见明显异常回声;盆腹腔未见明显游离无回声区。

2. 超声提示　宫内早孕,双胎可能(双绒毛膜双胎可能)。

3. 分析点评

(1) 判断本病时要将临床表现与超声所见结合起来进行综合分析与判断。

(2) 判断依据:①患者为育龄妇女,有停经及胃肠道反应,尿 hCG(+),体温正常。②超声检查显示宫腔内有 2 个囊壁回声增强的囊性结构,考虑为 2 个孕囊;双侧卵巢均有囊性或混合性结构,考虑为妊娠黄体;早孕早期见 2 个孕囊,考虑为双绒毛膜双胎。

(二) 案例分析二

1. 临床资料　患者,女性,38 岁,停经 68d,无阴道流血及腹痛,频繁呕吐,尿 hCG(+),体温 37.5℃。超声检查:子宫增大,宫腔内见 2 个胎儿、1 个胎盘及羊膜囊分隔,未见"双胎峰"征象;左卵巢未见明显异常回声,右卵巢内见一中低回声区直径 21mm;余附件区未见明显异常回声;盆腹腔未见明显游离无回声区。

2. 超声提示　宫内早孕,双胎可能(单绒毛膜双羊膜囊双胎可能)。

3. 分析点评

(1) 判断本病时要将临床表现与超声所见结合起来进行综合分析与判断。

(2) 判断依据:①患者为育龄妇女,有停经及胃肠道反应,尿 hCG(+),体温正常。②超声检查显示宫腔内有 2 个胎儿,考虑为双胎妊娠;一侧卵巢见一混合性结构,考虑为妊娠黄体;见 1 个胎盘及羊膜囊分隔,未见"双胎峰"征象,考虑为单绒毛膜双羊膜囊双胎。

(三) 案例分析三

1. 临床资料　患者,女,37 岁,停经 45d,少量阴道流血,无腹痛,无明显呕吐,尿 hCG(+),体温 37.1℃。自述三年前剖宫产一次,现存一孩体健。超声检查:子宫正常大小,宫腔内未见孕囊,子宫前壁峡部剖宫产切口处向外膨出见一中低回声区、大小 35mm×30mm×26mm,局部彩色血流星点状;左卵巢内见一中低回声区直径 22mm,右卵巢未见明显异常回声;余附件区未见明显异常回声;盆腹腔未见明显游离无回声区。

2. 超声提示　早孕,子宫切口妊娠可能。

3. 分析点评

(1) 判断本病时要将临床表现与超声所见结合起来进行综合分析与判断。

(2) 判断依据:①患者为育龄妇女,有停经及少量阴道流血,尿 hCG(+),体温正常。②超声检查显示子宫正常大小,宫腔内未见孕囊,子宫前壁峡部剖宫产切口处向外膨出见一混合性包块,考虑为切口部位妊娠;一侧卵巢见一混合性结构,考虑为妊娠黄体。

八、目标检测

(一) 单项选择题

1. 正常早期宫内妊娠时,随妊娠进展宫腔内依次可见:
   A. 妊娠囊　　　　　　　　　　　　B. 妊娠囊及卵黄囊
   C. 妊娠囊、卵黄囊及胚芽　　　　　D. 妊娠囊、卵黄囊、胚芽及原始胎盘
   E. 妊娠囊、卵黄囊、胚芽、原始胎盘及羊水

2. 正常早期宫内妊娠时,经阴道超声于停经几周可显示卵黄囊?
   A. 2~3 周　　　　　　　　B. 3~4 周　　　　　　　　C. 4~5 周
   D. 5~6 周　　　　　　　　E. 6~7 周

3. 正常早期宫内妊娠时,经阴道超声于胚芽多大时可显示原始心管搏动?
    A. 1~2mm
    B. 2~3mm
    C. 3~4mm
    D. 4~5mm
    E. 5~6mm

4. 正常早期宫内妊娠时,原始胎盘最早可在几周出现?
    A. 7 周后
    B. 8 周后
    C. 9 周后
    D. 10 周后
    E. 11 周后

5. NT 的测值应测量几次?结果如何记录?
    A. 重复测量 2 次,取平均值做记录
    B. 重复测量 2 次,取最大值做记录
    C. 重复测量 3 次,取平均值做记录
    D. 重复测量 3 次,取最大值做记录
    E. 重复测量 5 次,取平均值做记录

6. 早孕期超声检查前准备中**错误**的是:
    A. 经阴道超声检查需排空膀胱
    B. 经腹壁超声检查需提前喝水憋尿
    C. 检查前严格禁食 2h 以上
    D. 便秘患者应尽可能在排便后检查
    E. 急诊患者因情况紧急,可予导尿或充膀胱

7. 当胎儿为纵产式头位、枕骨位于母亲骨盆的右前方时,其胎位为:
    A. 枕左前位
    B. 枕左后位
    C. 枕右前位
    D. 枕右后位
    E. 枕右横位

8. 当胎儿为纵产式臀位、骶骨位于母亲骨盆的右前方时,其胎位为:
    A. 骶左前位
    B. 骶左后位
    C. 骶右前位
    D. 骶右后位
    E. 骶右横位

9. 胎儿中孕期大畸形筛查的最佳孕周为:
    A. 孕 16~24 周
    B. 孕 18~24 周
    C. 孕 16~22 周
    D. 孕 18~22 周
    E. 孕 20~24 周

10. 反映胎儿肾功能的超声特征**不包括**:
    A. 双肾存在
    B. 肾盂增宽
    C. 羊水量的多少
    D. 膀胱的盈虚
    E. 胎儿呼吸样运动

11. 胎儿经丘脑横断面**无法显示**的结构为:
    A. 头颅环状强回声
    B. 中央断续的脑中线
    C. 中线两侧低回声的丘脑
    D. 中线近枕部的小脑蚓部
    E. 中线近额部"等号样"的透明隔

12. 胎儿上腹部经胃泡横断面**无法显示**的结构为:
    A. 腹部左侧无回声的胃泡
    B. 腹部右侧的肾
    C. 腹部腹侧中央条状无回声的脐静脉
    D. 腹部背侧中央强回声的脊椎骨
    E. 脊柱右侧的长条状低回声的肾上腺,其中央呈线状高回声

13. 关于颈项软组织厚度,**错误**的是:
    A. 是一项超声软指标
    B. 测量在胎儿小脑横断面进行
    C. 测量在胎儿正中矢状切面进行
    D. 颈项软组织增厚的意义同颈项透明层增厚

E. 孕 18~22 周时正常值<6mm

14. 经胎儿心脏四腔心横断面的基本观察要点**不包括**：

    A. 是否存在 4 个腔室   B. 左侧腔室是否与右侧腔室基本对称

    C. 心内膜垫十字交叉是否存在   D. 左心房的 2 根肺静脉开口是否存在

    E. 右心房上、下腔静脉的开口是否存在

15. 关于胎儿心脏，以下哪一项是**错误**的：

    A. 心脏位于左侧胸腔、偏前

    B. 心尖指向胎儿胸壁左前方

    C. 横位时心尖指向胎儿胸壁右前方

    D. 心脏面积约占胸腔面积的三分之一

    E. 此平面显示胎儿心脏的四个腔室，包括左右心室及左右心房

16. 关于胎儿肝内脐静脉，以下哪项是**不正确**的：

    A. 胎儿肝内脐静脉是经胃泡横断面的重要解剖标志之一

    B. 胎儿肝内脐静脉入肝后应向左拐

    C. 胎儿肝内脐静脉入肝后应向右拐

    D. 胎儿胃泡位于肝内脐静脉的左侧

    E. 胎儿胆囊位于肝内脐静脉的右侧

17. 胎儿肾盂宽度应如何测量：

    A. 肾横断面肾盂前后径   B. 肾横断面肾盂左右径   C. 肾纵断面肾盂上下径

    D. 肾纵断面肾盂左右径   E. 肾冠状断面肾盂左右径

18. 关于脐带的超声特征**错误**的是：

    A. 脐带长轴断面呈绳状

    B. 脐带横断面呈圆形，其内部为"品"字形结构

    C. 正常脐带有 3 根血管

    D. 脐带 3 根血管由 1 根脐动脉、2 根脐静脉组成

    E. 脐带 3 根血管由 1 根脐静脉、2 根脐动脉组成

19. 关于胎儿脊柱，以下哪项是**错误**的：

    A. 脊柱由脊椎骨、椎间盘以及关节韧带构成

    B. 胎儿脊柱有 32~34 块椎骨

    C. 椎骨由后面中央部位的椎体和位于椎体两侧后方的椎弓构成

    D. 椎体与双侧椎弓的骨化中心超声显示为强回声

    E. 椎体与双侧椎弓围合成的椎管在纵断面显示为长条状无回声区

20. 以下哪项关于葡萄胎的声像图描述是**错误**的：

    A. 子宫大于停经月份

    B. 宫腔内充满大小不等小囊性结构，其分布呈蜂窝状

    C. 病变区有较多彩色血流分布

    D. 病变区无明显彩色血流分布

    E. 子宫动脉血流阻力指数下降

21. 异位妊娠中，最常见的类型为：

    A. 输卵管妊娠   B. 卵巢妊娠   C. 阔韧带妊娠

    D. 腹腔妊娠   E. 切口妊娠

22. 关于输卵管妊娠的结局,下列哪项**不正确**:
    A. 受精卵向输卵管肌层深部浸润性生长
    B. 受精卵向输卵管管腔方向生长
    C. 受精卵向子宫宫腔方向生长
    D. 输卵管妊娠破裂、出血
    E. 输卵管妊娠流产、出血

23. 以下哪一项子宫角妊娠的描述**不正确**:
    A. 孕卵种植于子宫腔宫角部　　　　　B. 孕卵种植于输卵管间质部
    C. 孕囊外侧见宫角部肌层组织包绕　　D. 孕囊内侧与子宫内膜相连
    E. 子宫角部轻微外凸或外凸不甚明显

24. 关于异位妊娠,下列哪项是**错误**的:
    A. 异位妊娠的常见部位是输卵管
    B. 异位妊娠一般为一侧性
    C. 异位妊娠也可能是双侧性的
    D. 宫内和宫外不可能同时妊娠
    E. 已经看到有宫内妊娠存在的情况下,也需对双侧附件区进行探测

25. 关于双卵双胎下列哪项**不正确**:
    A. 有 2 个受精卵并各自在宫腔内着床
    B. 可见 2 个胎儿
    C. 可见 2 个胎盘(即双绒毛膜囊双胎)
    D. 有时 2 个胎盘靠近而融合为 1 个(即单绒毛膜囊双胎)
    E. 每个胎儿均有各自的羊膜囊(即双羊膜囊双胎)

26. 关于单卵双胎下列哪项**不正确**:
    A. 由 1 个受精卵在胚胎发育不同阶段分裂而成
    B. 卵裂球阶段分裂的亚型发育成双绒毛膜囊双羊膜囊双胎
    C. 内细胞团阶段分裂的亚型发育成单绒毛膜囊双羊膜囊双胎
    D. 胚盘阶段分裂的亚型发育成单绒毛膜囊单羊膜囊双胎
    E. 联体双胎易发生于单绒毛膜囊双羊膜囊双胎的亚型

27. 诊断前置胎盘的解剖参照点为:
    A. 宫颈外口　　　　　　B. 宫颈内口　　　　　　C. 子宫峡部
    D. 子宫宫底部浆膜层　　E. 子宫宫底部黏膜层

28. 发现出生缺陷的时间包括:
    A. 出生前　　　　　　　B. 出生时　　　　　　　C. 出生后
    D. 出生前和出生时　　　E. 出生前、出生时和出生后

29. 关于无脑儿下列哪项描述是**错误**的:
    A. 病因为颅骨缺失
    B. 病因为脑组织缺失
    C. 早期脑组织暴露于羊水中表现为露脑畸形
    D. 晚期因脑组织销蚀而表现为无脑儿
    E. 双眼位于脸部较上方呈"蛙眼样"表现

30. 关于脑膨出下列哪项描述是**错误**的：

    A. 病因为颅骨局部缺损

    B. 颅骨缺损处可见一囊性包块向外突起

    C. 颅骨缺损处可见一混合性包块向外突起

    D. 颅骨外包块大小恒定

    E. 颅骨外包块可时大时小

（二）多项选择题

1. 早孕期最常用的超声检查途径包括：

    A. 经腹壁超声检查   B. 经阴道超声检查   C. 经会阴超声检查

    D. 经直肠超声检查   E. 经宫腔超声检查

2. 早孕期超声判断双胎或多胎的方法包括：

    A. 计数胚囊个数   B. 计数卵黄囊个数   C. 计数胚芽个数

    D. 计数胎心个数   E. 计数胎盘个数

3. 以下反映胎儿生长情况的指标包括：

    A. 胚芽长度   B. 头臀长（CRL）   C. 双顶径

    D. 股骨长度   E. 肱骨长度

4. 胎儿四肢长骨包括：

    A. 双侧的肱骨、尺桡骨   B. 双侧的股骨、胫腓骨   C. 双侧手部的掌骨、指骨

    D. 双侧足部的跖骨、趾骨   E. 双侧肩胛骨

5. 宫颈妊娠的声像图特征包括：

    A. 宫腔内未见孕囊   B. 颈管内见孕囊或混合性结构

    C. 孕囊位于宫颈的一侧壁为一偏心圆   D. 宫颈内口开放

    E. 宫颈外口闭合

6. 以下符合子宫切口妊娠（有胚囊型）的声像图表现的是：

    A. 宫内无妊娠囊   B. 宫颈管内无妊娠囊

    C. 妊娠囊位于子宫前壁峡部切口部位   D. 膀胱和妊娠囊之间肌壁薄弱

    E. 膀胱和妊娠囊之间肌壁肥厚

7. 下列关于双胎绒毛膜性的描述正确的是：

    A. 宜在早孕期或中孕早期做出判断   B. 双绒毛膜囊双胎可见"双胎峰"征象

    C. 单绒毛膜囊双胎不出现"双胎峰"征象   D. 双卵双胎一般为双绒毛膜双胎

    E. 单卵双胎一般为单绒毛膜双胎

8. 前置胎盘的分类包括：

    A. 完全性前置胎盘   B. 部分性前置胎盘   C. 边缘性前置胎盘

    D. 低置胎盘   E. 中央性前置胎盘

9. 以下符合胎盘早剥表现的描述包括：

    A. 胎盘基底膜与肌层之间出现无回声区   B. 胎盘基底膜与肌层之间出现中低回声区

    C. 胎盘基底膜与肌层之间出现中高回声区   D. 胎盘胎儿面出现无回声区

    E. 胎心减慢或消失

10. 以下符合开放性脊柱裂声像图改变的是：

    A. 开放性椎骨缺损   B. 局部软组织缺损或异常   C. 出现"柠檬头"征象

    D. 出现"香蕉小脑"征象   E. 出现脑室扩张

九、参考答案

（一）单项选择题

1. E	2. D	3. B	4. C	5. D	6. C	7. C	8. C	9. E	10. E
11. D	12. B	13. C	14. E	15. C	16. B	17. A	18. D	19. C	20. C
21. A	22. C	23. B	24. D	25. D	26. E	27. B	28. E	29. B	30. D

（二）多项选择题

1. AB	2. ABCDE	3. ABCDE	4. AB	5. ABCE	6. ABCD
7. ABCD	8. ABCDE	9. ABCE	10. ABCDE		

附：主教材正文思考题及参考答案

1. 正常宫内妊娠的典型声像图表现是什么？

答：（1）根据停经时间不同，随着妊娠进展，宫腔内依次可见胚囊、卵黄囊、胚芽、胎心搏动及彩色血流。

（2）妊娠进一步进展，宫腔内可见胎儿的形状、胎盘和羊水。

2. 简述宫内妊娠流产的分型，超声诊断与鉴别诊断要点。

答：（1）流产根据流产发生的时间、症状、体征、进程等，主要分为先兆流产、难免流产、不全流产、完全流产4种。

（2）超声诊断主要结合病史和声像图表现得出结论。

（3）超声鉴别诊断的要点包括：子宫大小、妊娠囊形态和位置、有无胚芽及胎心搏动、有无宫腔积液、有无宫腔或宫颈管部位的混合性结构、附件区有无包块。

3. 异位妊娠如何分型？最常见的异位妊娠类型及其声像图特征是什么？

答：（1）异位妊娠指种植于子宫腔以外部位的妊娠，依据发生部位分型，主要分为输卵管妊娠、卵巢妊娠、腹腔妊娠、宫颈妊娠、子宫切口妊娠、阔韧带妊娠、残角子宫妊娠以及子宫角妊娠。

（2）最常见的异位妊娠类型为输卵管妊娠，其声像图表现为：宫腔内未见妊娠囊、颈管及宫角部位未见妊娠囊、一侧附件区见一混合性包块、合并盆腹腔积液，典型者可于附件区包块内探及胚囊、胚芽及原始心管搏动。

4. 常用判断胎儿生长发育情况的胎儿生物学指标是什么？试述测量标准切面？

答：（1）常用的判断胎儿生长发育情况的生物学指标包括：胚芽长度或头臀长度、双顶径、头围、腹围、股骨长度和肱骨长度，其中胚芽长度或头臀长度为早孕期的常用指标，其余为中晚孕期的常用指标。

（2）胚芽长度的标准测量切面：胚芽最长时。

（3）头臀长度的标准测量切面：胎儿正中矢状切面。

（4）双顶径和头围的标准测量切面：胎儿经丘脑横断面。

（5）腹围的标准测量切面：胎儿经胃泡上腹部横断面。

（6）股骨长度的标准测量切面：大腿长轴断面。

（7）肱骨长度的标准测量切面：上臂长轴断面。

5. 简述前置胎盘的诊断标准与分型。

答：（1）前置胎盘的诊断标准：妊娠28周以后，当胎盘附着于子宫下段或者胎盘下缘达到或覆盖宫颈内口、胎盘位置低于胎儿先露部时，可诊断。

（2）前置胎盘的分型及分型诊断标准：①完全性或中央性前置胎盘：胎盘组织完全覆盖宫颈内口。②部分性前置胎盘：胎盘组织部分覆盖宫颈内口。③边缘性前置胎盘：胎盘附着于子宫下段,边缘到达宫颈内口,但未超越宫颈内口。④低置胎盘:当胎盘位于子宫下段、胎盘下缘距离宫颈内口<20mm 时。

6. 胎盘早剥的声像图特征及鉴别诊断要点是什么?

(1) 胎盘早剥的声像图特征:①发病早、出血少时,超声可无阳性表现。②当病情进展出血量多时,表现为胎盘基底膜与肌层之间的无回声区。③当出血时间长、出血累积于局部后,或时间长胎盘后血肿形成后,表现为胎盘基底膜与肌层之间不均匀的中低回声区或中高回声区。

(2) 鉴别诊断要点:胎盘早剥主要与胎盘肿块、胎盘母体血池鉴别,鉴别时注意异常回声所处的位置、回声有无进行性改变、有无彩色血流。①胎盘肿块一般位于胎盘实质内,病史中可见孕期系列超声中已有发现与描述,部分肿块内部有彩色血流。②胎盘母体血池较大时,表现为局部的弱回声区,一般于胎盘胎儿面较多见,内部有低速滚动的点状回声。③胎盘早剥者病史中一般无明确的胎盘肿块史,胎盘早剥后形成的胎盘后血肿的大小和回声可能有进行性变化,其内部无彩色血流,可伴有胎心不规则、减慢或消失。

7. 超声应该发现与诊断的六大胎儿畸形是什么?试述其诊断要点。

答:(1) 超声应该发现与诊断的六大胎儿畸形是无脑儿或露脑畸形、颅骨缺损伴脑膜脑膨出、开放性脊柱裂伴脊膜脊髓膨出、腹壁缺损伴内脏外翻、单腔心(单心室)、致死性骨发育不良。

(2) 无脑儿或露脑畸形的诊断要点:①头颅部位无颅骨强回声环显示。②早期可见一团脑组织暴露于羊水中,晚期几乎无脑组织显示。③脸部结构存在,双眼因颅盖骨的缺失而位于脸部较上方呈"蛙眼样"表现。

(3) 颅骨缺损伴脑膜脑膨出的诊断要点:①头颅强回声环局部不连续。②伴脑膜膨出时局部缺损处向外突起一囊肿样结构。③伴脑膜脑膨出时局部缺损处向外突起并形成一混合性包块。

(4) 开放性脊柱裂伴脊膜脊髓膨出的诊断要点:①开放性椎骨缺损,局部脊柱排列不整齐,局部椎骨横断面的"品"字形结构消失。②局部软组织缺损或异常。③伴脊膜膨出时局部向外突起一壁薄囊块,囊块表面无皮肤及软组织覆盖。④伴脊膜脊髓膨出时局部向外突起一混合性包块,内部为中低回声结构。⑤可见"柠檬头"征象、"香蕉小脑"征象、颅后窝池消失及脑室扩张等继发性头颅及颅内改变。

(5) 腹壁缺损伴内脏外翻的诊断要点:①局部腹壁皮肤不连续。②局部腹腔脏器或组织膨出并暴露于羊水中,突出的内脏表面无腹膜覆盖。

(6) 单腔心的诊断要点:此处试述单心室的诊断要点:①双流入道单心室:声像图不能显示四腔心观,仅可见 2 个心房、2 个房室瓣及 1 个心室;彩色多普勒超声检测可见 2 条房室血流。②单流入道单心室:即单心房单心室,声像图可见 1 个心房、1 个房室瓣及 1 个心室;彩色多普勒超声检测可见 1 条房室血流。

(7) 致死性骨发育不良的诊断要点:致死性骨发育不良是指一组可引起胎儿致死的骨骼系统畸形,包括致死性侏儒、软骨发育不全、成骨发育不全Ⅱ型。①四肢严重的均匀性短小,四肢长骨长度均低于正常孕周平均值的 4 个标准差或以下,股骨长/腹围<0.16。②可合并严重的胸廓发育不良,胸围低于正常孕周平均值的第 5 百分位数,或心胸比例>0.6(需排除心脏畸形引起的心胸比例增大),或胸围/腹围<0.89。③可合并各个原发疾病的其他特殊表现,如致死性侏儒可有三角形头颅表现,成骨发育不全Ⅱ型可表现为颅骨钙化差,软骨发育不全可造成颅骨或椎体低钙化或无钙化,肋骨短小及胸廓狭窄时可影响胎儿呼吸样运动造成胎儿水肿或 NT(或 NF)增厚,并可能影响胎儿吞咽,使羊水过多。

(周毓青　吴雪玲)

十、实训指导

正常妊娠的超声检查

（一）实训目的和要求

1. 掌握　孕期超声扫查前准备、扫查体位、扫查途径及扫查方法。

2. 掌握　早孕早期正常宫内妊娠的声像图表现。

3. 掌握　中晚孕期妊娠常用超声断面的声像图表现：经丘脑横断面、经胃泡上腹部横断面、股骨长轴断面、肱骨长轴断面。

4. 掌握　扫查时超声诊断仪的调节。

5. 熟悉　胚芽长度、头臀长度、双顶径、头围、腹围、股骨长度、肱骨长度的测量方法。

6. 了解　颈项透明层（NT）和颈项软组织（NF）的测量方法。

（二）实训设备和材料

1. 同实训十六。

2. 教材课件及教学视频资料。

（三）实训内容和方法

1. 教师示教实训内容及方法

（1）案例教学法：主要选择超声体模进行该项目的教学，或由教师提前预约孕妇志愿者进行示教。教师演示讲解正常早期妊娠（或中晚期妊娠）的扫查方法、获取标准切面以及超声测量的注意事项。演示过程中应注意对孕妇的尊重和隐私保护，操作宜轻柔，并注意遵循最小剂量原则（最小超声强度最短辐照时间），如对胎儿各部分进行检查时，每一切面持续探测时间不应超过 2min。

（2）影视教学法：播放《超声检查技术》教材课件，多媒体教学 VCD 资料片。根据影视教学资料，重点讲解妊娠各期超声声像图的特点及探测要点。

2. 学生分组实践实训内容及方法

（1）上机操作：应用超声体模进行实践操作，训练扫查手法。

（2）临床见习：根据教学进度安排医院参观见习，完成课程标准规定的教学内容的学习。

3. 教师巡回辅导纠错、答疑　在学生上机操作时教师及时进行指导，指出学生在操作过程中所存在的问题和错误，使学生在操作过程中真正掌握正确的操作方法和技巧。

（四）实训评价和思考

1. 评价本次实训课的感受，自评达到了哪些预期的实训目的和要求。

2. 独立完成实训报告（早期妊娠声像图特征、中晚期妊娠声像图特征）。

3. 教师针对学生操作过程中所存在的问题及原因和实训报告中的共性问题择机点评，提出改进的办法和措施。

（五）实训时数

1 学时。

（周进祝　周毓青　吴雪玲）

异常妊娠的超声检查

（一）实训目的和要求

1. 掌握　流产的分类及声像图特征。

2. 熟悉 异位妊娠的分类及声像图特征。

3. 了解 葡萄胎的声像图特征及鉴别诊断要点。

4. 了解 双胎或多胎的辨别方法。

5. 了解 前置胎盘和胎盘早剥的声像图特征及鉴别诊断要点。

6. 了解 胎儿六大畸形的声像图特征。

（二）实训设备和材料

1. 超声实训室或多媒体教室。

2. 异常妊娠声像图课件。

（三）实训内容和方法

1. 教师示教实训内容及方法

（1）案例教学法：主要通过超声体模或仿真实训室进行教学。教师演示讲解各类异常妊娠的扫查方法、获取标准切面以及超声测量的注意事项。

（2）影视教学法：播放《超声检查技术》教材课件，多媒体教学 VCD 资料片。根据影视教学资料，重点讲解流产、异位妊娠、双胎多胎、葡萄胎、胎盘前置或早剥、胎儿六大畸形的声像图特点及探测要点。

2. 学生分组实践实训内容及方法

（1）上机操作：应用超声体模进行实践操作，训练扫查手法。

（2）临床见习：根据教学进度安排医院参观见习，完成课程标准规定的教学内容的学习。

3. 教师巡回辅导纠错、答疑 学生在识别异常妊娠声像图时，教师要进行详细记录，对学生出现的问题和错误进行指出和讲解，解说相关的知识点。

（四）实训评价和思考

1. 客观评价学生在异常妊娠声像图识别过程中所存在的问题及原因，强调各类异常妊娠的概念、分类、病理与转归在诊断中的重要性。

2. 独立完成实训报告（输卵管妊娠声像图特征）。

3. 教师针对学生操作过程中所存在的问题及原因和实训报告中的共性问题择机点评，提出改进的办法和措施。

（五）实训时数

1 学时。

（周进祝　周毓青　吴雪玲）

第十五章　心脏超声检查

一、学习目标

1. 掌握　二维超声心动图基本图像特征;仪器条件、心电图连接、体位与呼吸、声窗、检查前的准备及检查模式和方法;1~4区M型超声心动图基本图像特征;风湿性二尖瓣狭窄、房间隔缺损、室间隔缺损的超声表现及鉴别诊断。

2. 熟悉　心脏的位置和毗邻、外形、内部结构、心脏及大血管的正常血流动力学知识;各瓣膜的彩色多普勒血流图像特点、频谱多普勒的正常波形及心脏功能测定的方法;风湿性主动脉瓣关闭不全、法洛四联症的超声表现及鉴别诊断。

3. 了解　心包积液、动脉导管未闭、冠状动脉粥样硬化性心脏病、高血压心脏病的超声表现;冠状动脉与心肌供血的关系,心肌缺血及室壁瘤的超声表现。

二、教学重点

1. 正常心脏二维、M型、彩色多普勒、频谱多普勒声像图表现。

2. 心脏功能超声测量。

3. "吊床样"改变、SAM征的概念。

4. 风湿性二尖瓣狭窄、风湿性主动脉瓣关闭不全的超声表现。

5. 房间隔缺损、室间隔缺损的超声表现。

6. 扩张型心肌病及肥厚型心肌病的超声表现及鉴别要点。

7. 心肌梗死的超声表现。

三、教学难点

1. 超声心动图的扫查方法和标准切面。

2. 心脏功能超声检查的临床意义。

3. 风湿性二尖瓣狭窄、主动脉瓣关闭不全的血流动力学改变、超声表现。

4. 房间隔缺损、室间隔缺损的分型、血流动力学改变及超声表现。

5. 扩张型心肌病及肥厚型心肌病的血流动力学改变及鉴别要点。

6. 心肌梗死及其并发症的超声表现。

四、学习指南

常用二维超声心动图各切面(观)的用途:

1. 胸骨旁左室长轴观 主动脉根部(主动脉瓣环、主动脉窦、升主动脉起始部)各水平形态、内径、血流;追踪主动脉前壁与室间隔的连续情况;室间隔与左室后壁运动情况;左心收缩功能测量。

2. 胸骨旁心底短轴观 主动脉瓣形态、活动度等;主动脉根部、主动脉窦及有无窦瘤、夹层动脉瘤以及左、右冠状动脉起始段等;肺动脉及肺动脉瓣、左右肺动脉分支;肺动脉与主动脉的位置关系,动脉导管以及主肺动脉窗。

3. 二尖瓣水平短轴观 观察二尖瓣前、后瓣叶的形态及活动,记录瓣口面积;评价左室壁运动和室壁增厚率。

4. 二尖瓣狭窄患者由于左室充盈量减少,可能少数患者左室缩小,Teich 法测定左室射血分数正常,而高估了左室收缩功能。

5. 卵圆孔是胎儿心脏血液循环的重要结构,出生后虽然多数在功能上闭锁,但结构上一直存在。成人尸检中约 30% 卵圆孔未闭合,剑突下双心房观、剑突下下腔静脉长轴观可见卵圆窝处红色左向右分流,像小火苗一样,分流束宽度约 2.0~3.0mm。当右房压力增高时卵圆孔重新开放,产生右向左分流。

6. 室间隔缺损的分流量取决于缺损的大小及压差。室间隔缺损分流速度较高,一般超过 3.0m/s。如果分流速度较小,要排除右室流出道梗阻、双腔右心室等原因。

五、教学内容

1. 心脏的内部结构

(1) 房间隔由上部的房间隔和下部的房室隔组成。卵圆窝是右房的形态学标志,为胎儿时期卵圆孔闭锁后的遗迹,是房间隔缺损好发部位。

(2) 室间隔分为膜部、肌部,室间隔膜部邻近主动脉右冠瓣和无冠瓣之间的下方,呈卵圆形或圆形的膜状,是室间隔缺损的多发部位。

(3) 左房室口位于左房和左室之间,左房室口周围的结缔组织形成房室环。二尖瓣有两个叶,即前叶和后叶。腱索和乳头肌与二尖瓣相对应,有前、后二组。乳头肌位于室壁,腱索一端附着于二尖瓣相对缘,一端附着于乳头肌。

2. 大动脉系统

(1) 主动脉口处有 3 个半月形瓣膜,称主动脉瓣,分别位于右前方(右冠状动脉瓣)、左前方(左冠状动脉瓣)和右后方(无冠状动脉瓣)。主动脉瓣开口朝向主动脉,可防止血液逆流回左心室。

(2) 主动脉为体循环的动脉主干,可分为三段:即升主动脉、主动脉弓和降主动脉。

(3) 肺动脉是肺循环的主干,起自右室的肺动脉口,在第 5 胸椎水平分成左、右肺动脉。

3. 常用二维超声心动图切面有胸骨旁左室长轴观、胸骨旁心底短轴观、胸骨旁二尖瓣水平短轴观、乳头肌水平短轴观、心尖水平短轴观、心尖四腔心及心尖五腔心观、心尖二腔心观、剑突下四腔心观、主动脉弓长轴观。重点讲授胸骨旁左室长轴观、胸骨旁心底短轴观、胸骨旁二尖瓣水平短轴观、心尖四腔心及心尖五腔心观。

4. 常用二维超声心动图基本图像的探测内容,各切面需观察的结构;各切面的特殊用途。

5. M 型超声心动图的基本图像 1~4 区,重点掌握 4 区、2b 区及 3 区曲线的特征。

6. 各瓣膜彩色多普勒超声血流图像特点及频谱多普勒的正常波形,重点讲授二尖瓣及主动脉瓣。

7. "吊床样"改变 二尖瓣曲线 CD 段于全收缩期,或收缩中晚期向下凹陷,呈"吊床样"改变,低于 CD 段连线 3mm,见于二尖瓣脱垂。

8. SAM 征 收缩期二尖瓣前叶 CD 段向室间隔方向运动、呈弧形隆起,甚至与室间隔相贴,是梗阻性肥厚型心肌病的主要超声心动图表现。同时可伴有 EF 斜率减慢,主动脉瓣收缩中期提前关闭。

9. 二尖瓣狭窄的超声表现

(1) 风湿性二尖瓣狭窄的血流动力学改变是由于二尖瓣狭窄,舒张期左房血流排空受阻,使左房压力增大,左房扩大。长此以往,造成肺静脉和毛细血管压力升高,导致肺淤血,使肺动脉压力升高,右心负荷增大,最终造成右心功能不全。

(2) 常用扫查切面为左室长轴观、二尖瓣水平短轴观、心尖四腔心观。

(3) 二维超声心动图:二尖瓣前后叶增厚,交界处粘连融合,腱索及乳头肌纤维化钙化、粘连、二尖瓣开放受限,瓣口面积减小,<2.0cm^2;左房增大,可伴有右室增大;肺静脉扩张;左房内血栓。

(4) M 型超声心动图:二尖瓣前叶曲线显示 E、A 峰之间凹陷减小甚至消失,呈"城墙波";二尖瓣后叶与前叶呈同向运动。

(5) 多普勒超声心动图:①彩色血流显示:二尖瓣口舒张期多彩血流信号,从左心房进入左心室。②频谱多普勒显示:二尖瓣口舒张期见速度较高的射流,一般速度超过 1.5m/s。③PHT法测定二尖瓣面积:通过描记二尖瓣口血流频谱的 E 峰下降支的两端,得到二尖瓣的压力半降时间(PHT),二尖瓣口面积=220/PHT。

(6) 经食管超声:显示二尖瓣的形态结构改变,观察左心房及左心耳内是否有血栓。

10. 主动脉瓣关闭不全的超声表现

(1) 常用扫查切面为左室长轴观、胸骨旁心底短轴观、心尖四腔心及心尖五腔心观。

(2) 二维与 M 型超声心动图:主动脉瓣数目形态异常,二叶瓣或四叶瓣,是先天性主动脉瓣病变;风湿性主动脉瓣关闭不全可显示主动脉瓣明显增厚,回声增强,瓣膜上附着的强回声团块,瓣膜相互粘连;老年性主动脉瓣关闭不全瓣环钙化明显;主动脉窦瘤样扩张显示主动脉窦部向外膨出,呈瘤样改变。主动脉瓣舒张期不能良好对合,对位欠佳,部分舒张期瓣口可见小裂隙。左室扩大,主动脉瓣环轻度扩大。

(3) 多普勒超声心动图:①彩色多普勒:舒张期显示自主动脉瓣口流向左室流出道的五彩镶嵌的反流血流束。②频谱多普勒:于心尖五腔心观显示,于主动脉瓣下左室流出道内取样,可检测到舒张期正向的湍流频谱。频谱速度高,上升支陡直,下降支斜率大,因此略呈梯形,频带增宽,内部充填。

11. 房间隔缺损的超声表现

(1) 房间隔缺损的分型:原发孔型、继发孔型、静脉窦型、冠状静脉窦型、混合型。其中继发孔型发病率最高,占 70% 以上。

(2) 房间隔缺损的血流动力学改变:左房压力高于右房压力,故产生心房水平的左向右分流,右心容量负荷增加,使右房右室扩大,右室压力升高,后期,肺动脉压力升高。右心压力大于左心压力时,则可出现心房水平的右向左分流。

(3) 胸骨旁心底短轴观、胸骨旁四腔心观、剑突下四腔心观及剑突下双心房观及剑突下下腔静脉长轴观是诊断房间隔缺损的常用切面。

(4) 二维及 M 型超声心动图:①房间隔回声中断是诊断房间隔缺损的直接征象,房间隔回声不连续。②大多数缺损处断端回声增强,在所有的观察切面中剑突下四腔心观对观察和判断房间隔回声中断最具可靠性。③右房、右室扩大,右室流出道增宽,肺动脉内径增宽,室间隔与左室后壁呈同向运动,这是诊断房间隔缺损的间接征象。

（5）多普勒超声心动图：①彩色多普勒：显示房间隔中断处以红色为主的穿隔血流。②频谱多普勒：于房间隔中断处右房侧，显示来源于左房的湍流频谱，其分流速度较低，占据收缩期和舒张期。当合并肺动脉高压时，若左、右房压力相等则在房间隔中断处无分流。当右房压力大于左房压力时，缺损处显示从右向左的以蓝色为主的穿隔血流。③声学造影和经食管超声：对房间隔缺损诊断有重要意义。

12. 室间隔缺损的超声表现

（1）室间隔缺损的血流动力学改变：室间隔缺损时，左室的部分血液可在收缩期由缺损处进入右心室，产生左向右分流。分流量的大小取决于缺损的大小和两心室间的压力差。由于左向右分流，右心容量负荷增加，肺血流量增多，肺血管长期痉挛，使肺小血管内膜和中膜增厚，右室阻力负荷增加。当右室压力负荷接近甚至超过左室压力时，可发生心室水平的无分流或右向左分流，右向左分流时称为艾森曼格综合征。

（2）室间隔缺损的常用切面：有左室长轴观、胸骨旁心底短轴观、心尖四腔心观、右室流出道长轴观、左室短轴观及心尖五腔心观等。

（3）二维超声心动图及M型超声心动图：典型的室间隔回声中断是诊断室间隔缺损的直接征象。左室左房扩大：缺损较小时左室不扩大，中等以上的缺损左向右分流量多，出现左室、左房扩大，左室壁搏动增强，二尖瓣活动幅度增大。右室流出道增宽及肺动脉扩张，搏动增强。肺动脉高压：二维超声心动图显示肺动脉增宽，肺动脉瓣开放时间短及收缩期振动；M型显示肺动脉瓣曲线常表现为a波消失，CD段见扑动波，呈"V"型或"W"型。

（4）多普勒超声心动图：①彩色多普勒：于室间隔缺损处显示一束以红色为主的五彩镶嵌血流从左室进入右室。②频谱多普勒：于室间隔缺损处的右室侧取样，显示收缩期左向右分流频谱，速度较高。但缺损较小的肌部缺损、室间隔缺损合并肺动脉高压及室间隔缺损合并右室流出道狭窄者，分流速度可较低。巨大室间隔缺损患者，两侧心室压力基本一致，分流速度很低，甚至无明显分流。分流量较大的室间隔缺损肺动脉压力明显增高，可显示收缩期心室水平右向左分流。

13. 扩张型心肌病的超声表现

（1）左室长轴观、左室短轴观、心尖四腔心观为扩张型心肌病的常用切面。

（2）二维及M型超声心动图：①腔室大小的改变：各房室内径增大，以左室、左房增大为著。②少数患者以右心扩张为主，严重者可发展为右心衰竭。③室壁的改变：室间隔及左室壁厚度正常，与扩大腔室相比而呈相对变薄，室壁增厚率下降，室间隔及左室后壁运动呈弥漫性减弱。④瓣膜的改变：各瓣膜不厚，但由于左室舒张压较高，二尖瓣开放幅度减低，开放时间缩短，呈大心腔小瓣口的典型超声特征。

（3）多普勒超声心动图：主动脉血流峰值降低，在扩大的左房、右房内可见到二尖瓣和（或）三尖瓣收缩期反流信号。

14. 肥厚型心肌病的超声表现

（1）肥厚型心肌病的常用扫查切面有左室长轴观、左室短轴观、心尖四腔心观及心尖五腔心观等。

（2）二维及M型超声心动图：①室壁增厚：正常人室间隔与左室后壁厚度大致相等，肥厚型心肌病时，病变处心肌厚度≥15mm，与正常心肌厚度比值>1.3:1。②若肥厚的中上段室间隔局限性向左室或左室流出道膨出，可致左室或左室流出道梗阻狭窄，内径<20mm，即为梗阻性肥厚型心肌病。③梗阻性肥厚型心肌患者收缩期二尖瓣前叶CD段向室间隔方向运动，呈弧形隆起，甚至与室间隔相贴称SAM征。④病变心肌收缩期室壁增厚率下降或消失，运动幅度减弱，而正

常部位心肌代偿性增强。

（3）多普勒超声心动图:梗阻性肥厚型心肌病,彩色多普勒可显示于左室流出道内五彩镶嵌的血流信号,频谱多普勒可检测到左室流出道内的高速血流。

15. 心肌梗死的超声表现

（1）左室长轴观、左室短轴观、心尖四腔心观、心尖两腔心观等为常用切面。

（2）二维及 M 型超声心动图:①节段性室壁运动异常:是超声诊断心肌梗死的主要依据。②心肌回声改变:陈旧性心肌梗死者,受累心肌内瘢痕形成,可见局部呈点片状或线状回声增强斑。③室壁增厚率改变:通常梗死区室壁增厚率减小,甚至为零。④左心功能改变:急性心肌梗死常出现心力衰竭。

（3）多普勒超声心动图:收缩期主动脉瓣血流峰值速度下降,病变累及乳头肌或腱索时可出现二尖瓣关闭不全的血流。二尖瓣口血流频谱显示 E/A<1。

（4）心肌梗死并发症超声表现:①室壁瘤:在心腔内压力作用下,坏死心肌或瘢痕组织向外膨出,呈半球形。室壁瘤处心内膜完整、室壁运动消失及反常运动,瘤内可有附壁血栓。彩色多普勒血流显像见左心室红色血流信号充填真性室壁瘤。②心室壁破裂:急性心肌梗死并发心室壁破裂最常见的为心室游离壁破裂,多数发生在急性心肌梗死后 1 周内。患者突然意识丧失,呼吸停止,无脉搏及血压,心电图为室性心动过速或室颤,有心包填塞征,颈静脉怒张。切面超声心动图检查可发现心脏周围心包腔内液性无回声区及心壁破裂处回声中断。③室间隔穿孔:好发于心尖部室间隔。超声显示室间隔心尖部回声中断。彩色血流显示室间隔中断处收缩期分流信号。

六、知识拓展

1. M 型超声心动图二尖瓣前叶曲线其余各点的意义

（1）B 点:心房收缩过后,房内压力下降,开放的二尖瓣前叶恢复原位,再处于半闭合状态（与 F 点往往同一水平）,标志着心室收缩期的开始。

（2）F 点:舒张中最低点,此时房室间压力差很小,二尖瓣处于半关闭状态,标志着左室进入缓慢充盈期。

（3）EF:曲线达顶点 E 峰后,迅速下降,前叶由最大开放位置向后恢复到半关闭状态。

（4）G 点:舒张晚期左房收缩开始的标志,F 点和 G 点之间距离代表缓慢充盈期。

2. 左室收缩功能的测定　常使用 M 型检查模式,但 M 型模式主要观察局部结构的变化。在节段性室壁运动异常的患者中,M 型模式有较大的误差。此时,应使用 Simpson 法测量,现多使用心尖双平面、心尖单平面两种。双平面包括心尖四腔心与二腔心观,单平面仅使用心尖四腔心观。

3. 三维超声心动图　是近年来应用较多的超声诊断方法,能够精确评价复杂的心脏解剖结构和心功能。早期由于三维超声心动图的帧频低、不实时等问题限制了其临床应用的推广,近期随着超声换能器和后期处理软件技术的显著改进,多数问题得以解决。由于最近全新实时成像技术和全自动定量功能的发展使得三维超声心动图越来越普遍应用于临床。实时三维超声心动图对于心脏超声的诊断和治疗评估能力有了进一步提升。一个心动周期内的无缝实时、全容积三维成像技术克服了以往实时三维系统获取图像需要 4~7 个心动周期,同时存在选图及人为干扰的局限性。目前实时三维超声心动图能够提供全心的近似实时图像,准确评价心脏解剖和功能,包括心肌运动同步性、瓣膜病和先天性心脏病等。

4. 组织多普勒超声心动图　是一种无创性分析室壁运动的技术。该技术根据多普勒原理将多普勒取样容积置于心脏组织内探查其运动方向和速度。在传统的多普勒仪器的基础上,改变多普勒滤波系统,滤掉心腔内高速、低振幅的血流频移信号,保留心脏组织运动产生的低速、高振幅的频移信号,通过自相关信号处理技术,以彩色编码方法和频谱显示方法,将心肌室壁运动的信号实时展现在显示屏上。组织多普勒的应用主要用于评价左室及右室的整体功能和舒张功能。

5. 二维斑点追踪(STI)技术 基于高帧频二维图像,把心肌组织看成无数个像素,这些像素即自然的声学标记,它们是均匀分布于心肌内的稳定的声学斑点。STI 技术在心动周期中逐帧扫描某个像素的位置,通过区块匹配法和自相关搜索法可以在连续帧中追踪每个斑点标记并计算出运动轨迹,能更准确地定量检测心肌运动速度应变和心室扭转变形。

七、案例分析

1. 临床资料 患者,男,40 岁,胸闷心悸 1 年。超声显示:LA 38mm,AO 26mm,RV 23mm,IVS 9mm,LVDd 60mm,LVDs 45mm,LVPW 10mm,RA 35mm×40mm,MPA 21mm, EF 49%。二维超声显示:左房左室增大,左室呈球形,右心不大。主动脉及肺动脉不宽,瓣膜活动良好。左室壁运动弥漫性减弱,左室收缩末期内径增大。彩色血流及频谱多普勒可见二尖瓣收缩期中等量反流信号及高速负向频谱。

2. 超声提示

(1) 扩张型心肌病可能性大;

(2) 左心增大;

(3) 二尖瓣反流(中度);

(4) 左心功能减低。

3. 分析点评

(1) 左心增大,左室呈球形,左室壁运动普遍减弱,在排除缺血性心肌病、高血压性心肌病、甲亢性心肌病等原发病之后,首先应该考虑扩张型心肌病;

(2) 患者 40 岁、年轻,是扩张型心肌病的发病年龄;

(3) 二尖瓣中等量反流,应该考虑是左心增大,引起二尖瓣环扩大,造成相对性的二尖瓣关闭不全。

八、目标检测

(一) 单项选择题

1. 以下关于心脏解剖叙述**错误**的是:

    A. 位于中纵隔内   B. 前方为胸骨和第 2~6 肋软骨

    C. 后方为第 5~8 胸椎   D. 两侧与左、右肺为邻

    E. 后方与胸大肌为邻

2. 以下关于房间隔的叙述**错误**的是:

    A. 由上部的房间隔和下部的房室隔组成   B. 房间隔分隔左、右心房

    C. 包括卵圆窝和外层的马蹄形肌性边缘   D. 卵圆窝是房间隔最厚的部分

    E. 卵圆窝是房间隔缺损的好发部位

3. 心尖四腔心与心尖五腔心观察的结构,**不同**的是:

    A. 右房   B. 右室   C. 心尖

    D. 三尖瓣   E. 主动脉

4. 探头放于胸骨左缘 3、4 肋间,探测平面与右胸锁关节至左乳头连线平行,可打出的心脏切面为:

    A. 左室长轴观
    B. 心底短轴观
    C. 心尖四腔观

    D. 二尖瓣水平短轴观
    E. 心尖二腔观

5. 二尖瓣前叶曲线相当于心室舒张所致的心室快速被动充盈期是:

    A. E 点
    B. C 点
    C. D 点

    D. G 点
    E. A 点

6. 心底波群(4 区)**不能**观察的结构是:

    A. 右室
    B. 左房
    C. 主动脉瓣左冠瓣

    D. 左房后壁
    E. 主动脉瓣右冠瓣

7. 肺动脉瓣频谱多普勒的正常波形表现为:

    A. 大动脉短轴切面显示肺动脉瓣频谱为收缩期方向朝下、空心的三角形窄带频谱

    B. 大动脉短轴切面显示肺动脉瓣频谱为收缩期方向朝上、空心的三角形窄带频谱

    C. 大动脉短轴切面显示肺动脉瓣频谱为舒张期方向朝下、空心的三角形窄带频谱

    D. 大动脉短轴切面显示肺动脉瓣频谱为舒张期方向朝上、空心的三角形窄带频谱

    E. 大动脉长轴切面显示肺动脉瓣频谱为收缩期方向朝上、空心的三角形窄带频谱

8. 超声心动图的探头频率是:

    A. 成人多选 3.5~5.0MHz,儿童多选 2.5~3.5MHz

    B. 成人多选 2.5~3.5MHz,儿童多选 3.5~5.0MHz

    C. 成人多选 2.5~3.5MHz,儿童多选 5.0~7.5MHz

    D. 成人多选 7.0~12.0MHz,儿童多选 5.0~7.5MHz

    E. 成人多选 5.0~7.5MHz,儿童多选 3.5~5.0MHz

9. EF 的正常值为:

    A. 30%~45%
    B. 40%~55%
    C. 50%~65%

    D. 50%~75%
    E. 60%~75%

10. 二尖瓣开放的最大面积约:

    A. $4.5~5.0cm^2$
    B. $5.0cm^2$
    C. $4.0~6.0cm^2$

    D. $4.0~5.0cm^2$
    E. $4.0cm^2$

11. 下列哪项**不是**二尖瓣狭窄的病因:

    A. 先天性瓣膜畸形
    B. 外伤后
    C. 风湿性心脏病

    D. 老年性退行性改变
    E. 感染性心内膜炎后

12. 二尖瓣狭窄的诊断标准是:

    A. 二尖瓣面积$<3.0cm^2$
    B. 二尖瓣面积$<2.0cm^2$
    C. 二尖瓣面积$<1.0cm^2$

    D. 二尖瓣面积小于$<0.5cm^2$
    E. 二尖瓣面积$<4.0cm^2$

13. 下列选项中,为二尖瓣狭窄的 M 型超声心动图表现的是:

    A. "城墙波"
    B. "吊床样"
    C. "SAM 征"

    D. "荡击征"
    E. CD 段切迹

14. 二尖瓣关闭不全的扫查切面中**错误**的是:

    A. 左室长轴观
    B. 左室短轴观
    C. 大动脉短轴观

    D. 心尖四腔心观
    E. 心尖五腔心观

15. 主动脉瓣狭窄的病因中**不包括**：
    A. 先天性瓣膜数目形态改变　　　B. 风湿性心脏病　　　　　　C. 老年性退行性改变
    D. 主动脉窦部瘤　　　　　　　　E. 瓣膜开放受限

16. 房间隔缺损中发病率最高的类型是：
    A. 原发孔型　　　　　　　　　　B. 继发孔型　　　　　　　　C. 腔静脉型
    D. 冠状静脉窦型　　　　　　　　E. 混合型

17. 室间隔缺损的分型中发病率最高的类型是：
    A. 膜周型　　　　　　　　　　　B. 双动脉下型　　　　　　　C. 肌部型
    D. 嵴内型　　　　　　　　　　　E. 流入道型

18. 梗阻性肥厚型心肌病的 M 型超声表现称为：
    A. "吊床样"　　　　　　　　　　B. "荡击征"　　　　　　　　C. CD 段切迹
    D. "SAM 征"　　　　　　　　　　E. "城墙波"

19. 下列选项中为左房黏液瘤的超声图像特点的是：
    A. 左房内高回声附着　　　　　　B. 左室流入道受阻　　　　　C. 左室增大
    D. 右室增大　　　　　　　　　　E. 升主动脉扩张

20. 下列选项中,为室间隔缺损的血流动力学改变的是：
    A. 左房增大　　　　　　　　　　B. 早期心室水平的左向右分流　C. 右室增大
    D. 右房增大　　　　　　　　　　E. 主动脉增宽

（二）多项选择题

1. 超声心动图常用的检查模式与方法：
   A. 彩色多普勒超声模式　　　　　B. 频谱多普勒超声模式　　　C. M 型超声模式
   D. 心脏声学造影　　　　　　　　E. 二维超声模式

2. 可用来评价左心室收缩功能的切面：
   A. 胸骨旁左室长轴观　　　　　　B. 胸骨旁心底短轴观　　　　C. 心尖二腔心观
   D. 主动脉弓长轴观　　　　　　　E. 心尖四腔心观

3. 观察房间隔缺损常用的切面：
   A. 胸骨旁左室长轴观　　　　　　B. 胸骨旁心底短轴观　　　　C. 剑突下四腔心观
   D. 主动脉弓长轴观　　　　　　　E. 心尖四腔心观

4. 二尖瓣狭窄的病因有：
   A. 先天性二尖瓣畸形　　　　　　　　　B. 风湿性二尖瓣病变
   C. 老年性二尖瓣退行性改变　　　　　　D. 二尖瓣腱索断裂
   E. 二尖瓣脱垂

5. 下列二尖瓣狭窄的定量诊断中**错误**的是：
   A. 二尖瓣瓣口面积 $1.5 \sim 2.0 \mathrm{cm}^2$ 为轻度狭窄
   B. 二尖瓣瓣口面积 $1.0 \sim 1.5 \mathrm{cm}^2$ 为中度狭窄
   C. 二尖瓣瓣口面积$<1.0 \mathrm{cm}^2$ 为重度狭窄
   D. 二尖瓣瓣口面积$<0.5 \mathrm{cm}^2$ 为重度狭窄
   E. 二尖瓣瓣口面积$>2.0 \mathrm{cm}^2$,但是二尖瓣增厚粘连,仍考虑为正常人

6. 下列选项中,哪项**不是**主动脉瓣关闭不全的血流动力学改变：
   A. 左房左室增大　　　　　　　　B. 左室增大　　　　　　　　C. 右室增大
   D. 右房增大　　　　　　　　　　E. 全心增大

7. 房间隔缺损的分型有：

    A. 原发孔型　　　　　　　　B. 继发孔型　　　　　　　　C. 冠状窦型

    D. 动脉窦型　　　　　　　　E. 混合型

8. 下列选项中，哪项**不是**室间隔缺损的结构改变：

    A. 左室增大　　　　　　　　B. 左房增大　　　　　　　　C. 右室增大

    D. 右房增大　　　　　　　　E. 全心增大

9. 动脉导管未闭超声特点需鉴别诊断的疾病有：

    A. 主动脉-肺动脉窗　　　　B. 主动脉窦瘤破裂　　　　　C. 冠状动脉肺动脉瘘

    D. 房间隔缺损　　　　　　　E. 室间隔缺损

10. 高血压心脏病的超声特点有：

    A. 室间隔及左室壁增厚　　　　　　　　B. 左房增大

    C. 右房增大　　　　　　　　　　　　　D. 室间隔运动幅度增强

    E. 二尖瓣及主动脉血流速度升高

九、参考答案

（一）单项选择题

1. E　　2. D　　3. E　　4. A　　5. A　　6. C　　7. A　　8. B　　9. D　　10. C

11. E　　12. B　　13. A　　14. C　　15. D　　16. B　　17. A　　18. D　　19. A　　20. B

（二）多项选择题

1. ABCE　　2. ACE　　3. BCE　　4. ABC　　5. DE　　6. CDE

7. ABCE　　8. DE　　9. ABC　　10. ABDE

附：主教材正文思考题及参考答案

1. 试述超声心动图检查模式和方法有哪些？

答：检查模式和方法有：

（1）二维或称切面超声模式：是最主要、最基本的检查模式。可反映心脏某特定区域的整体形态、毗邻关系、活动等信息。

（2）M 型超声模式：可进一步测量与细致分析局部病变。

（3）彩色多普勒超声模式：可观察整个切面上的血流动态，大致了解病变范围所在。

（4）频谱多普勒：脉冲多普勒具有分辨距离的能力，可测量任何部位的血流；连续多普勒适用于高速湍流的分析。

（5）心脏声学造影：可了解特殊先天性心脏病的血流动力学改变。

（6）经食管超声：不受胸腔和肺的影响，是临床逐渐开展的一种超声心动图检查方法。

（7）血管内超声：可直接观察冠脉结构。

2. 试述 M 型超声 2~3 区切面所能看到的结构。

答：二尖瓣波群（3 区及 2b 区）

（1）二尖瓣前叶曲线（3 区）：左室长轴切面上，经二尖瓣前叶瓣尖水平放置 M 型曲样线，显示二尖瓣前叶波群，正常人二尖瓣前叶曲线表现为舒张早期 E 波和舒张晚期 A 波，呈特征性双峰曲线。舒张早期快速充盈期，二尖瓣开放至最大，形成前叶活动曲线 E 峰。舒张晚期心电图 P 波之后，心房收缩，血液推动二尖瓣再次开放，形成 A 峰。

（2）二尖瓣前后叶曲线（2b 区）：前叶曲线意义见前述，后叶与前叶相同，但方向相反，幅度较小，呈倒影样镜像曲线，与 A 峰、E 峰相对应处分别称 A'峰与 E'峰。收缩期二尖瓣前后叶合拢,在曲线上形成共同之 CD 段。舒张期瓣口开放,后叶与前叶分开。

(3) 心室波群(2a 区):左室长轴切面上,经二尖瓣腱索水平放置 M 型取样线可显示心室波群。自前至后,解剖结构依次为胸壁、右心室前壁、室间隔、左心室腔(及其腱索)与左心室后壁,由于心腔大小与室壁厚度等均在此测量,故称心室波群。

1) 室间隔曲线:二尖瓣前叶之前可见室间隔曲线,活动幅度较小,正常人其收缩期向后,舒张期向前,与左室后壁呈逆向运动。右心容量负荷增加时,室间隔与左室后壁可呈同向运动。

2) 左室后壁曲线:正常人左室后壁呈收缩期向前与舒张期向后的运动,与室间隔运动相反。

3. 试述各瓣膜彩色多普勒血流图像。

答:(1) 二尖瓣:舒张期二尖瓣开放后,左房血液经二尖瓣口进入左室。在快速充盈期,二维彩色多普勒显示一宽阔明亮的红色血流束,自二尖瓣口进入左室。血流束轴心近瓣尖处流速最快,故红色鲜亮。

(2) 三尖瓣:四腔心观上,见三尖瓣口出现与二尖瓣相似的有规律的色彩变化。舒张期三尖瓣口开放,可见红色血流由右房经瓣口进入右室;收缩期瓣口闭合,血流阻断,该区无任何色彩。

(3) 主动脉瓣:心尖五腔观,收缩期见左室流出道血流呈蓝色经主动脉瓣口流向主动脉。中心区最鲜艳,近动脉壁处逐渐变暗。

(4) 肺动脉瓣:胸骨旁心底短轴观,收缩期见右室流出道血流呈蓝色经肺动脉瓣口流向肺动脉。

4. 试述左心室整体收缩功能的测定方法。

答:(1) M 型超声心动图:取左心室长轴观,将 M 型超声心动图取样线置于左心室中部,即 2a 区进行测量,显示室间隔及左室后壁的运动曲线,测量左室舒张末期内径(LVEDd)和收缩末期内径(LVEDs),舒张期室间隔(IVSd)和左室后壁(LVPWd)厚度。若无节段性室壁运动异常存在时,根据 Teichholtz 校正公式仪器自动计算并显示左心室收缩功能。

(2) 二维超声心动图测定左心室收缩功能:二维超声心动图测定左心室收缩功能方法很多,目前通常采用 Simpson 法,左心室被切割成若干个等高椭圆形圆柱体,分别计算每个圆柱体体积,左室容积等于所有圆柱体体积之和。分单平面法和双平面法。

(3) 其他方法:目前临床还应用组织多普勒成像、声学定量技术、组织追踪及应变率技术、三维超声等测定心功能,相关性好,得到认可并逐步研究。

5. 简述二尖瓣狭窄及主动脉瓣关闭不全的病因、超声表现及鉴别诊断要点。

答:(1) 二尖瓣狭窄

1) 病因包括:风湿性、先天性、老年退行性病变。

2) 二维超声:二尖瓣前后叶增厚,回声增强,交界处融合粘连,开放受限,呈“鱼口形”;腱索及乳头肌可增粗缩短,回声增强;左房增大,肺静脉可增宽。

3) M 型超声:二尖瓣前叶 E、A 峰之间凹陷消失,呈“城墙波”;后叶与前叶运动方向同向。

4) 多普勒超声:二尖瓣口见舒张期射流,峰值速度增高。

5) 鉴别诊断:二尖瓣狭窄并左房内血栓需要与左房黏液瘤鉴别。超声表现前者有二尖瓣狭窄的特点,二尖瓣增厚,开放受限,舒张期二尖瓣口见多彩射流信号,频谱显示高速射流。左房内低回声或高回声附着于左房壁或房间隔,无明显移动或移动幅度小。后者二尖瓣形态及活动幅度良好。左房内多见高回声形态规则活动度好,部分可于左房至左室流入道内往返摆动。

（2）主动脉瓣关闭不全

1）病因包括：先天性主动脉瓣数目异常、老年性瓣膜退行性改变、风湿性、梅毒、主动脉窦扩张等。

2）二维超声：主动脉瓣二叶瓣或形态、数目异常；可见瓣膜增厚，回声增强；部分患者主动脉窦扩张；主动脉瓣关闭时见对合错位或裂隙；左室增大，室壁运动幅度增强。

3）多普勒超声：主动脉瓣舒张期见反向血流，频谱显示为负向频谱。

4）鉴别诊断：与生理性主动脉瓣反流鉴别，心腔大小、瓣膜均正常，反流面积<1.5cm²。与二尖瓣狭窄鉴别，二尖瓣狭窄时，左室内可见舒张期射流，射流方向与主动脉瓣反流束方向基本相似，但起源不同。

6. 简述房间隔缺损及室间隔缺损的类型、超声表现。

答：（1）房间隔缺损

1）房间隔缺损分为五种类型：原发孔型、继发孔型、静脉窦型、冠状静脉窦型及混合型。

2）二维超声：房间隔见回声连续中断，是诊断的直接征象。可见右房右室增大，肺动脉增宽。

3）M型超声：室间隔与左室后壁运动同向。

4）多普勒超声：房间隔回声中断处见左向右分流信号。

（2）室间隔缺损

1）室间隔缺损分型方法较多，可将室间隔缺损分为四种类型：膜周型、流入道型、肌部型、双动脉下型。

2）二维超声：室间隔可见回声连续中断，是诊断的直接征象。左室增大，左房增大。

3）彩色血流显像：室间隔缺损处见收缩期左向右分流，峰值流速可达3~6m/s。当左向右分流增多达到右心压力超过左心时，可见收缩期右向左分流。

7. 简述心包积液的定量诊断。

答：心包积液的定量估测分为5级

（1）微量心包积液（<50ml）：位于房室沟心包腔的无回声宽2~3mm。

（2）少量心包积液（50~100ml）：局限于房室沟和左室后壁心包腔的无回声宽3~5mm。

（3）中等量心包积液（100~300ml）：左室后壁心尖区和右室前壁心包腔的无回声宽5~10mm。

（4）大量心包积液（300~1 000ml）：无回声包绕整个心脏宽10~20mm。

（5）极大量心包积液（1 000~4 000ml）：左室后壁心包腔无回声宽20~60mm，右室前壁心包腔无回声宽20~40mm，可见明显心脏摆动和"荡击征"。

（黄晓云　王雪梅）

十、实训指导

心脏超声检查

（一）实训目的和要求

1. 掌握 心脏超声检查仪器条件、心电图连接、超声检查模式和方法。常用二维超声心动图基本图像；1~4区M型超声心动图基本图像。风湿性二尖瓣狭窄、房间隔缺损、室间隔缺损的超声表现及鉴别要点。

2. 熟悉　各瓣膜的彩色多普勒血流图像特点及频谱多普勒的正常波形。风湿性主动脉瓣关闭不全、法洛四联症、心包积液的超声表现及鉴别要点。

3. 了解　心脏功能的测定和意义。动脉导管未闭、冠状动脉硬化性心脏病、高血压心脏病超声表现;冠状动脉与心肌供血的关系,心肌缺血及室壁瘤的超声表现。

(二)实训设备和材料

(1) 超声实训室。

(2) 超声诊断仪。

(3) 超声医用耦合剂。

(4) 卫生纸。

(三)实训内容和方法

1. 教师示教实训内容及方法

(1) 演示法:选择志愿者作为模特演示讲解正常心脏二维超声心动图、M型超声心动图不同标准切面探测的步骤、方法及声像图特征,让学生对各标准切面声像图的表现及特点有一真实感受,心脏功能的测定方法及意义,各瓣膜的彩色多普勒血流图像特点及频谱多普勒的正常波形。理解正常心脏超声检查注意事项及操作规程。

(2) 项目教学法:教师就正常心脏超声探测时探头的选择、探测前准备、心电图连接、探测方法、注意事项及操作规程作出具体项目要求并挑选学生代表进行操作实践且师生同步点评。

(3) 案例教学法:教师提前预约风湿性二尖瓣狭窄、冠状动脉硬化性心脏病、高血压心脏病的患者(或者仿真模型),在进行上述疾病检查的同时进行示教,让学生对不同疾病声像图的表现及特点有一真实感受,但需注意对患者的尊重和隐私保护,杜绝一切与医疗无关的检查,融关爱患者的理念于教学实践中。

2. 学生分组上机操作实践

(1) 探测前准备:认识病史询问、必要的体检在超声探测中的价值。

(2) 心电图连接:分析心脏的机械活动和血流动力学与时相之间的关系。

(3) 探头选择:相控阵探头,考虑频率与穿透力和分辨力之间的关系,成人多选2.5~3.5MHz,儿童多选3.5~5.0MHz。

(4) 探测方法:思考二维超声心动图、M型、彩色、频谱多普勒不同标准切面探测时探头放置位置。

(5) 探测体位:一般采取平卧位或左侧卧位,思考心力衰竭患者宜取何种体位。

(6) 注意事项:思考增益及速度调节要点(增益一般在60%~70%,速度通常应高于60cm/s,以出现较纯的红、蓝色彩且彩色信号不溢出心腔外为原则)。

(7) 观察声像图特征:常用二维超声心动图基本图像、1~4区M型超声心动图基本图像、彩色、频谱多普勒基本图像以及每个切面需要观察的结构及主要用途。

(8) 播放《超声检查技术》教材课件、多媒体教学VCD资料片,识别风湿性二尖瓣狭窄、主动脉瓣关闭不全、房间隔缺损、室间隔缺损、法洛四联症、心包积液等不同疾病的声像图表现。

3. 教师巡回辅导纠错、答疑　在同学相互检查的过程中进行巡视,及时发现扫查方法、标准切面识别方面的问题及错误,并讲解纠正,使学生在操作过程中真正掌握正确的操作方法和技巧并增加对图像特征的感性认识。

（四）实训评价和思考

1. 分析讨论实训过程中的问题，自评达到预期的实训目的和要求。

2. 独立完成实训报告二维（胸骨旁左室长轴观、心尖四腔及五腔观、心底短轴观、二尖瓣水平短轴观），M 型 2~3 区超声心动图基本图像，心功能测定方法、彩色、频谱多普勒的基本图像。风湿性二尖瓣狭窄、冠状动脉硬化性心脏病超声表现及鉴别要点。

3. 教师针对学生操作过程中所存在的问题及原因和实训报告中的共性问题择机点评，提出改进的办法和措施。

（五）实训时数

6 学时。

（周进祝　黄晓云　王雪梅）

第十六章　血管超声检查

一、学习目标

1. 掌握　血管超声扫查方法及正常声像图表现。
2. 熟悉　血管常见疾病二维及彩色多普勒超声表现。
3. 了解　血管常见疾病频谱多普勒特征。

二、教学重点

1. 颈部、四肢及腹部大血管的正常声像图表现。
2. 动脉硬化病变超声表现。
3. 深静脉血栓形成的超声表现。
4. 颈动脉硬化病变狭窄程度判断。

三、教学难点

1. 认知不同部位血管超声扫查方法及操作要点。
2. 血管常见疾病频谱多普勒特征。
3. 血管常见疾病超声探测要点及注意事项。
4. 颈动脉硬化病变狭窄程度判断。

四、学习指南

课前学生要学好本章节内容，一定要预习教材中相关内容，熟知颈部血管、腹部大血管、四肢血管解剖，血管病理病变等基础知识。

课堂中紧跟老师授课思路，认真做笔记。

课后对本章所学内容进行梳理和总结，加深对概念和超声检查技术的记忆和理解，融会贯通于实训技能操作中。

1. 鉴于颈部血管的解剖位置和超声成像的特点，超声检查时宜采用从颈根部自下而上的扫查方法，获得颈部血管纵断面及横断面。一般情况下，颈外动脉细且有分支，甲状腺上动脉是其第一分支，较容易观察到；颈内动脉起始部往往较粗且无分支。

2. 根据多普勒流速曲线图的形态、血流速度及阻力指数等指标，可以鉴别颈内动脉和颈外动脉。流速曲线图形态是鉴别两动脉的最有效指标，特别是在颈内动脉闭塞时。

（1）如发现颈动脉分叉处这两根血管的多普勒流速曲线图相似，阻力指数相同或相近，则这两根血管很可能是颈外动脉和其分支,颈内动脉很有可能闭塞了。

（2）确定动脉有无狭窄,一般狭窄处流速明显增快。

（3）提示远端血管有无狭窄或闭塞,有无动静脉瘘。

（4）提示近端血管有无狭窄或闭塞。

3. 鉴于椎动脉的解剖特点　超声检查时可以选择频率较低的探头,在寻找椎间段动脉时可以在颈总动脉纵断面的基础上向外侧平移。如果检测不到椎动脉,首先应怀疑椎动脉闭塞、椎动脉发育不良或单侧椎动脉闭锁,但后一种情况很少见。正常情况下椎动脉及椎静脉的彩色血流信号颜色相反,即两根血管的血流方向相反,若出现血流信号颜色相同,考虑是否存在锁骨下动脉窃血综合征。

4. 鉴于腹部大血管解剖特点及位置,超声检查时应在空腹时进行,可以减少肠腔气体的干扰,提高血管显示率。观察腹主动脉全长,判断前后径是否有扩张或狭窄。观察管壁的结构改变,大动脉炎累及腹主动脉时,可见管壁增厚,内径减小;动脉粥样硬化块形成的患者,内-中膜常不均匀增厚且回声改变。下腔静脉狭窄、扩张、阻塞、占位性病变,狭窄段血流可呈持续单向高速湍流波形;右心衰竭可使下腔静脉内径增宽,期相性波动幅度减弱;合并三尖瓣关闭功能不全时,右心房收缩时可出现反向的 s 波。肝硬化可使期相性波动幅度减弱。

5. 鉴于四肢血管的解剖特点及走行,观察动脉有无管腔狭窄或闭塞、血栓形成等疾病。下肢血管检查时,如出现频谱低钝、流速减慢时,应仔细检查近心段血管是否有病变,因此还需检测髂外、髂总动脉或腹腔动脉甚至主动脉弓,观察它们有无病变。

6. 学习时认识动脉粥样硬化性病变在全身动脉中的病理改变是相似的,进展过程均为动脉内-中膜融合增厚、粥样硬化斑块形成、动脉管腔狭窄或闭塞,不同阶段有不同的超声表现。检查时采用连续横断面扫查及沿血管长轴摆动探头纵断面扫查方法,完整显示血管结构,注意内膜回声、斑块有无及是否导致狭窄或闭塞等,避免遗漏病变。并采用二维、多普勒频谱综合评估狭窄程度。

7. 下肢深静脉血栓形成检查时探测包括有无血栓、部位范围、分期及有无侧支循环,必要时采取站立位检查。急性血栓不能过度挤压,以免脱落。与四肢淋巴水肿鉴别,后者为淋巴液流通受阻或反流所致,静脉管腔内无血栓回声,血流通畅。

五、教学内容

（一）正常血管超声扫查

1. 血管的解剖概要　颈动脉的解剖:颈总动脉、颈内动脉及颈外动脉三者之间的鉴别要点（管径、分支、阻力、走向）;腹部大血管解剖:腹主动脉的位置及其分支;下腔静脉的位置及其回流的属支;四肢血管的走行及其四肢动静脉的解剖特点。

2. 血管的扫查方法、途径和基本标准切面　不同部位血管要选择正确的超声探头频率,通过血管的解剖特点显示标准的血管纵断面及横断面;显示多普勒流速曲线图并测量。

3. 血管的超声扫查注意事项　通过超声检查显示血管的解剖、形态、走行,管壁及管腔情况;根据多普勒流速曲线图的形态、血流速度及阻力指数等指标,可以作鉴别诊断。

（二）血管疾病超声扫查

1. 颈动脉硬化病变、椎动脉狭窄闭塞性病变声像图表现及鉴别要点。

2. 腹主动脉瘤、夹层动脉瘤声像图表现及鉴别要点。

3. 四肢动脉硬化病变、假性动脉瘤、深静脉血栓形成、下肢静脉瓣膜功能不全声像图表现及鉴别要点。

六、知识拓展

彩色多普超声检查技术由于其实时、无创、方便、廉价等特点,在血管疾病诊治方面具有十分独特的优势。二维超声技术可以提供血管解剖形态学信息,彩色及频谱多普勒可通过测量血流相关参数,提供血流动力学信息。随着三维、实时三维超声技术的发展,血管的空间立体结构也可通过超声显像更直观地呈现,达到与血管造影技术相近的效果。目前彩色多普勒超声设备及技术的进一步发展,医生的诊疗水平也不断提高,在临床应用越来越广泛,除我们教材中讲述的内容外,还有以下方面的应用:彩色多普勒超声检查技术在血管疾病诊断中的应用有特殊的优势,除腹部血管位置较深,易受肠管气体或患者肥胖等因素干扰,检查前需要空腹外,颈部血管、肢体血管的位置都比较表浅,易于探查。应用高频线阵探头,不仅能获得血管结构病变的清晰图像,还可应用彩色多普勒及频谱多普勒技术,对病变处及病变近、远端的血流方向、流速等进行检测,综合评价血管病变。相对于其他检测血管病变的影像技术,超声检查无创、经济、便捷、可重复应用,因此越来越普遍地应用于临床。但该项技术对操作者要求较高,只有不断加强血管结构及血流动力学的理论知识学习,反复练习检查手法,规范操作,不断积累经验,才能为临床提供正确的诊断信息。

1. 在腹部动脉中的应用,包括腹腔干、肠系膜上动脉、肾动脉及肠系膜下动脉等的检测;
2. 肝、肾移植术后动脉血流的监测;
3. 各种动脉重建术或血透患者造瘘术后的随访及监测;
4. 脏器病变时血流状况的评估及指导治疗,如肝硬化时门静脉系统血流状况,药物疗效评价等;
5. 监测胎儿生长发育及生产过程中脐带胎盘血流状况,及早发现胎儿血管异常导致的生长迟缓,提前干预并监测。

七、案例分析

(一)案例分析一

1. 临床资料 患者,女性,35岁,左侧卵巢囊肿扭转切除术后5天,左下肢肿胀疼痛3天。超声显示左下肢股浅静脉至腘静脉及小腿肌间静脉管径增宽,内可见实性低回声,部分呈漂浮状,加压管腔不能被完全压瘪。

2. 超声提示 左下肢深静脉及肌间静脉血栓形成。

3. 分析点评 深静脉血栓为血液在深静脉系统不正常地凝结,临床表现为患肢肿胀,多有手术卧床史的诱因,该病患术前诊断左侧卵巢囊肿扭转,肿物压迫左侧髂静脉致回流障碍,术后卧床,出现左下肢肿胀,床旁超声检查发现静脉增宽,内见低回声漂浮物,符合急性下肢静脉血栓改变。对此患者检查时手法应轻柔,不可反复用力挤压静脉,以免血栓脱落导致肺栓塞。

(二)案例分析二

1. 临床资料 患者,男性,55岁,冠状动脉粥样硬化性心脏病,不稳定性心绞痛,行冠状动脉造影、支架植入术后3天,于右侧腹股沟区触及约40mm×20mm肿块,搏动不明显,听诊可闻及血管杂音。双下肢无水肿,双侧足背搏动良好。

2. 超声提示 右股动脉近心段前内侧方可见囊性无回声,大小32mm×18mm,与股浅动脉相通,彩色多普勒显示股浅动脉血流流入囊腔内,呈涡流;脉冲多普勒呈双向。

3. 分析点评 诊断结果为右侧股浅动脉假性动脉瘤。

介入穿刺术后常见并发症有动脉血栓、动脉夹层、假性动脉瘤、动静脉瘘、血肿形成等。本例患者介入治疗术后发现穿刺点处的肿块,听诊有杂音。超声检查特征:①股动脉旁无回声与其相通。②彩色多普勒显示股浅动脉血流流入囊腔内,呈涡流。③脉冲多普勒呈双向。根据病史及超声检查特征可以诊断为假性动脉瘤。

八、目标检测

(一)单项选择题

1. 动脉管壁的组成:
    A. 由内膜、中膜和外膜组成　　　　　　 B. 由两层强回声带外膜及内膜组成
    C. 由弹力纤维层组成　　　　　　　　　 D. 由动脉的内中膜组成
    E. 由脂质成分组成

2. 颈动脉粥样斑块形成好发在:
    A. 颈总动脉主干上　　　　 B. 颈动脉分叉部　　　　 C. 为颈内动脉起始段
    D. 颈外动脉起始部　　　　 E. 颈外动脉分叉处

3. 椎动脉发自于:
    A. 锁骨下动脉　　　　　　 B. 基底动脉　　　　　　 C. 颈外动脉
    D. 颈内动脉　　　　　　　 E. 无名动脉

4. 全身最长静脉:
    A. 股静脉　　　　　　　　 B. 腘静脉　　　　　　　 C. 肱静脉
    D. 大隐静脉　　　　　　　 E. 腋静脉

5. 四肢动脉多普勒频谱为:
    A. 典型的二相波型　　　　 B. 典型的三相波型　　　　 C. 频谱形态呈正向三峰
    D. 频谱形态呈负向三峰　　 E. 频谱形态呈正向二峰

6. 右锁骨下动脉起自于:
    A. 主动脉弓　　　　　　　 B. 颈总动脉　　　　　　 C. 无名动脉
    D. 基底动脉　　　　　　　 E. 腋动脉

7. 左锁骨下动脉起自于:
    A. 无名动脉　　　　　　　 B. 主动脉弓　　　　　　 C. 颈总动脉
    D. 基底动脉　　　　　　　 E. 腋动脉

8. 门静脉的形成由:
    A. 脾静脉与肠系膜上静脉汇合而成　　　 B. 肝静脉与十二指肠静脉汇合而成
    C. 肝静脉与脾静脉汇合而成　　　　　　 D. 脾静脉与胃左静脉汇合而成
    E. 肝静脉和肠系膜上静脉汇合而成

9. 血管内血流速度测量应注意:
    A. 调节彩色血流信号　　　　　　　　　 B. 调节二维的基础图像
    C. 调整好取样门、夹角及频谱的大小　　 D. 注意血管内径测量
    E. 注意血管是否水平

10. 探测腹部大血管选用探头:
    A. 2.5~5MHz　　　　　　 B. 6~10MHz　　　　　　 C. 8~12MHz
    D. 10~15MHz　　　　　　 E. 15~20MHz

11. 二维超声动脉腔被纤细的膜样回声分成真腔和假腔两部分,提示:
    A. 真性动脉瘤　　　　　　 B. 假性动脉瘤　　　　　 C. 夹层动脉瘤

D. 动脉血栓   E. 动-静脉瘘

12. 颈动脉硬化病变重度狭窄,狭窄率为:
  A. 0~25%   B. 26%~49%   C. 50%~69%
  D. 70%~99%   E. 闭塞

13. 超声表现为一侧颈内动脉管径不均性缩窄,血流充盈不良,呈"串珠样"改变。多普勒频谱为低速高阻型,可能的诊断是:
  A. 颈内动脉大动脉炎性狭窄   B. 颈内动脉栓塞   C. 颈内动脉硬化狭窄
  D. 颈内动脉肌纤维发育不良   E. 颈内动脉闭塞

14. 椎动脉狭窄闭塞性病变好发部位为:
  A. 起始段   B. 椎间段   C. 寰椎段
  D. 枕骨大孔段   E. 颅内段

15. 年轻女性,突发右下肢疼痛发凉,血管超声显示右下肢动脉管壁正常,股浅及腘动脉管腔内可见中低回声,该处及远端无明显血流信号,周围无明显侧支血管形成。心脏超声显示左房黏液瘤并表面血栓形成。右下肢病变为:
  A. 动脉硬化闭塞   B. 动脉栓塞   C. 血栓闭塞性脉管炎
  D. 假性动脉瘤   E. 心脏供血不足导致右下肢缺血

16. 不是假性动脉瘤的超声诊断的是
  A. 动脉旁无回声或混合回声不规则包块   B. 包块壁为动脉壁的三层结构
  C. 包块内可见血栓形成   D. 包块一侧可见破裂口与动脉壁交通
  E. 破裂口处可见双向窄束血流信号

17. 亚急性血栓形成的时间段为:
  A. 一周以内   B. 两周以内   C. 两周至六个月
  D. 六个月以上   E. 一年以上

18. 超声诊断深静脉瓣膜功能不全的指标为:乏氏试验或挤压小腿放松后,频谱多普勒探及静脉瓣膜处反流持续时间标准为:
  A. <0.5s   B. 0.5s~1.0s   C. 大于1.0s
  D. 大于2.0s   E. 与时间无关

19. 患者突发下肢肿胀,临床考虑静脉血栓形成,超声检查**不正确**的做法是:
  A. 寻找明确血栓的有无、部位及范围
  B. 确定血栓的分期
  C. 评估有无侧支循环建立
  D. 检查对侧静脉,以免遗漏超早期血栓
  E. 发现管腔内低弱回声,反复用力挤压血管以明确诊断

20. 根据2003年北美放射年会超声会议公布检测标准,**不是**颈动脉中度狭窄的诊断标准是:
  A. PSV(cm/s)≥125   B. PSV(cm/s)≥230
  C. EDV(cm/s)≥40   D. EDV(cm/s)<100
  E. PSVICA/PSVCCA≥2.0且<4.0

（二）多项选择题

1. 颈外动脉与颈内动脉的区别:
  A. 颈外动脉有血管分支,颈内动脉颅外段无分支
  B. 颈动脉管径:颈总动脉>颈内动脉>颈外动脉

C. 血流指数 RI:颈外动脉高,颈内动脉低,颈总动脉介于两者之间

D. 颈外动脉呈后外侧走行,颈内动脉呈前内侧走行

E. 颈外动脉呈三相波,颈内动脉呈二相波

2. 腹主动脉的主要分支有:

    A. 脾动脉   B. 肠系膜上动脉   C. 肾动脉

    D. 肝总动脉   E. 肝固有动脉

3. 下腔静脉的主要属支有:

    A. 肝静脉   B. 脾静脉   C. 肾静脉

    D. 肠系膜上静脉   E. 门静脉

4. 四肢静脉为单向回心血流,其频谱多普勒特征:

    A. 自发性   B. 周期性   C. 乏氏动作血流中断

    D. 挤压远端肢体时血流信号增强   E. 间歇性

5. 彩色多普勒血流显像应观察:

    A. 血流方向   B. 性质(层流、湍流及涡流)   C. 有无充盈缺损、狭窄

    D. 血流中断及反流等   E. 管腔内径

6. 男性患者,右侧股骨头骨折半年,右下肢间断肿胀不适。超声显示股浅静脉内中强杂乱回声,静脉壁不规则增厚,瓣膜增厚,回声增强,对合不佳,静脉旁可见细条侧支血管,临床诊断为:

    A. 急性血栓   B. 亚急性血栓   C. 慢性血栓

    D. 静脉瓣膜功能不全   E. 淋巴回流障碍

7. 动脉瘤的诊断:

    A. 最大径>3.0cm   B. 最宽处外径较相邻正常段外径增大 1.5 倍以上

    C. 符合 A、B 两者之一即可诊断   D. 瘤壁为正常动脉壁结构

    E. 存在瘤颈结构

8. 下肢动脉中—重度狭窄时,超声可表现为:

    A. 狭窄处彩色血流束略变细,颜色单一

    B. 频谱形态正常,呈三相波

    C. 狭窄处彩色血流紊乱呈五彩镶嵌状

    D. 频谱血流速度增快,三相波消失,呈双期单向波,频带增宽充填

    E. 管腔内无血流信号

9. 患者突发剧烈腹痛,考虑夹层动脉瘤,符合该诊断的超声表现包括:

    A. 动脉腔内可见纤细的膜样回声

    B. 横断面呈双环征

    C. 纵断面呈双层管壁

    D. 一侧管腔内可见血栓回声

    E. 彩色及频谱多普勒两腔内血流显示相似

(三)思考题

1. 简述颈总动脉、颈外动脉及颈内动脉三支血管的主要区别。

2. 简述腹部血管的扫查方法。

3. 简述动脉瘤的类型、超声诊断与鉴别要点。

九、参考答案

（一）单项选择题

1. A　　2. B　　3. A　　4. D　　5. B　　6. C　　7. B　　8. A　　9. C　　10. A

11. C　　12. D　　13. D　　14. A　　15. B　　16. B　　17. C　　18. C　　19. E　　20. B

（二）多项选择题

1. ABC　　　2. BC　　　　3. AC　　　　4. ABCD　　　5. ABCD　　　6. CD

7. ABC　　　8. CD　　　　9. ABCD

（三）思考题

1. 简述颈总动脉、颈外动脉及颈内动脉三支血管的主要区别。

答：（1）二维超声图像：颈总动脉分叉处稍膨大，随后分为颈内动脉、颈外动脉。颈外动脉有血管分支，而颈内动脉颅外段则无分支。三者的内径比较：颈总动脉>颈内动脉>颈外动脉。

（2）彩色多普勒及频谱多普勒表现：颈内动脉血流供应大脑组织，循环阻力小，收缩期频谱上升较陡直，而舒张期下降较慢；颈外动脉血流供应头面部组织，循环阻力大，收缩期频谱上升较陡直，而舒张期下降也快，仅有少量低速血流信号；颈总动脉具有上述两者的特征，循环阻力介于两者之间。

2. 简述腹部血管的扫查方法。

答：（1）扫查仪器：选用2.5~5MHz凸阵探头。

（2）扫查体位：受检者取仰卧位，必要时取侧卧位或俯卧位，检查前空腹8h~12h。

（3）扫查程序：探头置于剑突下正中线偏左1~2cm，纵断和横断扫查腹主动脉及其分支；于腹部正中线偏右1~2cm扫查下腔静脉，下腔静脉壁比较薄，腔内压力较低，故扫查时用力应适中；探头置于脊柱右前方、中线略偏右处沿门静脉解剖走向斜断扫查门静脉。

3. 简述动脉瘤的类型、超声诊断与鉴别要点。

答：动脉瘤包括真性动脉瘤、夹层动脉瘤及假性动脉瘤。

（1）夹层动脉瘤由于动脉内膜和中膜撕裂，血液从破裂口流入中层，内膜层、中膜层与外膜层分离，将动脉壁分离成真腔和假腔。发生在腹主动脉的临床表现为突发腹部剧痛，二维超声表现为动脉腔被纤细的膜样回声分成真腔和假腔两部分，横断面呈双环征，纵断面呈双层管壁。假腔内可见血栓回声，彩色多普勒显示收缩期血流从真腔经破裂口流入假腔内，真腔内血流色彩明亮，血流频谱类似正常动脉血流频谱；假腔内血流暗淡、无血流或血流方向相反，为不规则低速血流频谱或探测不到血流频谱。发现双腔结构及撕脱的内膜是超声诊断关键。

（2）真性动脉瘤的形成是由于动脉局部管腔扩张。无临床症状或腹部搏动性包块。二维超声病变动脉段呈梭形或囊状扩张，瘤壁仍为三层动脉壁结构，内壁不平，瘤体内常可见附壁血栓。彩色及频谱多普勒动脉瘤腔内可见杂色涡流信号，频谱呈低速充填型。诊断要点为最大径>3.0cm或最宽处外径较相邻正常段外径增大1.5倍以上。

（3）假性动脉瘤多与外伤、感染有关，为动脉管壁全层破损，血液流出被周围组织包绕，形成动脉旁血肿。二维超声表现为动脉旁无回声或混合回声不规则包块（瘤腔），一侧可见破裂口与动脉壁交通（瘤颈）。彩色多普勒及频谱多普勒显示瘤腔内血流紊乱或呈涡流状，瘤颈处可见双向窄束血流，收缩期自动脉喷射入瘤体内，舒张期反流回动脉腔内。频谱多普勒可探及瘤颈处高速双向血流及瘤体内杂乱血流信号。

附：主教材正文思考题及参考答案

1. 简述颈动脉超声检查的方法及正常声像图表现。

答：(1) 超声检查方法：探头置于颈部前侧面或后外侧，由颈根部自下而上横断面连续扫查及沿血管长轴纵断面扫查，完整显示血管结构。依次检查颈总动脉(CCA)、颈内动脉(ICA)、颈外动脉(ECA)及椎动脉(VA)，尽可能探测到颈部最高点。检查内容包括：血管走行、管腔有无扩张或狭窄；内-中膜厚度、回声、是否光滑；管腔内有无异常回声；血流动力学改变及疗效评价。

(2) 正常声像图表现：①二维声像图：颈动脉管壁由内向外分三层：内膜(等回声线)、中膜(低回声线)、外膜(强回声线)。②彩色多普勒血流显像：管腔内彩色血流信号充盈整个管腔。③脉冲多普勒血流显像：频谱形态呈三峰，三峰依次递减，收缩期有两个峰，第一峰大于第二峰。阻力指数由高至低分别为：颈外动脉、颈总动脉及颈内动脉。

2. 正常下腔静脉二维及彩色多普勒超声表现是什么？

答：下腔静脉管壁薄，纵切面呈长管状无回声结构，管腔内径随呼吸运动和心动周期而变化，呈波浪式波动。管腔内呈连续性血流信号，血流信号强度随呼吸运动和心动周期而变化，频谱形态一般呈三峰型。

3. 简述腹主动脉的主要分支及正常腹主动脉的超声表现。

答：(1) 腹主动脉的主要分支有：腹腔干、肠系膜上动脉、肾动脉和肠系膜下动脉。

(2) 正常腹主动脉的超声表现：腹主动脉管壁血管纵切面呈长管状无回声结构，管壁均匀光滑，分内中外三层，腹主动脉随心脏节律一致膨胀性扩张。彩色多普勒显示离心方向血流信号；多普勒频谱形态表现为三相波，即收缩期正向单峰，舒张早期为小幅负向波，舒张中晚期正向低速血流。

4. 简述超声判断颈动脉硬化狭窄程度的方法。

答：(1) 二维超声：纵切管径测量法：狭窄率=残存管径/原始管径×100%；面积测量：狭窄率=(1-狭窄处最小管腔截面积/原始管腔截面积)×100%。

(2) 彩色多普勒：彩色多普勒超声可以确定斑块存在的位置、大小，明确斑块表面是否有溃疡形成；观察血流流束变细与否，证明是否存在血管狭窄，计算颈动脉狭窄程度。完全急性闭塞时，彩色血流在闭塞处突然中断，慢性闭塞时常有侧支循环建立，在狭窄或闭塞近心端可检测到增宽、明亮的高速血流。

(3) 频谱多普勒：采用2003年北美放射年会超声会议通过的血流参数诊断标准(表16-1)，将颈动脉狭窄程度分为轻度：0~49%；中度：50%~69%；重度：70%~99%及闭塞。

表 16-1　2003 年北美放射学年会超声会议公布的诊断标准

狭窄程度	PSV/(cm·s^{-1})	EDV/(cm·s^{-1})	PSVICA/PSVCCA
0~49%	<125	<40	<2.0
50%~69%	≥125<230	≥40<100	≥2.0<4.0
70%~99%	≥230	≥100	≥4.0
闭塞	无血流信号	无血流信号	无血流信号

(闫国珍　丁红)

十、实训指导

正常血管超声检查

（一）实训目的和要求

1. 掌握 周围血管的扫查体位、扫查途径、扫查方法及正常声像图表现。
2. 熟悉 标准切面的操作。
3. 了解 彩色多普勒超声诊断仪的调节。

（二）实训设备和材料

1. 超声实训室。
2. 超声诊断仪。
3. 超声医用耦合剂。
4. 卫生纸。

（三）实训内容和方法

1. 教师示教实训内容及方法

（1）演示法：主要应用超声体模进行该项目教学或选择一体形适中的同学为模特进行正常周围血管的示教。演示讲解正常周围血管的扫查体位、扫查途径、扫查方法、超声测量及正常声像图表现。

（2）操作法：结合超声诊断仪及超声体模的使用，讲解从不同途径扫查各标准切面声像图的步骤及方法，让学生对各标准切面声像图的表现及特点有一真实感受，理解周围血管超声扫查注意事项及操作规程。

2. 学生分组上机操作实践

（1）同学之间相互检查：熟悉探头放置位置、探头方位及标准切面的识别，体会操作技法，感受操作过程中图像变化与操作技能的关系。

（2）同学分组上机操作：演练教师所教的各种扫查方法，进一步熟悉外周血管声像图的表现及特点等，提高自身的实际上机操作能力。

（3）观察外周血管声像图特征：横断面观察血管管径变化、管壁厚度等；纵断面观察血管走行、内-中膜厚度斑块、表面及内部回声等；彩色多普勒血流显像观察血流方向、性质（层流、湍流及涡流）等。

3. 教师巡回辅导纠正错误、答疑 在同学相互检查的过程中进行巡视，及时发现操作手法、标准切面识别方面的问题及错误，并讲解纠正，使学生在操作过程中真正掌握正确的操作方法和技巧。

（四）实训评价和思考

1. 分析讨论实训过程中的问题，自评达到的预期实训目的和要求。
2. 独立完成实训报告。
3. 教师针对学生操作过程中所存在的问题及原因和实训报告中的共性问题择机点评，提出改进的办法和措施。

（五）实训时数

1学时。

（周进祝 闫国珍 丁红）

血管疾病超声检查

（一）实训目的和要求

1. 掌握　动脉狭窄和闭塞性疾病、深静脉栓塞的彩色多普勒声像图特点。

2. 熟悉　夹层动脉瘤、腹主动脉瘤声像图特点。

3. 了解　周围血管常见疾病的鉴别诊断。

（二）实训设备和材料

1. 同实训二十一。

2.《超声检查技术》教材课件、多媒体教学 VCD 视频资料。

（三）实训内容和方法

1. 教师示教实训内容及方法

（1）案例教学法：教师提前预约动脉狭窄疾病的患者，在进行动脉狭窄检查的同时进行示教，结合动脉狭窄疾病的病理及临床表现，简要讲述彩色多普勒特点，说明扫查方法、步骤及鉴别要点，让学生对其声像图的表现及特点有一定的真实感受。但需注意对患者的尊重和隐私保护，杜绝一切与医疗无关的检查。

（2）影视教学法：根据影视教学资料进行相关血管疾病超声表现讲解。横断面观察血管管径变化、管壁厚度、管腔内有无斑块、狭窄和闭塞等形态异常；纵断面观察血管走行、内-中膜厚度、斑块长度及厚度、表面及内部回声等；彩色多普勒血流显像观察血流方向、性质（层流、湍流及涡流）、有无充盈缺损、狭窄、血流中断及反流等。

2. 学生分组上机操作实践

（1）同学之间相互检查：观察正常周围血管声像图特征并与病变的声像图改变比较。

（2）播放《超声检查技术》教材课件、多媒体教学 VCD 资料片，识别颈动脉粥样硬化性病变、夹层动脉瘤、静脉血栓形成等疾病二维、彩色及频谱多普勒声像图特征和鉴别要点。

3. 教师巡回辅导纠错、答疑　在同学相互检查的过程中进行巡视，及时发现血管超声检查操作手法、标准切面识别方面的问题及错误，并讲解纠正。解答学生在影视教学资料片观看过程中及教师为相关周围血管疾病患者进行检查时的问题。

（四）实训评价和思考

1. 引导学生进行讨论，指出和纠正学生在描述过程中所存在的问题和错误，帮助学生建立正确的临床诊断思维步骤。

2. 独立完成实训报告、记录实训课的收获。

3. 教师针对学生操作过程中所存在的问题及原因和实训报告中的共性问题择机点评，提出改进的办法和措施。

（五）实训时数

1学时。

（周进祝　闫国珍　丁红）

第十七章 浅表器官超声检查

第一节 甲状腺超声检查基础

一、学习目标

1. 掌握 正常甲状腺声像图特征。

2. 熟悉 甲状腺功能亢进症、桥本甲状腺炎、结节性甲状腺肿、甲状腺癌的超声表现，了解其相互之间的鉴别要点。

3. 了解 TI-RADS 分类方法。

二、教学重点

1. 正常甲状腺超声解剖。

2. 甲状腺的超声图像识别。

3. 甲状腺常见疾病的超声图像识别。

三、教学难点

1. 甲状腺周边结构解剖与常用超声切面的关联，淋巴结区域划分。

2. 甲状腺疾病的超声表现及鉴别要点。

四、学习指南

1. 甲状腺测量过程中需强调三点：

（1）扫查时探头保持与皮肤垂直。

（2）探头一定要轻放于皮肤上。

（3）横切时，探头应尽可能处于水平状态。注意甲状腺锥状叶的辨认。观察甲状腺内部血流信号时，彩色速度标尺不宜过大，同时探头不要过于挤压颈部组织。甲状腺功能亢进症时，甲状腺血管检查可检测甲状腺上动脉血流参数。

2. 超声在甲状腺的检查中占据重要地位，可以对甲状腺的多种疾病进行诊断和鉴别诊断，为临床诊断提供非常重要的信息。但某些疾病的超声表现不够典型，诊断时可结合临床资料，综合判断。必要时利用超声引导下穿刺行细胞学检查或组织学活检，能为临床提供重要的病理学依据。

3. 颈部淋巴结肿大的识别 颈部Ⅱ区淋巴结厚度>0.8cm，其他区域≥0.5cm 称为颈部淋巴结肿大。

五、教学内容

1. 甲状腺超声诊断

（1）甲状腺解剖及扫查：甲状腺是成年人体内最大的内分泌腺,左右两侧叶由峡部连接。一般位于颈前下方软组织内,后方为气管,前方有皮肤、皮下组织、肌肉层。常规扫查分为横切面及纵切面,特殊情况可以偏转声束、改变透声窗。

（2）甲状腺常见疾病：甲状腺功能亢进症、桥本甲状腺炎、结节性甲状腺肿、甲状腺癌的超声表现及相互之间的鉴别诊断。

2. 颈部淋巴结分区

（1）颈部淋巴结分区及扫查方法。

（2）颈部淋巴结肿大的识别。

六、知识拓展

甲状腺超声引导下经皮细针穿刺抽吸细胞学检查（fine needle aspiration biopsy,FNAB）是一个微创的、安全的和高性价比的定性甲状腺结节的方法,禁忌证极少。使甲状腺乳头状微小癌（小于1cm）的检出敏感性提高。甲状腺恶性病变常导致弹性特征改变,组织硬度相应增加,弹性系数增大,可对甲状腺结节良恶性的判断起一定的作用,根据结节的弹性图像进行定性和定量分析。随着甲状腺影像报告与数据系统（thyroid imaging reporting and data system,TI-RADS）的广泛应用,恶性甲状腺结节的检出率不断提高。但对于TI-RADS3或4类结节,常规超声难以判断时,可结合弹性成像技术及CDFI检查,有望提高甲状腺结节的诊断效能,减少不必要的穿刺活检。

七、案例分析

1. 临床资料　患者,女,40岁,无不适,甲状腺查体大小正常,活动度好。体检超声发现右侧甲状腺中部单发低回声病灶,大小约10mm×6mm,形态不规则,边界模糊,内部回声不均匀,可见砂粒样点状强回声,CDFI:低回声内可见较丰富血流信号。

2. 案例讨论

（1）根据以上资料最可能的判断是什么？请提出判断依据。

（2）为进一步确诊,还可以做什么操作？

1）判断考虑:甲状腺癌。判断依据:①单发低回声病灶。②内部实质回声不均,可见砂粒样点状强回声。③形态不规则,边界模糊。④较丰富血流信号。

2）为进一步确诊,可在超声引导下行经皮细针穿刺抽吸细胞学检查。

八、目标检测

（一）单项选择题

1. 关于甲状腺的解剖,下列选项中**错误**的是：

    A. 甲状腺可分成左右两叶和连接两叶的峡部

    B. 30%~50%的人可出现锥状叶

    C. 是人体最大的内分泌腺

    D. 左右叶长 3~6cm、宽 2~3cm、厚 1~2cm、峡部厚约 1.25~2cm

    E. 甲状腺上动脉来自颈外动脉的起始部

2. 关于甲状腺的供血,下列选项中**错误**的是:

A. 甲状腺上动脉多来自颈外动脉

B. 甲状腺下动脉由锁骨下动脉的甲状腺颈干发出

C. 约10%的人有甲状腺最下动脉,由主动脉弓发出

D. 甲状腺静脉回流亦分为甲状腺上静脉和甲状腺下静脉

E. 甲状腺血供极丰富

3. 超声检查甲状腺时,应选用的频率是:

A. 3.5MHz   B. 5.0MHz

C. 10MHz   D. 20MHz

E. 10MHz,甲状腺肿大时需低频率探头辅助

4. 桥本甲状腺炎的声像图特点是:

A. 甲状腺非对称性肿大   B. 内回声普遍增强

C. 正常的实质内见片状强回声   D. 内回声普遍减低

E. 常有多发强回声结节

5. 弥漫性毒性甲状腺肿与结节性毒性甲状腺肿的主要超声鉴别依据是:

A. 甲状腺肿大的形态   B. 甲状腺肿大的程度

C. 不均匀的粗大点状回声   D. 甲状腺内是否存有结节

E. 甲状腺内部血供是否丰富

6. 甲状腺囊性病变一般**不见于**:

A. 单纯性囊肿   B. 囊腺瘤   C. 甲状腺癌囊性变

D. 出血性囊肿   E. 甲亢

7. 下列选项中与弥漫性毒性甲状腺肿的超声表现**无关**的是:

A. 甲状腺"火海征"

B. 甲状腺"海岛征"

C. 甲状腺上下动脉内径增宽

D. 甲状腺上下动脉为高阻高速频谱,峰值速度>70cm/s,静脉为低速宽带频谱

E. T_3、T_4 的升高,血流速度随之增加

8. 下列表现与结节性毒性甲状腺肿**无关**的是:

A. 甲状腺不规则,非对称性增大

B. 实质回声增粗,内呈多个中等偏强回声结节

C. 结节内可见无回声区或强回声点

D. 彩色多普勒显示血流丰富,血流呈环状,并有细小分支伸入结节内

E. 结节常呈"冲洗过征"

9. 甲状腺腺瘤的声像图特征是:

A. 圆形或椭圆形肿物,边界清,无包膜,呈低回声

B. 圆形或椭圆形肿物,边界清,有包膜,呈低回声,周围有晕征

C. 圆形或椭圆形肿物,边界不清,无包膜,呈低回声

D. 圆形或椭圆形肿物,边界不清,有包膜,呈低回声

E. 甲状腺弥漫性肿大

10. 关于甲状腺癌,下列选项中**错误**的是:

A. 肿块多为单发

B. 内部以实性不均质强回声为主

C. 形态不规则,多无包膜和晕环,呈蟹足样向周围组织浸润

D. 内部常见砂粒样或簇状钙化

E. 髓样癌常表现为均质低回声,边缘清晰

11. 患者,女,50岁,超声检查发现,甲状腺弥漫性肿大,边缘规则,内回声中等强度,无结节,CDFI显示腺体内血管增多,血流加速,最可能:

    A. 结节性毒性甲状腺肿　　　　B. 单纯性甲状腺肿　　　　C. 甲状腺功能减退

    D. 弥漫性毒性甲状腺肿　　　　E. 亚临床甲状腺功能减退

12. 患者,女,45岁,颈前区隆起,轻度压迫感,超声显示甲状腺形态不规则,实质回声增粗,内见多个结节,之间相互融合,CDF显示血流丰富,结节间见粗大迂曲的分支血管穿行绕行。其最可能的诊断是:

    A. 甲状腺腺瘤　　　　　　　　B. 甲状腺癌　　　　　　　　C. 结节性毒性甲状腺肿

    D. 弥漫性毒性甲状腺肿　　　　E. 桥本病

13. 患者,女,27岁,发热,颈部疼痛,之前有感冒病史,T_3、T_4增高,血沉加快。超声检查甲状腺一般**不出现**的改变是:

    A. 甲状腺可不对称肿大

    B. 甲状腺与颈前肌之间的间隙消失,可见"冲洗过征"

    C. 内部为均质稀疏弱点状回声

    D. 甲状腺内出现不规则低回声区

    E. 甲状腺内探及界清结节

14. 患者,女,35岁,无特殊颈部不适,实验室检查:甲状腺微粒体抗体(+),甲状腺球蛋白抗体(+);超声检查提示甲状腺弥漫性肿大,以峡部明显,实质回声增粗,分布不均匀,回声减低,加大增益无改变,CDFI显示:实质内血流不丰富,仅浅部1/3范围有血流信号分布,为静脉血和低阻动脉血流频谱。该患者最可能的诊断是:

    A. 单纯性甲状腺肿　　　　　　B. 慢性淋巴性甲状腺炎　　　C. 弥漫性毒性甲状腺肿

    D. 结节性毒性甲状腺肿　　　　E. 桥本甲状腺炎

15. 患者,女,60岁,右颈部包块1个月,超声检查:甲状腺右侧叶不规则增大,内可见3cm×3cm×2cm的实性低回声,边缘不规则,无包膜,无声晕,内部可见粗糙不规则钙化,肿物后方回声衰减,CDI显示:肿物内部血供丰富,可测及高速的动脉血流频谱。其最可能是

    A. 急性甲状腺炎　　　　　　　B. 结节性毒性甲状腺肿　　　C. 甲状腺癌

    D. 桥本甲状腺炎　　　　　　　E. 甲亢

(二)多项选择题

1. 下列**不符合**甲状腺恶性结节征象的是:

    A. 极低回声结节,后方回声衰减

    B. 边缘不清,呈毛刺样

    C. 形态不规则,呈立卵形

    D. 混合型回声,内可见点状强回声,伴有"彗星尾征"

    E. 边界清楚,周边有低回声晕,可见环状血流信号

2. 对于甲状腺腺瘤与结节性毒性甲状腺肿来说,描述**不正确**的是:

    A. 甲状腺腺瘤多为单发结节

    B. 结节性毒性甲状腺肿结节可相互融合

C. 结节性毒性甲状腺肿不可能合并腺瘤或腺瘤样变

D. 甲状腺腺瘤可见无回声声晕

E. 结节性毒性甲状腺肿可见甲状腺形态正常

3. 超声显示甲状腺与颈前肌界限不清时,最常见于下列甲状腺疾病中的:

A. 急性甲状腺炎　　　　　　B. 结节性毒性甲状腺肿　　　　C. 亚急性甲状腺炎

D. 甲状腺腺瘤　　　　　　　E. 甲状腺癌

（三）思考题

1. 甲状腺癌与亚急性甲状腺炎如何鉴别?

2. 如何鉴别结节性毒性甲状腺肿与甲状腺腺瘤?

九、参考答案

（一）单项选择题

1. D　　2. D　　3. E　　4. D　　5. E　　6. E　　7. D　　8. E　　9. B　　10. B

11. D　　12. C　　13. E　　14. B　　15. C

（二）多项选择题

1. DE　　　　2. CE　　　　3. ACE

（三）思考题

1. 甲状腺癌与亚急性甲状腺炎如何鉴别?

答:甲状腺癌与亚急性甲状腺炎的鉴别要点见表 17-1:

表 17-1　甲状腺癌与亚急性甲状腺炎超声诊断鉴别要点

项目	甲状腺癌	亚急性甲状腺炎
临床特征	一般无明确病史	由病毒感染引起,有上呼吸道症状、低热、颈部疼痛等病史
结节数目	单发多见	可分布于单侧叶或双侧叶
占位效应	有	无
高宽比	大于 1	小于 1
结节回声	极低回声多见	片状低回声,呈"冲洗过征"
钙化灶	微小钙化	无
后方回声	衰减	无明显变化
内部血流	血供较丰富,分布不规则,无正常穿行血管	血供随病程有变化,正常穿行血管
颈部淋巴结	可肿大,其内回声不均匀	可肿大,其内回声均匀
随访	较固定,可进一步向周围浸润	可游走,消失

2. 如何鉴别结节性毒性甲状腺肿与甲状腺腺瘤?

答:结节性毒性甲状腺肿与甲状腺腺瘤鉴别诊断要点见表 17-2:

表 17-2　结节性甲状腺肿与甲状腺腺瘤超声诊断鉴别要点

项目	结节性毒性甲状腺肿	甲状腺瘤
临床特征	病程长,症状不明显,或有颈部压迫感	无明显症状,或扪及结节,或伴甲亢
结节数目	多结节为主	单结节为主
结节边缘	欠清晰	清晰声晕,厚而光滑
高宽比	小于 1	小于 1
结节回声	高回声或低回声	稍高回声多见、等回声、混合回声
钙化灶	浓缩胶质,粗大或环状钙化	粗大或环状钙化
后方回声	无明显变化	无明显变化
内部血流	无明显变化	环绕血管,内部点状血流
结节间甲状腺组织	回声增粗,分布不均匀	回声多正常
颈部淋巴结	不肿大	不肿大
包膜	光滑	光滑

第二节　乳腺超声检查基础

一、学习目标

1. 掌握　正常乳腺扫查方法及声像图特征。
2. 熟悉　乳腺增生症、乳腺纤维瘤、乳腺癌的超声表现及相互之间的鉴别要点。
3. 了解　乳腺病变描述及 BI-RADS 分类方法。

二、教学重点

1. 乳腺的超声扫查方法。
2. 正常乳腺的声像图表现。
3. 乳腺超声检查的观察内容。

三、教学难点

1. 乳腺病灶的描述及分类。
2. 乳腺不同疾病的鉴别诊断。

四、学习指南

1. 学习指导　乳腺超声扫查时,一定要注意全面、仔细,按一定的顺序扫查,以防遗漏病变,对于乳房较大者,尤其要注意这一点。探头一定要轻放,动作要轻柔,有时为了鉴别诊断,对局部乳腺加压试也有助于病变的诊断。

2. 注意事项　检查时灵活掌握探头对乳腺的加压程度,通过探头加压-放松的方法,可动态观察肿物受压后形态改变及活动度等。不要使乳房随探头的滑行而移动,以免影响乳腺的全面观察造成遗漏病变,检查者可用另一只手在探头对面推压固定,使图像显示更佳。

五、教学内容

1. 乳腺解剖及扫查　乳腺表面有皮肤、脂肪组织,深部亦有脂肪、肌肉层、胸廓。超声扫查左右侧乳腺进行对照。检查应包括乳腺的 4 个象限(外上、内上、外下、内下)、乳头-乳晕复合区、腋下延伸区这 6 个部分以及附属的淋巴结。个体间乳房大小差异较大,无可比性,同一个体的腺体也受内分泌影响而改变。

2. 乳腺常见疾病　乳腺增生症、乳腺囊肿、乳房纤维瘤、乳腺癌的超声表现及其相互之间的鉴别要点。

六、知识拓展

1. 不同生理时期乳腺超声表现

(1) 青春期和青年未生育期:主要结构为腺体层,脂肪层菲薄,Cooper 韧带不易显示。中央区腺体表现为粗大的强弱相间,外带表现为相对细密的强弱相间。

(2) 已生育期:腺体回声增强,强弱相间,各象限分布均匀。

(3) 妊娠期和哺乳期:腺体层明显增厚,哺乳期可见导管扩张,壁薄而光滑,腔内无回声。乳腺血管增多、增粗,血流速度加快。

(4) 绝经期及老年期:皮下脂肪明显增厚,腺体层萎缩变薄,回声致密增强。

2. 男性乳腺声像图　一般只含少量乳腺导管,不含腺泡,在生理上始终处于不发育状态。正常腺体厚度<3mm。男性乳腺癌的超声表现与女性乳腺癌相似。

3. 乳腺增大成形术　丰胸手术的方法很多,常见有三种:①注射丰胸手术。②假体丰胸手术。③自体脂肪移植丰胸手术。

(1) 注射丰胸:是将人工化学丰胸材料(如氨鲁米特)直接注射到乳房后间隙,无包裹,注射物可移动游走于乳腺腺体及皮下脂肪中,最大的缺点是抽出困难。正常状况下超声表现为乳腺腺体层与胸肌之间可见无回声区,呈无壁状,中央部回声均匀,边缘部常与周围组织分界不清。

(2) 假体丰胸:是通过手术的方式,将假体放置在胸大肌和胸壁之间的间隙或腺体后方的乳房后间隙。假体种类很多,有盐水袋、硅橡胶液和水凝胶液等。正常状况下超声表现为在腺体后或胸肌后方可见囊袋状无回声区,边界清晰,壁厚或呈双层壁状回声,后方回声增强,彩色多普勒周围和内部无血流信号。

(3) 自体脂肪丰胸:是将身体任何部位的脂肪(大腿脂肪成活率最高)从腋下或乳房下皱襞注射到乳腺后腔或皮下。正常情况下超声表现为注入的成活自体脂肪与周围脂肪组织呈等回声;当产生囊变、纤维化或钙化、脂肪坏死等后遗症时,表现为局部脂肪层内的无回声区,高回声或强回声区等声像图改变。

七、案例分析

1. 临床资料　患者,女性,53 岁,于 1 年前无意间发现右乳房下象限一大小约 2cm 的类圆形肿物,质软,边界清,活动度好,无明显压痛,无乳头溢液。近来发现肿物增大明显,遂来我院就诊。体格检查发现双侧乳房对称,发育未见明显异常,局部未见隆起,未见明显酒窝征及橘皮征改变。双侧乳腺无增厚,无明显压痛,右侧乳房 8 点距乳头 1cm 处可扪及一大小约 3cm×2cm 的肿物,肿物质地韧,边界不清,表面不光滑,活动度不佳,不易推动,按压双侧乳头无溢液。左侧乳房未触及明显肿物。

2. 案例讨论

（1）根据以上资料最可能的判断是什么？

（2）请提出判断依据，包括临床表现及声像图特点。

（3）假如你是接诊的超声医师，除扫查右侧乳房外，还需要扫查哪些部位？

1）初步判断　右乳 8 点乳腺癌。

2）判断依据　①肿块多呈明显低回声。②形态不规则，蟹足样改变。③边界不清。④边缘毛刺。⑤肿块内常伴有微小钙化。⑥CDFI 多表现为血流丰富。⑦PW 多表现为高速高阻频谱特点。⑧近来发现肿物增大明显。

3）除扫查右侧乳房外，还需扫查右侧腋窝淋巴结，左侧乳房及左侧腋窝淋巴结。

八、目标检测

（一）单项选择题

1. 乳房由浅至深分几层，依次为：

　　A. 6 层，皮肤、皮下脂肪、腺体层、乳腺后间隙、胸肌、肋骨

　　B. 6 层，皮肤、COOPER 韧带、腺体层、乳腺后间隙、胸肌、肋骨

　　C. 4 层，皮肤、腺体层、乳腺后间隙、胸肌

　　D. 4 层，皮肤、皮下脂肪、腺体层、胸肌

　　E. 4 层，皮肤、腺体层、皮下脂肪层、胸肌

2. 乳腺硅胶植入丰乳，在乳房哪层检测硅胶：

　　A. 乳房皮下脂肪层内　　　　　　　　B. 乳房皮下脂肪层与腺体层之间

　　C. 乳腺腺体层内　　　　　　　　　　D. 乳腺腺体层与胸大肌之间

　　E. 乳腺后间隙与皮下脂肪层

3. 男性乳腺癌的超声表现：

　　A. 与女性乳腺癌相似

　　B. 乳腺腺体层增厚，结构紊乱，分布不均，但未见占位病变

　　C. 乳腺内有少量乳腺导管，不含腺泡，处于不发育状态

　　D. 乳腺肿物生长迅速，边界清晰，呈圆形、分叶状均匀低回声

　　E. 乳腺内有大量乳腺导管，处于发育状态

4. 赵某、女性，20 岁，双侧乳房胀痛，月经前疼痛加重肿大，不敢触摸，月经后缓解，超声显示，乳腺结构紊乱，回声不均，它最可能是：

　　A. 乳腺炎　　　　　　　　B. 乳腺增生　　　　　　　　C. 乳腺囊肿

　　D. 乳腺发育异常　　　　　E. 巨乳症

5. 青年女性，乳腺超声检查发现边缘光滑整齐，均匀低回声团，包膜完整，后方回声增强，部分出现无回声区，超声提示：

　　A. 乳腺囊肿　　　　　　　B. 乳腺恶性肿瘤　　　　　　C. 乳腺纤维瘤囊性变

　　D. 乳腺囊性增生　　　　　E. 乳腺腺体肥大

（二）多项选择题

1. 以下哪项属于正常成人女性乳腺的组成内容：

　　A. 腺泡　　　　　　　　　B. 腺叶　　　　　　　　　C. 小叶

　　D. 导管　　　　　　　　　E. 平滑肌

2. 下面哪项乳腺病变或结构可伴有后方回声增强：

　　A. 囊肿　　　　　　　　　　B. 脂肪小叶　　　　　　　　C. 扩张的导管

　　D. 纤维腺瘤　　　　　　　　E. 脓肿

3. 下列对乳腺恶性肿块的超声表现描述正确的是：

　　A. 包膜回声清晰完整　　　　　　　　　B. 内部回声不均匀

　　C. 边缘粗糙，轮廓不规则　　　　　　　D. 肿块后多有回声衰减

　　E. 皮肤及周围组织被浸润

　　（三）思考题

1. 简述乳腺超声检查的体位、探头选择及扫查方法。

2. 简述乳腺纤维腺瘤与乳腺癌的超声诊断鉴别要点。

九、参考答案

　　（一）单项选择题

1. A　　2. D　　3. A　　4. B　　5. C

　　（二）多项选择题

1. ABCD　　　　2. ACDE　　　　3. BCDE

　　（三）思考题

　　1. 简述乳腺超声检查的体位、探头选择及扫查方法。

　　答（1）体位：受检患者应双手上举过头，若病变居于内侧，则应嘱患者仰卧位，若位于两侧，则应采取半侧卧位。

　　（2）探头选择：选择合适的探头是获取高质量超声图像的基础。由于乳腺位置浅表，检查时需观察结构很小，乳腺超声检查应尽可能选择 10~15MHz 的高频探头。检查患者乳腺深部组织尤其是较大的乳腺时，可使用稍低频率探头。

　　（3）扫查方法：检查者以探头做扇面（以乳头为中心，进行 360° 的钟表指针样旋转）或者矩形（探头自上、自左而右在乳腺表面的矩形范围内移动）扫查全部乳腺。扫查区域应当存在重叠，并且包括乳晕和腋下。

　　2. 简述乳腺纤维腺瘤与乳腺癌的超声诊断鉴别要点，见表 17-3。

表 17-3　乳腺纤维腺瘤与乳腺癌的超声诊断鉴别要点

项目	纤维腺瘤	乳腺癌
边缘	多数边缘锐利光整	不光整，毛刺状，蟹足状
形态	规则，圆形或椭圆形，偶有分叶状	不规则
回声	均匀，低回声	部分不均匀，多为低回声
是否钙化	少部分有，粗大钙化	有，微小钙化
纵横比	常<1	常>1
血流	无或少量	丰富、紊乱
频谱（RI）	常 RI<0.7	常 RI>0.7
Cooper 韧带	连续性好	连续性中断
腋窝淋巴结	可有肿大，但规则	肿大，不规则，结构破坏

第三节 浅表淋巴结超声检查基础

一、学习目标

1. 掌握 正常淋巴结扫查方法。
2. 熟悉 正常淋巴结声像图特征。
3. 了解 异常淋巴结的超声表现及其鉴别要点。

二、教学重点

1. 淋巴结的扫查方法。
2. 正常淋巴结超声表现。

三、教学难点

淋巴结不同疾病的鉴别诊断。

四、学习指南

1. 学习指导 淋巴结分布比较广泛,要全身多部位仔细扫查,测量大小时注意取其最大切面。
2. 注意事项 淋巴结门增大主要是因淋巴管和血管数量增加,常与慢性炎症时增生有关;淋巴结门回声减低,常与良性淋巴结皮质受到的浸润有关;炎症活跃和恶性淋巴结可导致淋巴结门变薄,甚至消失。

五、教学内容

1. 淋巴结解剖及扫查、分区 淋巴结的表面有结缔组织的被膜,内部的实质分为皮质和髓质。各部位扫查需按一定顺序,通常沿血管扫查,根据标志性解剖位点划分区域。
2. 异常淋巴结疾病 反应性淋巴结、转移性淋巴结、结核性淋巴结、恶性淋巴瘤的超声表现及相互之间的鉴别要点。

六、知识拓展

1. 颈部淋巴结包括5大群 颏下淋巴结、下颌下淋巴结、颈前淋巴结、颈浅淋巴结及颈深淋巴结。
（1）颏下淋巴结:位于颏下三角区内,有2~3个淋巴结,主要收集颏部、舌尖、下颌切牙等处淋巴,其输出管注入下颌下淋巴结。
（2）下颌下淋巴结:位于下颌下三角区,有4~6个淋巴结,收集面颊部、牙龈、舌前部、颏下等处的淋巴,主要汇入颈深上淋巴结。
（3）颈前淋巴结:分深浅两组。浅组淋巴结沿颈前深静脉分布,深组淋巴结位于喉、环甲膜及气管前,收集喉、气管、甲状腺等处淋巴,输出管注入颈深下淋巴结。
（4）颈浅淋巴结:位于胸锁乳突肌浅面,沿颈外静脉排列,收集枕部、耳部及腮腺等处的淋巴,注入颈深上淋巴结。
（5）颈深淋巴结:位于胸锁乳突肌深面,沿颈内静脉排列,以肩胛舌骨肌与颈内静脉交叉处

（即颈总动脉分叉处）为界，分为颈深上及颈深下淋巴结。①颈深上淋巴结：收集鼻咽、腭扁桃体、舌部、颏下及下颌下淋巴结回流，汇入颈深下淋巴结。②颈深下淋巴结：可延伸至锁骨下动脉、臂丛和颈横动脉周围，后者称之为锁骨上淋巴结。颈深下淋巴结主要收集头颈部淋巴结，此外，还收集部分胸部及上腹部的淋巴管，其输出管左侧汇入胸导管，右侧汇入右颈淋巴干或直接汇入颈内静脉。

2. 正常颈部淋巴结　常见于下颌下、腮腺、上颈部、颈后三角区域。颈部非特异性淋巴感染的淋巴结受累一般在同一解剖区域，特异性感染的淋巴结结核及恶性淋巴瘤多累及整个解剖区域及相邻解剖区域。

3. 根据临床需求，重点检查相关区域的淋巴结。对于口腔、咽部等疾病，应重点观察颈部Ⅰ区、Ⅱ区淋巴结；对于甲状腺疾病，应重点观察颈部Ⅵ区、Ⅲ区、Ⅳ区淋巴结；对于胸腔或腹腔疾病，应重点观察右侧或左侧锁骨上窝淋巴结；对于乳房疾病，应重点观察腋窝、锁骨上下窝及胸骨旁淋巴结；对于下肢、会阴部疾病，应重点观察腹股沟淋巴结。

七、案例分析

1. 临床资料　患者，女性，55岁，发现双侧腋窝、双颈部淋巴结肿大两年，无压痛。超声检查可见双侧颈部、双侧腋窝、双侧腹股沟及腹腔多发淋巴结肿大，较大位于右侧腋窝，约 6.2cm×2.6cm，与周围软组织分界尚清，形态不规则，部分融合成串，内部结构不规则，其中部分淋巴结皮质增厚，部分淋巴结的淋巴结门消失，CDFI：可见放射状或点状血流信号。

2. 案例讨论

（1）根据以上资料最可能的判断是什么？

（2）请提出判断依据。

1）考虑判断：淋巴瘤。

2）判断依据：①老年女性，全身多处淋巴结肿大两年，淋巴结无压痛。②超声示双侧颈部、双侧腋窝、双侧腹股沟及腹腔多发淋巴结肿大。③肿大淋巴结与周围软组织分界尚清，形态不规则，部分融合成串，内部结构不规则；皮质增厚，淋巴结的淋巴结门消失；可见放射状或点状血流信号。

八、目标检测

（一）单项选择题

1. 淋巴结转移性癌的诊断依据是：
   A. 淋巴结肿大　　　　　　　　B. 淋巴结疼痛　　　　　　　　C. 淋巴结变硬
   D. 淋巴结内出现癌巢　　　　　E. 淋巴结变小

2. 下列哪种疾病一般可引起全身淋巴结肿大：
   A. 急性咽炎　　　　　　　　　B. 淋巴结结核　　　　　　　　C. 白血病
   D. 鼻咽癌　　　　　　　　　　E. 流感

3. 乳腺外侧淋巴回流，首先流向：
   A. 腋下　　　　　　　　　　　B. 锁骨上　　　　　　　　　　C. 胸导管
   D. 锁骨下　　　　　　　　　　E. 腋窝

4. 下列关于颈部淋巴结分组错误的是：
   A. 颈深淋巴结　　　　　　　　B. 颈浅淋巴结　　　　　　　　C. 颈前淋巴结
   D. 颈后淋巴结　　　　　　　　E. 剑突下淋巴结

5. 浅表淋巴结除下列哪一区域以外均较为集中:
    A. 颈部   B. 锁骨上   C. 腋窝
    D. 腹股沟   E. 踝关节窝

（二）多项选择题

1. 以下哪些疾病可引起淋巴结肿大?
    A. 局部感染   B. 全身感染   C. 淋巴瘤
    D. 转移癌   E. 结核病

2. 腋窝淋巴结分群包括:
    A. 外侧群   B. 胸肌群   C. 肩胛下群
    D. 中央群   E. 腋尖群

3. 淋巴结结核的超声表现可有:
    A. 肿大的淋巴结多呈椭圆形,长径厚径之比<2
    B. 皮质回声不均匀,以低回声为主,髓质形态多无改变
    C. 脓肿破溃,淋巴结与周围组织融合
    D. 淋巴结内血流信号增多,分布杂乱
    E. 淋巴结相互融合成串

（三）思考题

1. 简述颈部淋巴结的超声检查方法(包括体位及扫查方法)。
2. 简述颈部淋巴结的 AJCC 分区方法。

九、参考答案

（一）单项选择题

1. D   2. C   3. A   4. D   5. E

（二）多项选择题

1. ABCDE   2. ABCDE   3. ACDE

（三）思考题

1. 简述颈部淋巴结的超声检查方法(包括体位及扫查方法)。

答:患者取仰卧,颈下或肩下垫枕以充分暴露颈部,检查一侧颈部时嘱患者将头转向对侧以方便扫查。先扫查颏下和下颌下淋巴结,而后沿下颌支显示腮腺淋巴结;再沿颈内颈血管鞘自上而下扫查,直至颈内静脉和锁骨下静脉的汇合处,探头向后侧移,横切锁骨上淋巴结;沿副神经走行方向自下而上横切,直至乳突。

2. 简述颈部淋巴结的 AJCC 分区方法。

答:(1) Ⅰ区:包括颏下和下颌下淋巴结,由二腹肌前腹与后腹围绕,上界为下颌骨,下界为舌骨。

(2) Ⅱ区:包括颈内静脉上组淋巴结,上界为颅底,下界为舌骨。

(3) Ⅲ区:包含颈内静脉中组淋巴结,上界为舌骨,下界为环状软骨下缘。

(4) Ⅳ区:包含颈内静脉下组淋巴结,上界为环状软骨,下界为锁骨。

(5) Ⅴ区:为颈后三角淋巴结,含淋巴结副神经淋巴结和颈横淋巴结,锁骨上淋巴结包含在内。其后缘为斜方肌前缘,前界为胸锁乳突肌后缘,下界为锁骨,为了描述的方便,Ⅴ区可进一步分为上中下三区,分别以舌骨水平和环状软骨下缘水平为界。

(6) Ⅵ区:为颈前中央区淋巴结,包含喉前淋巴结、气管前淋巴结和气管旁淋巴结,上界为

舌骨,下界为胸骨上切迹,外侧界为颈动脉鞘内侧缘。

(7) Ⅶ区:为位于胸骨上切迹下方的上纵隔淋巴结。

第四节　眼部超声检查基础

一、学习目标

1. 掌握　正常眼部超声探查方法。
2. 熟悉　正常眼部声像图特征。
3. 了解　眼部常见疾病的超声表现及其鉴别要点。

二、教学重点

重点观察眼部病变的形态、大小、边界、内部回声、血流信号等内容,综合分析得出结论。

三、教学难点

认识眼部常见疾病的声像图特点并注意鉴别诊断。

四、学习指南

1. 眼部检查时,若耦合剂使用过多或被检查者配合不当,使耦合剂进入眼睑内,应立即用生理盐水冲洗,并涂以抗生素眼药膏防止感染。

2. 眼部急性炎症,尤其急性结膜炎,如病情允许,可待炎症消退后进行检查。如需立即行超声检查,检查后应对仪器和探头进行消毒,以免造成交叉感染。

3. 眼球穿孔伤口未缝合前,如需进行超声检查,应注意避免探头对眼球局部加压,减少造成损伤。压迫时间不宜过长,以免引起心律失常。

4. 眼内手术后,眼球内存有气体或硅油等填充物时,一般不进行生物测量,以避免由于伪像产生的测量误差。

五、教学内容

1. 眼部超声的探测要点。
2. 实习带教老师通过示范操作,帮助学生掌握眼部常见疾病的超声表现及其鉴别诊断。

六、知识拓展

眶海绵窦瘘又称颈动脉海绵窦瘘,二维超声可见在视神经和眼上直肌之间出现一圆形无回声区,此无回声区与心脏同步搏动,压迫颈动脉,则该无回声区消失,无回声区为扩张的眼上静脉。另外可见球后脂肪垫扩大,眼外肌肥厚及视神经增宽,均为充血水肿所致。CDFI 可见眼上静脉明显扩张,压力增高,出现反向血流,表现为红蓝相间的五彩血流信号。脉冲多普勒频谱分析显示为异常的动脉血流频谱,即在单一连续的静脉血流频谱中嵌入三峰两谷的动脉频谱。检查同侧颈内动脉,所显示的是高血流量、低阻力的血流频谱。新近发生的瘘,表现为舒张末期血流速度增加,阻力指数、搏动指数均降低;长期存在的瘘,由于静脉过度的动脉化,导致舒张末期血流速度急剧下降,阻力指数、搏动指数均较高。

鉴别诊断上,眶尖肿瘤及海绵窦血栓形成于眼上静脉也出现反向的红色血流,但绝不会出现眼上静脉动脉化的特征,这是眶海绵窦瘘的特异性表现。

七、案例分析

1. 临床资料　患者,男性,46岁,体格检查见视力下降,视野缺损,玻璃体内有漂浮物。超声发现:在眼玻璃体内有一蘑菇状实性肿物自球壁向前方突出,边缘清楚、规整,内部回声渐次衰减至球后壁时变为无回声区,病灶部位的脉络膜较周围部位回声低,表现为"脉络膜凹陷"伴继发性视网膜脱离。

2. 案例讨论　超声判断及依据?

（1）初步判断:脉络膜黑色素瘤。

（2）判断依据:①眼玻璃体内有一蘑菇状实性肿物。②病灶部位的脉络膜较周围部位回声低,表现为"脉络膜凹陷"伴继发性视网膜脱离。

八、目标检测

（一）单项选择题

1. 眼部超声检查的频率应选择:

　　A. 2.5MHz　　　　　　　B. 3.5MHz　　　　　　　C. 5.0MHz

　　D. ≥7.5MHz　　　　　　E. ≥7.5Hz

2. 目前眼部超声检查最常采用的方法是:

　　A. 直接法　　　　　　　B. 眼睑法　　　　　　　C. 水袋法

　　D. 探头法　　　　　　　E. 经水法

3. 视网膜母细胞瘤是:

　　A. 婴幼儿时期的肿瘤　　B. 青年时期的肿瘤　　　C. 成年时期的肿瘤

　　D. 老年时期的肿瘤　　　E. 发展时期的肿瘤

4. 眼科超声检查方法有,①直接法。②间接法。③特殊法。

　　A. ①　　　　B. ②　　　　C. ①②　　　　D. ①②③　　　　E. ②③

5. 颈内动脉经视神经管进入眼眶后发出的第一支分支是:

　　A. 基底动脉　　　　　　B. 椎动脉　　　　　　　C. 颞动脉

　　D. 眼动脉　　　　　　　E. 颞浅动脉

6. 关于脉络膜黑色素瘤,下列哪项是**错误**的:

　　A. 是成年人最常见的眼内恶性肿瘤　　　B. 居眼内恶性肿瘤的第二位

　　C. 在葡萄膜肿瘤中占61.5%　　　　　　D. 视力减退或视野缺损

　　E. 白瞳孔是最常见的体征

7. 眶上动脉是以下哪条动脉的分支:

　　A. 颈外动脉　　　　　　B. 面动脉　　　　　　　C. 颞浅动脉

　　D. 眼动脉　　　　　　　E. 基底动脉

8. 在测量眼球时,组成后壁的复合回声构成是:

　　A. 视网膜、角膜和巩膜　　　　　　B. 视网膜、脉络膜和巩膜

　　C. 玻璃体、脉络膜和巩膜　　　　　　D. 玻璃体、眼房和脉络膜

　　E. 视网膜、玻璃体和眼房

9. 下列哪项**不是**脉络膜黑色素瘤的CDFI特征?

　　A. 睫状后动脉供血　　　B. 高速高阻血流信号　　　C. 丰富分支

D. 中速低阻血流信号　　　　　　　E. 中高收缩期和较高舒张期的动脉血流

10. 关于视网膜脱离,叙述正确的是:
    A. 视网膜与虹膜之间的脱离　　　　　　　B. 视网膜与脉络膜之间的脱离
    C. 视网膜与葡萄膜之间的脱离　　　　　　D. 视网膜与纤维膜之间的脱离
    E. 视网膜神经上皮层与色素上皮层之间的脱离

11. 眼科超声检查时发现:玻璃体暗区内出现弧形强回声带,界面整齐菲薄,面向前,强回声带与眼球壁之间为液性无回声区,眼球运动时,可见强回声带轻度震颤,运动方向垂直于眼球壁,请指出这最可能是哪种疾病:
    A. 部分性视网膜脱离　　　　B. 完全性视网膜脱离　　　　C. 陈旧性视网膜脱离
    D. 络膜脱离性视网膜脱离　　E. 牵引性视网膜脱离

12. 眼科超声检查时发现:在眼球轴位层面显示倒八字形强回声带,宽口向前,窄口向后,与视盘接触,横断面显示体内强回声环,请指出这最可能是:
    A. 部分性视网膜脱离　　　　B. 完全性视网膜脱离　　　　C. 陈旧性视网膜脱离
    D. 络膜脱离性视网膜脱离　　E. 牵引性视网膜脱离

13. 眼科超声检查发现:一例眼球壁内较强回声异物,异物周围可见无回声环绕,请指出这最可能的是:
    A. 眼内异物　　　　　　　　B. 早期巩膜异物　　　　　　C. 陈旧性巩膜异物
    D. 视网膜下异物　　　　　　E. 眼眶内异物

14. 鉴别眼内金属性或非金属性异物的最常用超声检查方法是:
    A. 降低仪器灵敏度,强回声斑的回声强度无明显下降
    B. 窗试验法
    C. 彩阶显示法
    D. 增大仪器灵敏度
    E. 超声磁性试验

(二)思考题

视网膜母细胞瘤的声像图表现有哪些?

九、参考答案

(一)单项选择题

1. D　2. B　3. A　4. D　5. D　6. E　7. D　8. B　9. B　10. E
11. A　12. B　13. B　14. E

(二)思考题

视网膜母细胞瘤的声像图表现有哪些?

答:1. 二维超声　肿瘤形状多样;眼球壁广泛增厚;可单发亦可多发;病变常位于后极部,边界清晰。肿瘤内回声不均匀,内部常可探及不规则钙斑。根据肿瘤侵犯的部位不同可出现视网膜脱离,玻璃体积血等。

2. CDFI　病变内可发现与视网膜中央动脉、静脉相延续的血流信号,呈树枝状广泛分布在病变内,频谱特点与视网膜中央动脉、静脉完全一致的动脉与静脉伴行的血流频谱。

附: 主教材正文思考题及参考答案

1. 甲状腺超声扫查要点及注意事项。

答:甲状腺超声检查一般采用高频线阵探头,肿大甲状腺或背侧病变可换用频率稍低的线阵

探头或选用变频探头的低频段,异常肿大甲状腺可用凸阵探头直接检查。检查前需了解受检者相关病史、实验室检查及其他影像学资料,必要时进行相关体格检查。检查时头部后仰充分暴露颈前区,扫查过程中,应尽可能使探头与皮肤垂直,受检者平静呼吸,先进行横切扫查,从上向下滑行扫查,再由外向内或由内向外作一系列的滑行纵行扫查。声像图重点观察甲状腺的大小、形态,注意有无锥状叶;实质回声情况、有无弥漫性或局灶性病变,局灶性病变应行横切、纵切等多切面扫查,以明确结节的位置、数目、大小、边缘、内部回声、有无钙化及钙化的类型、后方回声等;结合血流分布及血流动力学情况。

2. 简述甲状腺癌与结节性甲状腺肿、甲状腺腺瘤的超声鉴别要点。

答:甲状腺癌与结节性甲状腺肿、甲状腺腺瘤的超声鉴别见表17-4:

表17-4　结节性甲状腺肿、甲状腺腺瘤、甲状腺癌的鉴别诊断要点

项目	结节性甲状腺肿	甲状腺腺瘤	甲状腺癌
临床特征	病程长,症状不明显,或有颈部压迫感	无明显症状,或扪及结节,或伴甲亢	不明显或颈部压迫感,声音嘶哑
结节数目	多结节为主	单结节为主	单结节为主
结节边缘	欠清晰	清晰声晕,厚而光滑	模糊,不规则
高宽比	小于1	小于1	大于1
结节回声	高回声或低回声	稍高回声多见、等回声、混合回声	低回声或极低回声
钙化灶	浓缩胶质,粗大或环状钙化	粗大或环状钙化	微小钙化灶
后方回声	无明显变化	无明显变化	回声衰减
内部血流	无明显变化	环绕血管,内部点状血流	紊乱的血管
结节间甲状腺组织	回声增粗,分布不均匀	回声多正常	回声多正常
颈部淋巴结	不肿大	不肿大	早期有肿大
包膜	光滑	光滑	中断或侵袭性

3. 简述乳腺癌的超声特征。

答:多数乳腺癌表现为实质性低回声肿块,少数表现为混合性或乳腺弥漫性回声改变。多数乳腺癌形态不规则、无包膜、边缘不光整,多呈毛刺状、蟹足状表现。肿块内部多呈低回声,回声分布不均,部分可见伴声影的簇点状强回声斑(钙化灶)。肿块后方回声多见衰减,也可以无明显改变或增强。彩色多普勒检查显示肿块内的血流信号可丰富,也可少量,甚至未见明显血流信号,但多数血流走行较为紊乱,以穿入性血管多见,脉冲多普勒显示为高速高阻为主,RI一般大于0.7。

4. 简述淋巴结的超声评估指标。

答:(1) 灰阶超声评估指标:①解剖区域:主要用于颈部淋巴结的评估。正常颈部淋巴结常见于颌下、腮腺、上颈部和颈后三角区域。②超声探及淋巴结回声时纵切显示其最大长轴切面,在同一切面测量淋巴结的最大长径和厚度,厚度的长短较长径有价值。③纵横比(L/T):在同一切面上淋巴结的纵径(L)除以横径(T),它是超声鉴别肿大淋巴结的主要指标。④淋巴结边界:

转移性淋巴结和淋巴瘤趋向于有清晰边界,而反应性和正常淋巴结通常边界不清晰。⑤淋巴结门:可分为三种型类:宽阔型,淋巴结门的形态与淋巴结一致,在长轴切面上呈椭圆形;狭窄型,淋巴结门呈裂缝样改变;缺失型,淋巴结中心的高回声带消失。淋巴结门与淋巴结皮质同为超声形态学指标,是淋巴结鉴别诊断的重要线索。⑥淋巴结皮质:在淋巴结门回声可见的基础上,皮质也可分为三种类型:狭窄型,长轴切面上,最宽处的皮质厚度小于淋巴结门直径的1/2;向心性宽阔型,皮质厚度大于淋巴结门直径的1/2;偏心性宽阔型,当皮质局限性增厚至少100%,即最厚处皮质至少是最薄处的2倍时。⑦内部回声:淋巴结回声水平一般比毗邻肌肉的回声。正常淋巴结、反应性淋巴结、淋巴瘤和结核性淋巴结与毗邻肌肉相比较呈显著的低回声。⑧与邻近血管的关系,血管有无受压,血管壁结构是否完整,淋巴结与血管接触的长度,包绕血管的度数。超声结合触诊及吞咽试验可判断血管的浸润程度。

(2)多普勒超声评估指标:淋巴结血流形式,分为四种类型:①淋巴结门型血供:血流信号沿淋巴结门分布。②中央型血供:血流信号位于淋巴结中央。③边缘型血供:血流信号位于淋巴结边缘。④混合型血供:同时显示上述三种血流类型的两种或三种。

5. 简述眼部正常声像图特征及检查操作要点。

答:眼球的最前方显示角膜,呈带状回声,如果探头对角膜加压可见角膜形态发生改变,及角膜顶点的回声局部变平。前房为半球形无回声区。前房后方可见一条较平直的弧形带状回声为晶状体前囊及虹膜回声。晶状体的全部可清晰显示,呈类椭圆形中强回声。玻璃体表现为无回声区,与眼球壁回声之间界限清晰。玻璃体周围是高回声的球壁,光滑自然。肌肉圆锥内的脂肪组织回声在眼球后部呈上宽下窄的高回声。眼直肌为三角区两侧的长条状低回声区。视神经为中心部呈倒"V"型的条状低回声。泪腺位于眼球外上方的泪腺窝内,正常时超声难以显示。彩色多普勒显示视神经周围自后向前的眼动脉、睫状后动脉和视网膜中央动脉均为单一的红色血流。脉冲多普勒频谱与颈内动脉类似为三峰双切迹状,与心动周期一致。

(吕国荣　徐晓红　陈雨娜)

十、实训指导

甲状腺超声检查基础

(一)实训目的和要求

1. 掌握　甲状腺的检查前准备、检查体位、扫查途径及方法。
2. 熟悉　甲状腺常规切面的扫查、正常超声表现及测量方法。
3. 了解　甲状腺扫查的注意事项。

(二)实训设备和材料

1. 超声实训室。
2. 超声诊断仪。
3. 超声耦合剂。
4. 卫生纸等。

(三)实训内容和方法

1. 教师示教实训内容及方法

(1)演示法:选择志愿者或同学演示讲解甲状腺的扫查方法,常规切面的声像图表现及特点,同时示教甲状腺的超声测量方法。

（2）项目教学法:教师分别就甲状腺的探头选择、检查前准备、扫查方法、注意事项及操作规程作出具体项目要求并挑选学生代表进行操作实践且师生同步点评。

2. 学生分组上机操作实践

（1）探头选择:理解线阵与凸阵探头的优缺点,思考频率与穿透力和分辨力之间的关系,根据甲状腺大小、深度选择不同频率的探头。

（2）检查前准备:病史询问、必要的体检、充分暴露颈前皮肤。

（3）扫查方法:思考横切、纵切扫查时,探头放置位置、探头滑行方向、探头与皮肤垂直、探头轻放、重压于皮肤上对图像显示和测值的影响,以及胸锁乳突肌在甲状腺侧叶扫查中的作用。

（4）注意事项:思考观察甲状腺内部血流信号时,彩色速度标尺不宜过大,探头不能过度挤压颈部组织的原因及彩色增益调节的原则。

（5）观察声像图特征:甲状腺轮廓线通常表现为一条包绕整个甲状腺的薄层高回声带,表面比较光滑,整齐,境界清晰,实质回声一般呈细而密集的点状回声,分布均匀。

3. 教师巡回辅导纠错、答疑　在同学相互检查的过程中进行巡视,及时发现扫查方法、标准切面识别方面的问题及错误,并讲解纠正,使学生在操作过程中真正掌握正确的操作方法和技巧,对图像特征产生感性认识。

（四）实训评价和思考

1. 分析讨论实训过程中的问题,自评达到的预期的实训目的和要求。

2. 独立完成实训报告(描述甲状腺扫查方法、注意事项和声像图特征)。

3. 教师针对学生操作过程中所存在的问题及原因和实训报告中的共性问题择机点评、提出改进的办法和措施。

（五）实训时数

1 学时。

（周进祝　吕国荣　徐晓红　陈雨娜）

乳腺超声检查基础

（一）实训目的和要求

1. 掌握　乳腺的检查前准备、检查体位、扫查途径及扫查方法。

2. 熟悉　乳腺常规切面的扫查、正常超声表现及测量方法。

3. 了解　乳腺的扫查注意事项。

（二）实训设备和材料

1. 超声实训室。

2. 超声诊断仪。

3. 超声耦合剂。

4. 卫生纸等。

（三）实训内容和方法

1. 教师示教实训内容及方法

（1）演示法:利用乳腺超声体模或选择志愿者演示讲解乳腺超声检查方法,常规切面的声像图表现及特点,同时示教乳腺的超声测量方法。

（2）项目教学法:教师分别就乳腺的探头选择、检查前准备、扫查方法、注意事项及操作规程作出具体项目要求并挑选学生代表进行操作实践且师生同步点评。

2. 学生分组上机操作实践

（1）探头选择：根据乳腺丰满与否可选用不同频率的探头。

（2）扫查前准备：认识病史询问、必要的体检、充分暴露乳腺对探测的价值。

（3）扫查方法：思考乳腺不同象限病变检查时受检者体位变动的理由，探头滑行方向、探头加压皮肤对图像显示和鉴别诊断的影响。

（4）注意事项：乳腺检查应遵循先健侧再患侧的原则，且应包4个象限（外上、内上、外下、内下）、乳头-乳晕复合区及腋下延伸部共6个部分以及附属的淋巴结。

（5）仔细观察：皮肤、乳头和乳晕、乳腺导管及乳腺腺叶、疏松基质、致密的纤维基质、脂肪及乳腺筋膜各种解剖结构声像图特征。

（四）实训评价和思考

1. 分析讨论实训过程中的问题，自评达到了哪些预期的实训目的和要求。

2. 独立完成实训报告（描述乳腺扫查方法、注意事项和声像图特征）。

3. 教师针对学生操作过程中所存在的问题及原因和实训报告中的共性问题择机点评，提出改进的办法和措施。

（五）实训时数

1学时。

（周进祝　吕国荣　徐晓红　陈雨娜）

淋巴结、眼部超声检查基础

（一）实训目的和要求

1. 掌握　淋巴结、眼部的超声检查前准备、检查体位、扫查途径及扫查方法。

2. 熟悉　淋巴结、眼部常规切面的扫查、正常超声表现及测量方法。

3. 了解　淋巴结、眼部扫查注意事项。

（二）实训设备和材料

1. 超声实训室。

2. 超声诊断仪。

3. 超声耦合剂。

4. 卫生纸等。

（三）实训内容和方法

1. 教师示教实训内容及方法

（1）演示法：选择志愿者演示讲解淋巴结、眼部的检查方法，常规切面的声像图表现及特点。

（2）项目教学法：教师分别就淋巴结、眼部的探头选择、检查前准备、扫查方法、注意事项及操作规程作出具体项目要求并挑选学生代表进行操作实践且师生同步点评。

2. 学生分组上机操作实践

（1）探头选择：7.5~12MHz线阵探头，极为表浅的淋巴结检查可使用15~20MHz的探头。

（2）扫查前准备：认识病史询问（常见淋巴结疾病在颈部的一般分布状况）、必要的体检在检查中的价值。

（3）扫查方法：思考淋巴结超声测量一般在长轴上测量其长径，最大短轴水平测量其短径的理由。

（4）注意事项:淋巴结分布比较广泛,要全身多部位仔细扫查,扫查时应进行多切面扫查、测量时注意取其最大切面;位于甲状腺下极尾部和深面的淋巴结检查常可做吞咽试验,有助于淋巴结的检出及鉴别诊断。

（5）观察声像图特征:淋巴结的外形通常呈长条状或卵圆形,其超声形态学结构类似肾,呈"靶样"结构,而正常的下颌下淋巴结及腮腺淋巴结趋向于呈圆形。淋巴结包膜呈中高回声,边缘皮质呈低回声,淋巴结中央高回声为淋巴门。

（6）眼部超声检查的扫查方法在临床实习中完成。

（四）实训评价和思考

1. 分析讨论实训过程中的问题,自评达到了哪些预期的实训目的和要求。

2. 独立完成实训报告(描述淋巴结扫查方法、注意事项和声像图特征)。

3. 教师针对学生操作过程中所存在的问题及原因和实训报告中的共性问题择机点评,提出改进的办法和措施。

（五）实训时数

1学时。

（周进祝　吕国荣　徐晓红　陈雨娜）

浅表器官疾病超声诊断

（一）实训目的和要求

1. 掌握　甲亢、桥本甲状腺炎、甲状腺癌的声像图表现及颈淋巴结7区分法。

2. 熟悉　乳腺增生症、乳房纤维瘤、乳腺癌的声像图表现。

3. 了解　淋巴结常见疾病声像图表现。

（二）实训设备和材料

1. 超声实训室。

2. 超声诊断仪。

3. 超声耦合剂。

4. 卫生纸等。

5. 《超声检查技术》教材课件、多媒体教学 VCD 视频资料。

（三）实训内容和方法

1. 教师示教实训内容及方法

（1）案例教学法:教师提前预约相关浅表器官疾病的患者,在进行相关浅表器官疾病检查的同时进行示教,让学生对不同疾病声像图的表现及特点有一真实感受,但需注意尊重和保护患者隐私,融关爱患者的理念于教学实践中。

（2）影视教学法:根据影视教学资料进行相关浅表器官疾病超声表现讲解。

2. 学生分组上机操作实践

（1）同学之间相互检查,观察正常浅表器官声像图特征并与病变的声像图改变比较。

（2）播放《超声检查技术》教材课件、多媒体教学 VCD 资料片,识别不同疾病的声像图表现。

（3）认识甲亢、桥本甲状腺炎、甲状腺癌的声像图特点并注意鉴别诊断。重点观察甲状腺形态、大小、边界、内部回声,是否有结节形成及结节的形态、大小、边界和内部回声等,彩色多普勒超声观察结节周边和内部的血流分布。

（4）认识乳腺增生症、乳房纤维瘤、乳腺癌的声像图表现及鉴别要点。重点观察乳腺的小叶结构,肿块的形态、大小、边界、内部回声(点状强回声)血流信号及转移性淋巴结(多为圆形或椭圆形的低回声)。

(5)认识反应性淋巴结增生、结核性淋巴结、恶性淋巴瘤及转移性淋巴结声像图表现及鉴别要点。重点观察淋巴结分布的部位、数目、大小、L/T、边界、内部回声、有无坏死、钙化等。思考淋巴结 L/T 的意义;甲状腺乳头状癌的颈部淋巴结转移灶回声特点;淋巴结微小高回声钙化的临床意义。

(6)眼部疾病声像图表现在临床实习中完成。

3. 教师巡回辅导纠错、答疑 在同学相互检查的过程中进行巡视,及时发现操作手法、标准切面识别的问题及错误,并讲解纠正。解答学生在影视教学资料片观看过程中及教师为浅表器官疾病患者进行检查时的问题。

(四)实训评价和思考

1. 分析讨论实训过程中的问题,自评达到的预期实训目的和要求。

2. 独立完成实训报告(归纳甲状腺腺瘤、甲状腺癌的声像图特点及鉴别要点)。

3. 教师针对学生操作过程中所存在的问题及原因和实训报告中的共性问题择机点评并提出改进的办法和措施。

(五)实训时数

1 学时。

(周进祝 吕国荣 徐晓红 陈雨娜)

第十八章　肌肉-骨骼系统超声检查

一、学习目标

1. 掌握　肌肉-骨骼系统超声检查方法;正常肌肉-骨骼系统声像图特征。
2. 熟悉　肌肉-骨骼系统常见疾病的超声表现;肌肉-骨骼系统解剖概要。
3. 了解　肌肉-骨骼系统超声检查注意事项。

二、教学重点

1. 肌肉-骨骼系统超声检查方法。
2. 肌肉-骨骼系统层次的超声识别。
3. 肌肉-骨骼系统常见疾病的超声表现。

三、教学难点

1. 肌肉-骨骼系统的解剖特点。
2. 肌肉-骨骼系统超声检查注意事项。
3. 软组织肿瘤性疾病的鉴别要点。

四、学习指南

1. 肌肉-骨骼系统超声诊断需要密切联系临床,检查前应详细询问病史,包括发病的原因和时间、主要症状及发展过程,是否手术及手术经过和先前已有的 X 线平片、CT 或 MRI 等影像学检查资料。

2. 超声扫查要全面,仔细观察病灶所位于的软组织层次,有助于明确病变的组织来源;病变的边界、内部结构特征以及病灶与周围组织的关系均有助于病变的准确诊断。

3. 肌肉-骨骼系统超声检查要特别重视解剖结构,熟悉器官的毗邻关系和走行,这是掌握肌肉-骨骼系统超声的前提,也要注意一些常见的解剖变异。

4. 检查肌肉、肌腱、韧带时要注意避免各向异性伪像,扫查时尽量使声束与表面光滑的观察目标垂直。

5. 超声扫查动作要轻柔,必要时配合探头加压、患侧肢体进行自主或被动运动等,帮助了解病变的活动性、可压缩性和硬度等信息;还可以将患侧与健侧进行对比,以了解病变情况和程度。

6. 皮肤有破损或皮肤表面有敷料等时,一般不适宜进行超声检查;若情况紧急或必须进行超声检查时,对探头进行必要的消毒措施后进行。

7. 超声不能观察骨骼内部结构,因此超声在骨骼方面的应用受到一定的限制,但对于肋骨骨折,超声可以根据肋骨的走行观察细微的骨连续性中断情况,在某些情况下超声具有一定的优势。

8. 超声检查关节时,应根据关节的特征行不同体位的扫查,并随时根据显示病变的需要,及时调整关节的曲度,必要时也可与健侧进行对比扫查。

9. 对于软组织肿块应注意彩色多普勒超声的应用,以了解病灶的血供情况,皮下囊肿、表皮囊肿和腱鞘囊肿等液性病变可呈低回声,但一般无血供,由此可与实质性肿瘤相鉴别。

五、教学内容

1. 肌肉-骨骼系统概念　狭义的运动系统由骨、关节和骨骼肌三种器官组成。骨与不同形式(不活动、半活动或活动)的骨连接联结在一起,构成骨骼,形成了人体体形的基础,并为肌肉提供了广阔的附着点。肌肉是运动系统的主动动力装置,在神经支配下,肌肉收缩,牵拉其所附着的骨,以关节为枢纽,产生杠杆运动。肌肉辅助装置有筋膜、腱膜和滑液囊等。

2. 肌肉-骨骼系统超声检查体位　患者可采用仰卧位、侧卧位、俯卧位或坐位等不同体位,对于四肢关节超声检查,需要采取不同的肢体位置。主要根据病变的部位和观察病变的需要,在患者舒适的前提下充分暴露受检部位。

3. 肌肉-骨骼系统超声扫查的方法及操作要点　实训教学内容通过教师操作演示、视频资料学习及学生动手操作训练等方法来实现教学目标的达成,具体见实训项目教学。

4. 肌肉-骨骼系统层次的超声识别　在声像图上,皮肤、皮下组织、各肌肉和骨骼各组织间分界清晰,层次分明,纵横切面各有特点,具体讲解见教材相关内容。

5. 肌肉-骨骼系统疾病超声诊断　骨骼疾病重点学习骨折和骨肉瘤的超声特征,超声在上述疾病诊断中的优势与不足;关节疾病重点学习关节积液和膝关节半月板损伤的超声检查方法和超声表现;肌肉疾病重点学习肌肉损伤和肌腱断裂的超声表现;腱鞘囊肿和腘窝囊肿较为常见,主要表现为特定部位出现的无回声结构;软组织感染可累及包括肌肉在内的各层软组织,随病程进展,各阶段超声表现尤具特征性;软组织肿瘤性疾病种类较多,重点学习脂肪瘤、血管瘤、神经鞘瘤、恶性纤维组织细胞瘤、软组织肉瘤等声像图表现的共同点和不同点,以便作出更加准确的诊断。

六、知识拓展

1. 化脓性骨髓炎　骨关节化脓性骨髓炎是最常见的细菌性骨感染疾患,按临床发病情况,可有急性和慢性。急性骨髓炎一般是由化脓性细菌感染经血液途径进入骨骺端而致病,表现为骨髓、骨皮质、骨膜和周围软组织的急性炎症性改变。

(1) 急性骨髓炎早期,超声表现为骨膜下脓肿带状无回声区,骨膜被拱形抬高并增厚,骨周软组织内出现线条状无回声改变。当出现骨质破坏时,声像图上骨皮质回声中断,骨的正常结构失常,骨质中出现不规则、边缘不清的低回声区,并夹杂有较强回声,CDFI检查可见病变周围软组织内有较丰富的彩色血流信号。

(2) 慢性骨髓炎一般是由急性骨髓炎治疗不彻底转化而成,声像图表现为骨皮质回声带凹凸不平,呈粗糙强回声,骨瘘孔处骨皮质局限性回声中断或缺损,骨髓腔显示不清,若有死骨形成,则表现为无回声包绕的孤立性点状、斑块状强回声,后方伴声影。

2. 骨化性肌炎　骨化性肌炎为骨质结构进行性沉积于肌肉、结缔组织内所引起的肌肉硬化的一种疾病。病因尚不十分明确,一般认为与肌肉损伤相关。全身肌肉均可累及,受累肌肉肿胀、变硬,多数不伴疼痛,但挤压时可有痛感。

超声表现为肌肉内部大小和多少不等的强回声斑块,斑块前缘可见宽窄不等的带状低回声,而后方可见明显声影。CDFI 示部分案例周围可见少量点状、分支状血流信号。

七、案例分析

（一）案例分析一

1. 临床资料　患者,女性,55 岁,右侧足背偶然发现肿块 3 个月余,查体右侧足背触及肿块,质硬,有压痛,活动性差。超声检查显示:右侧足背区无回声区,大小约 26mm×9mm×18mm,不规则形,边界清,内部可见小分隔,CDFI 示未见明显血流信号。

2. 超声提示　右足跖骨腱鞘囊肿。

3. 分析点评

（1）判断本病时要将临床表现与超声所见结合起来进行综合分析与判断。

（2）判断依据:①患者右侧足背偶然发现肿块。②查体右侧足背触及肿块,质硬,有压痛,活动性差。③超声检查显示右侧足背区无回声区,不规则形,边界清,内部可见小分隔,CDFI 示未见明显血流信号。

（二）案例分析二

1. 临床资料　患者,女,53 岁,右侧膝关节外侧无痛性肿块 2 月余,右侧下肢偶感麻木,查体显示右侧膝关节外侧肿块质中等。超声检查显示:右侧膝关节外侧皮下组织层内探及混合性回声团块,大小 45mm×17mm×38mm,边界清,呈梭形,两端可见条索状低回声相连,内部回声不均匀,大部分呈低回声,部分呈无回声,CDFI 示肿块实质内探及少量血流信号。

2. 超声提示　右侧膝关节外侧囊实性肿块(考虑为神经鞘瘤)。

3. 分析点评

（1）判断本病时要将临床表现与超声所见结合起来进行综合分析与判断。

（2）判断依据:①患者右侧膝关节外侧无痛性肿块,右下肢偶感麻木。②查体右侧膝关节外侧肿块质中等。③超声检查显示右侧膝关节外侧皮下组织层内探及混合性回声团块,呈梭形,两端可见条索状低回声相连,内部回声不均匀,大部分呈低回声,部分呈无回声,CDFI 示肿块实质内探及少量血流信号。

八、目标检测

（一）单项选择题

1. 早期骨髓炎最易显示的声像图为:

    A. 骨皮质浓密而回声增强　　　　B. 骨膜下的带状无回声　　　　C. 皮质缺损瘘孔出现

    D. 斑块状强回声死骨回声　　　　E. 骨髓腔内不规则的低回声

2. 有关软骨瘤描述**不正确**的是:

    A. 最常见的骨良性肿瘤　　　　　　　　B. 多是单发

    C. 由纤维软骨、膜软骨及骨性构成　　　D. 四肢骨较少见

    E. 病理性结构是骨软骨瘤的声学基础

3. 腰椎间盘突出的特异超声表现是:

    A. 椎管的变小　　　　　　B. 硬膜腔受压　　　　　　C. "三重密度"回声征

    D. 大小不等的缺损声像　　E. 局部增强的点片状回声

4. 患者,女性,14 岁,胫骨中段高低不平且回声增强,骨髓腔显示不清,局部可见散在分布的斑块状强回声,外周为低回声,可见局部的皮质缺损,可能是:

A. 骨软骨瘤　　　　　　　B. 骨髓炎　　　　　　　C. 骨结核

D. 成骨肉瘤　　　　　　　E. 骨纤维肉瘤

5. 腘窝囊肿又叫"Baker's囊肿",起源于:

A. 股四头肌肌腱　　　　　B. 膝关节腔　　　　　　C. 胫骨头

D. 腓肠肌、半膜肌肌腱　　E. 滑膜囊

6. 下列关于腱鞘囊肿叙述错误的是:

A. 多见于青年和中年,女性多于男性

B. 与局部慢性劳损有关

C. 常位于腕背部、腕掌部或足背部,质软,无压痛

D. 超声表现为圆形、卵圆形或不规则形的无回声区

E. 彩色多普勒显示病灶内部及周边均未见明显血流信号

7. 骨化性肌炎的典型超声表现为:

A. 肌肉内部低回声病变,形态不规则

B. 肌肉内部大小不等的强回声斑块,后方伴声影

C. 病变处肌肉变硬,挤压探头无痛感

D. 彩色多普勒可见病灶周围丰富血流信号

E. 肌肉内部大小不等的低回声斑块

8. 肌肉骨骼系统超声检查中,各向异性伪像最常见于:

A. 肌肉组织　　　　　　　B. 脂肪组织　　　　　　C. 骨骼表面

D. 肌腱组织　　　　　　　E. 神经组织

9. 关于关节积液的超声检查,叙述正确的是:

A. 正常关节腔内液体不能被超声显示　　　B. 关节积液扫查的位置在关节腔

C. 关节积液应进行双侧对比扫查　　　　　D. 关节积液不需要与滑膜增生鉴别

E. 根据声像图表现,多数积液可明确病因

10. 下面哪些是骨骼肌正常声像图表现:

①纵切肌肉边缘呈强回声线　　　　　②纵切肌肉边缘呈低回声线

③纵切肌肉内部纤维呈均匀细线样回声　④纵切肌肉内部呈点状均匀回声

⑤横切肌肉内部呈点状均匀回声　　　　⑥横切肌肉之间呈强回声

⑦横切肌肉之间呈低回声

A. ①③⑤⑥　　　　　　　B. ②④⑤⑥　　　　　　C. ①④⑤⑦

D. ②③⑤⑦　　　　　　　E. ①④⑥⑦

(二)多项选择题

1. 有关脂肪瘤描述正确的是:

A. 脂肪瘤的长轴多与皮肤平行,形态为椭圆形或分叶形

B. 脂肪瘤绝大多数境界清楚,但也有因包膜极其纤薄而表现为无明显境界

C. 脂肪瘤内部回声以中等回声为多见,也可表现为低回声

D. 脂肪瘤后方无明显回声增强或衰减,肿块具有可压缩性

E. 脂肪瘤血流信号一般较丰富,仅有少数肿瘤内可见少许点状血流信号

2. 下列关于肌肉骨骼-系统超声检查叙述正确的是:

A. 肌肉-骨骼系统超声诊断需要密切联系临床

B. 病灶所位于的软组织层次,有助于明确病变的组织来源

C. 患侧与健侧进行对比,有助于病变的诊断

D. 超声可以观察骨内部结构,超声诊断肋骨骨折有一定的优势

E. 彩色多普勒超声可以了解病灶的血供情况,有助于软组织肿块诊断

3. 关于各向异性伪像,叙述**错误**的有:

A. 仅见于肌腱结构　　　　　　　　　　　B. 周围神经也存在各向异性伪像

C. 韧带的各向异性伪像不易消除　　　　　D. 肌肉的各向异性伪像最明显

E. 常见于肌肉骨骼系统的超声检查中

4. 肌腱炎的声像图表现有:

A. 肌腱纤细　　　　　　B. 肌腱回声弥漫性增强　　　　　C. 肌腱回声减低

D. 肌腱内可见钙化灶　　E. 肌腱内可见无回声

5. 类风湿关节炎的超声表现包括:

A. 膝关节髁间软骨无破坏　　　B. 指骨头骨侵蚀　　　　C. 腕关节积液

D. 肩关节无积液　　　　　　　E. 踝关节腱鞘囊肿

九、参考答案

(一) 单项选择题

1. B　　2. D　　3. C　　4. B　　5. D　　6. C　　7. B　　8. D　　9. C　　10. A

(二) 多项选择题

1. ABCD　　2. ABCE　　3. AD　　4. CDE　　5. BC

附:主教材正文思考题及参考答案

1. 简述肌肉-骨骼系统的超声扫查方法。

答:肌肉通常先行纵切面扫查,以辨认肌肉与肌腱的相互关系,在此基础上横切面扫查,了解病变的横向特征。超声检查骨骼时通常先进行横切面扫查,观察病变与周围组织的关系,然后,在此基础上,将探头旋转90°,行纵切面扫查,纵切面通常用于确定病变的上下边界或轴向范围。关节超声通常根据关节结构选用不同的切面,多采用平行于关节腔的超声扫查方法。有时可配合探头加压试验、相关肢体作自主或被动动作和肌肉收缩-舒张运动等进行检查,以明确病变的部位。

2. 简述人体软组织(包括肌肉)的正常超声表现。

答:超声能清晰显示皮肤、皮下脂肪、各层肌肉、筋膜直到骨皮质的结构。皮肤呈线状高回声,皮下组织回声略低于皮肤。肌肉组织层次清晰,肌束呈低回声,纹理呈细线状。肌肉纵断面,肌纤维呈低回声或中等回声,筋膜、肌外膜、肌内膜和其间的薄层脂肪、结缔组织呈线状高回声,排列自然有序。肌肉横断面,每条肌束略呈圆形或椭圆形,肌纤维回声中等,中间可见网状或点状高回声。肌腱纵切面呈条带状中等回声,内部为线状中等回声结构,被膜为光滑的线状高回声,横断面呈圆形或椭圆形等回声,边缘清晰,内部有点状高回声。深层肌肉紧贴骨膜。

3. 骨折有哪些超声表现?与X线检查相比,超声检查肋骨骨折的优势是什么?

答:骨折时,超声纵切面骨回声带分离或重叠,多在折段后方有声影。重叠移位时,折端不在同一水平线上。成角时,折端构成一定角度,横切面多显示平行的短强回声带。粉碎性骨折可在断端间见到孤立的点状或带状强回声,后方有声影。超声还可以从多个方向观察骨折的情况,并且能够更好地显示骨折所致局部血肿或软组织损伤。超声对骨折的整体形态的观察虽不如X线平片,但对于前肋骨折,超声显示出比X线平片有更大的优势,特别是肋骨与肋软骨交界处2cm以内的骨折,X线平片上细微的骨折线缺乏对比;腋下段的肋骨骨折呈半环形,下位肋骨在后前

位时受到心、膈等因素影响，X线平片也往往不能作出准确的判断。而高频超声具有很高的分辨力，并且不受骨折部位的影响，可从多方位探测，能够弥补X线平片的不足。

4. 简述肌肉-骨骼超声检查的注意事项。

答：（1）肌肉-骨骼系统超声诊断需要密切联系临床，检查前应详细询问病史，包括发病的原因和时间、主要症状及发展过程，是否手术及手术经过和先前已有的X线平片、CT或MRI等影像学检查资料。

（2）超声扫查要全面，仔细观察病灶所位于的软组织层次，有助于明确病变的组织来源；病变的边界、内部结构特征以及病灶与周围组织的关系均有助于病变的准确诊断。

（3）肌肉-骨骼系统超声检查要特别重视解剖结构，熟悉器官的毗邻关系和走行，这是掌握肌肉-骨骼系统超声的前提，也要注意一些常见的解剖变异。

（4）检查肌肉、肌腱、韧带时要注意避免各向异性伪像，探测时尽量使声束与表面光滑的观察目标垂直。

（5）超声扫查动作要轻柔，必要时探头加压、患侧肢体进行自主或被动运动等，帮助了解病变的活动性、可压缩性和硬度等信息；还可以患侧与健侧进行对比，以了解病变情况和程度。

（6）皮肤有破损或皮肤表面有敷料等物时，一般不适宜进行超声检查；若情况紧急或必须进行超声检查时，对探头进行必要的消毒措施后进行。

（7）超声不能观察骨骼内部结构，因此超声在骨骼方面的应用受到一定的限制，但对于肋骨骨折，超声可以根据肋骨的走行观察细微的骨连续性中断情况，在某些情况下超声具有一定的优势。

（8）超声检查关节时，应根据关节的特征行不同体位的扫查，并随时根据显示病变的需要，及时调整关节的曲度，必要时也可与健侧进行对比扫查。

（9）对于软组织肿块应注意彩色多普勒超声的应用，以了解病灶的血供情况，皮下囊肿、表皮囊肿和腱鞘囊肿等液性病变可呈低回声，但一般无血供，由此可鉴别。

（孙建刚　徐晓红）

十、实训指导

肌肉-骨骼系统超声检查

（一）实训目的和要求
1. 掌握　正常肌肉-骨骼系统超声检查方法。
2. 掌握　正常肌肉-骨骼系统声像图特征。
3. 熟悉　肌肉-骨骼系统常见疾病的超声表现；肌肉-骨骼系统解剖概要。
4. 了解　肌肉-骨骼系统超声检查注意事项。

（二）实训设备和材料
1. 超声实训室。
2. 超声诊断仪。
3. 超声医用耦合剂。
4. 卫生纸。
5. 肌肉-骨骼相关视频、多媒体VCD等。

（三）实训内容和方法

1. 教师示教实训内容及方法

（1）讨论法：师生根据不同影像学检查技术在肌肉-骨骼系统中的应用讨论超声检查技术的优势与不足。

（2）操作法：以解剖模型演示操作步骤和要点，解释肌肉超声为何通常先行纵切面扫查；骨骼超声通常先进行横切面扫查；关节超声通常根据关节结构选用不同的切面，多采用平行于关节腔的超声扫查方法的意义，并说明有时需配合探头加压、相关肢体作自主或被动动作检查的机制。

（3）影视教学法：根据影视教学资料进行正常肌肉-骨骼系统超声检查方法及临床常见疾病超声表现讲解。

2. 学生分组上机操作实践

（1）同学之间相互检查，观察正常肌肉-骨骼系统超声图像特征。重点观察肌肉、骨骼超声纵、横切面扫查时图像变化特征；体会关节腔超声扫查时探头加压、相关肢体作自主或被动动作运动对图像变化的影响。

（2）教师巡视辅导，教师在同学相互检查的过程中进行巡视，及时发现检查操作手法、基本切面图像识别方面的问题及错误，指导操作训练并总结声像图观察的基本内容。

（3）播放数字资源中的教学 PPT 课件、操作流程视频、多媒体教学 VCD 资料片或各校自己拍摄的微课程资料，解答学生自主学习中所遇到的问题。

（四）实训评价和思考

1. 分析讨论实训过程中遇到的问题，如基本切面与声像图的识别，被检者配合运动在检查中的意义等。

2. 独立完成实训报告（正常四肢肌肉-骨骼系统声像图特征）。

3. 教师针对实训及实训报告中的共性问题择机点评。

（五）实训时数

1 学时。

（周进祝　孙建刚　徐晓红）

第十九章　超声图像传输与存储

一、学习目标

1. 掌握　超声图像传输与存储的方法及内容。
2. 熟悉　超声图文工作站内容及临床应用价值。
3. 了解　医院 PACS 和 HIS 的基本概念。

二、教学重点

1. DICOM 标准及其概念。
2. 超声图文工作站的工作过程。
3. UIS 在临床实际工作中的作用。

三、教学难点

1. DICOM 的组成和构造。
2. 超声仪器的图像输出接口。
3. 超声 DICOM 图像接收、处理与传输。

四、学习指南

1. 传统的信息系统在处理图像时只注重资料本身的排列方式,而 DICOM 则不同,它将每一个影像包裹成为一个物件 IOD(information object definition)。每个 IOD 可分为两大部分:像素数据(PIXEL DATA)和影像属性(ATTRI-BUTE)。像素数据是通过单纯描述图像上每一个像素点的值来组合成一个医学图像,而影像属性部分则包含了该图像所描述患者的资料信息,如:患者名称、检查日期、CT 号、MR 号、扫描条件、层厚等,甚至包含了医嘱信息。

2. 在网络 ISO/OSI 的七层结构中,DICOM 协议是定义在最高三层(ACSE,Presentation,Session Kernel),底层部分则是符合 TCP/IP 结构,也就是说在辨识连接于网络上的计算机时,DICOM 同样是利用 IP address(XXX. XXX. XXX. XXX)的方式,而 Server 在架设时也是挂于一台计算机的 PORT 上(一般为 104),换句话说,DICOM 的网络结构和现有的网络绝对相容,工作中也完全不会干扰到其他网络服务。

3. 超声图像分为静态图像和动态图像。静态图像常用格式包括:BMP、JPG、TIF 和 DICON 等格式。动态图像的格式主要有 AVI、MPGE4 和 DICOM。其中 DICOM 格式属于原始数据,保留图像真实信息,没有任何失真。其他格式都因为不同的压缩形式,造成一定信息的丢失,但不影响诊断质量。

4. 传统的超声仪器主要通过视频输出口、S 端子或 RGB 接口输出模拟图像信号。对于模拟信号图像的采集,主要依靠图像采集卡来完成。随着全数字化超声仪器的普及,全数字信号输出接口、即 DICOM 接口已成为标准数字图像输出接口。利用网线将超声仪器和超声信息系统连接起来,达到数字图像及相关信息实时传输。

5. 超声图文工作站使用一个称为 DICOM 网关的软件部件来实现 DICOM 图像的接收,DICOM 网关常驻系统内存,它使用特定的端口接收来自超声仪器的图像发送请求并接收存储超声仪发送过来的 DICOM 图像。

6. 超声图文工作站的登记过程,就是操作员通过手动输入,或者通过使用 HIS 接口直接用门诊卡(号)或社保卡号或住院号调出患者基本信息并把患者检查项目信息一起保存到超声数据库的过程。

7. 图像采集模块在超声图文工作站里负责控制采集卡完成静动态图像的采集、保存以及进一步编辑处理。由于动态图像的存储容量要求巨大,一般超声图文工作站的图像采集模块都需要集成有实时编码压缩功能,以减小动态图像所占用的存储空间。

8. UIS 在临床实际工作中的主要作用:①规范图像记录和图文报告。②提高效率,降低成本,缩小文档物理存储空间。③有助于科研和教学。④有助于随访和客观法律依据。⑤可用于远程会诊。

五、教学内容

1. DICOM 概念　DICOM 是 digital imaging and communications in medicine 的英文缩写,即医学数字成像和通信标准,是美国放射学会(American College of Radiology,ACR)和美国电气制造协会(National Electrical Manufactures Association,NEMA)为主制定的用于数字化医学影像传送、显示与存储的标准。DICOM 标准从属于医学信息学领域,它负责医学成像设备之间数字信息的交换。因为医学成像设备可以与其他的医学设备互操作,标准的范围需要与医学信息学领域的其他部分重叠。DICOM 标准写明了命令和关联数据的语义,促进了声明兼容性的设备间的互操作性。

2. 超声图像存档与传输超声仪器上最常见的视频输出端口是复合端子,其次为 S 端子,RGB 端子只在一些高端的机器上存在。就图像质量而言,则是 RGB 端子>S-Vide>复合端子。一般情况而言,S-Video 端子的图像质量已经可以满足超声图像的需要。DICOM 接口输出的是全数字信号图像,包括原始信息存储,没有任何失真,可以达到最高图像质量超声图文工作站使用一个称为 DICOM 网关的软件部件来实现 DICOM 图像的接收,DICOM 网关常驻系统内存,它使用特定的端口接收来自超声仪器的图像发送请求并接收存储超声仪发送过来的 DICOM 图像。

3. 超声图文工作站的功能　超声图文工作站是一个基于数据库的应用程序,它集成了数据录入(登记)模块、报告书写、图像采集、科室行政管理等功能模块,以辅助超声科室实现日常工作的数字化和无纸化。

六、知识拓展

现在属于信息社会,网络的功能越来越强大,网络技术在医疗中的作用越来越突出。超声科的报告系统可以通过医院的 HIS 系统与全院联网,PACS 系统可以实现超声图像的全院共享,有助于影像科室之间的相互参考,也有利于临床科室对疾病诊断的理解或指导外科手术。如果超声科报告系统和图像接入 INTERNET 网络系统,可以实现一个城市、区域、国家或国际各医院之间的远程会诊。

七、目标检测

（一）单项选择题

1. PACS 是指：
   - A. 医院信息系统
   - B. 超声信息系统
   - C. 影像存储与传输系统
   - D. 医学数字成像和通信标准系统
   - E. 资源与预约系统

2. DICOM 图像的特点：
   - A. DICOM 图像分辨率由超声仪器输出端口决定
   - B. DICOM 图像分辨率由仪器内置组件决定
   - C. DICOM 图像质量受到仪器图像输出端子类型的影响
   - D. DICOM 图像本身并不含有患者的相关信息
   - E. DICOM 图像质量在传输会发生改变

3. 目前,超声仪器上最常见的视频输出端口是：
   - A. S 端子
   - B. DICOM 端子
   - C. 复合端子
   - D. RGB 端子
   - E. DVI 端子

4. 下列关于超声图文工作站图像采集**错误**的是：
   - A. 超声图文工作站采集的是 DICOM 图像
   - B. 超声图文工作站采集的是模拟图像
   - C. 超声图文工作站图像采集是通过图像采集卡完成的
   - D. 超声图文工作站图像采集可对原始图像进行压缩
   - E. 超声图文工作站上使用视频采集卡可采集静态/动态的图像

5. 下列关于超声报告模板的选项中,**错误**的是：
   - A. 超声报告模板是一套基于超声描述术语库的程序实现方式,主要用于辅助超声医师进行医学超声检查报告的编辑和输出
   - B. 超声报告典型案例模板特点是纯文字模板,使用简单,但是需要超声诊断医师完成超声检查
   - C. 超声报告向导式模板由一系列的标准脏器模板组成,特点是向导式使用,自动调出诊断内容
   - D. 超声报告模板不能缩短医师输入超声报告和初步超声提示的时间,明显提高工作效率
   - E. 不足之处是前期制作较典型案例模板稍费时间

（二）多项选择题

1. 下列关于 DCOM 叙述正确的是：
   - A. DICOM 用"目标导向"的概念来描述医学图像
   - B. DICOM 将每一个影像包裹成为一个物件
   - C. DICOM 将每个影像分为像素数据和影像属性
   - D. 像素数据是通过单纯描述图像上每一个像素点的值来组合成一个医学图像
   - E. 影像属性部分包含了该图像所描述患者的资料信息

2. 下列图像格式属于静态图像格式的为：
   - A. AVI
   - B. TIF
   - C. MPGE4
   - D. JPG
   - E. BMP

3. UIS 在临床实际工作中的主要作用：

    A. 规范图像记录和图文报告   B. 有助于科研和教学

    C. 缩小文档物理存储空间,但成本有所增加   D. 可用于远程会诊

    E. 有助于随访和提供客观法律依据

八、参考答案

（一）单项选择题

1. C   2. B   3. C   4. A   5. D

（二）多项选择题

1. ABCDE   2. BDE   3. ABDE

附：主教材正文思考题及参考答案

1. 简述 PACS 和 HIS 的基本概念及在医院管理中的相对关系。

答:PACS 即影像存储与传输系统(picture archiving and communication system),HIS 即医院信息系统(hospital information system),是医院两大信息系统。PACS 通过软件和硬件连接医院不同的影像设备,以处理相关医学图像为主,存储与管理图像,图像库的再利用和后处理,侧重硬件配备。HIS 通过相关软件和硬件,以处理医院整体信息管理为主,侧重软件支持。

2. DICOM 3.0 标准概要和涉及超声诊断内容是什么?

答:DICOM 标准从属于医学信息学领域,它负责医学成像设备之间数字信息的交换,是医学数字成像和通信标准,用于数字化医学影像传送、显示与存储。DICOM 标准写明了命令和关联数据的语义,促进了声明兼容性的设备间的互操作性。DICOM 3.0 标准中涉及超声的部分,分别规范了超声图像信息对象定义和超声多帧图像信息对象定义。

3. 常用的超声仪器图像输出接口有哪些?

答:目前,超声仪器上最常见的视频输出端口是复合端子,其次为 S 端子,RGB 端子只在一些高端的机器上存在,就图像质量而言,则是 RGB 端子>S-Video>复合端子。

4. 模拟图像与 DICOM 图像对比有哪些优缺点?

答:(1) 与 DICOM 图像相比,模拟图像的优点是:①可实现与超声仪器的图像同步显示,抓取的是实时图像。而 DICOM 图像需要通过网络发送到工作站上,为非实时图像。②模拟图像一般使用计算机通用图像格式存储(JPG,BMP);方便后处理和交流。DICOM 图像的编排和后处理都需要专用软件实现。③可以根据业务需要进行视频录像(动态图像),录像时间长度只受到存储空间的限制,而 DICOM 的动态图像有帧数限制。在采用实时视频压缩技术后,对于现在的硬盘空间而言,模拟图像录像时间几乎可以不受限制。④模拟图像使用的存储空间较小。

(2) 与 DICOM 图像相比,模拟图像的不足之处在于:①模拟图像文件本身并不含有患者的相关信息。②模拟图像的图像质量受到仪器图像输出端子类型的影响,一般情况下模拟图像的质量低于 DICOM 图像,要达到或接近 DICOM 图像的质量,需要使用更加高端的图像采集卡,并且要求仪器上提供高精度的视频输出端口,二者缺一不可。③由于超声仪器输出视频模拟信号的限制,模拟图像的分辨率只能达到 768×576 的级别。DICOM 图像的分辨率由仪器内置的 DICOM 组件决定,可以达到更高的分辨率。

（简燕进 闫国珍）

九、 实训指导

超声图像传输与存储

（一）实训目的和要求

1. 掌握　超声图像传输与存储的方法及内容。

2. 熟悉　超声图文工作站内容及临床应用价值。

3. 了解　医院 PACS 和 HIS 系统基本概念。

（二）实训设备和材料

1. 超声图文工作站。

2. PACS 和 HIS 系统（可院校共享）。

3. 数字资源中的影视材料。

（三）实训内容和方法

1. 教师示教实训内容及方法

（1）演示法：教师示教超声科室管理、超声报告书写、超声图像存储与分析等超声图文工作站内容。

（2）项目教学法：在教师指导下学生分别就登记与超声报告形式输出、超声图文工作站图像采集模块、超声图文工作站的图像存储及调阅等具体项目进行操作实践且师生同步点评。

（3）影视教学法：根据影视教学资料进行超声图像传输与存储内容讲解。

2. 学生分小组上机操作实践

（1）每 1~2 人一机应用教学软件模拟操作实践，体验超声图像传输与存储基本操作流程与工作过程。

（2）教师巡视辅导解惑答疑，师生互动交流讨论分享学习成果。

（四）实训评价和思考

1. 分析讨论实训过程中存在的理解与操作实践不当等问题。

2. 独立完成实训报告（思考超声信息系统在临床实际工作中的主要作用）。

3. 学校如暂无超声图像传输与存储设备或软件，可去企业或医院见习完成此项实训内容。

（五）实训时数

2 学时。

（周进祝　简燕进　闫国珍）

第二十章　超声仪器维护与保养

一、学习目标

1. 掌握　主机和探头的日常维护与保养;超声检查室的环境要求。
2. 熟悉　探头的科学清洁与消毒。
3. 了解　超声耦合剂的合理选用。

二、教学重点

1. 主机的日常维护与保养。
2. 超声检查室的环境要求。

三、教学难点

1. 探头的日常维护与保养。
2. 探头的清洁与消毒方法。

四、学习指南

（一）课前学习

1. 预习教材中相关内容,了解知识的前后关系和内在联系,对所学知识有一个初步认识,提高课堂的听课效率。

2. 对本章节在学习中要用到的基础知识(如超声诊断仪的基本原理、基本结构、基本电路等),课前要进行复习,为本章节学习打好基础。

（二）课中学习

1. 学习方法　认真听课,紧跟老师的授课思路,边听边记忆,尤其是在预习中不懂的内容重点听讲,认真做好必要的笔记,对没听懂的内容做个标记,课后向老师进一步请教。教师演练看仔细,操作体会多动手,平时实验实习多结合。

2. 学习重点

（1）超声诊断仪属于精密的大型仪器,若工作环境条件差,忽视日常的维护保养与仪器清洁,均可以使超声仪器的故障率增加、使用寿命缩短。

（2）超声诊断仪的日常维护主要包括主机的维护和探头的维护。超声主机的维护和保养从仪器的防尘、防潮和使用安全性出发,重点在于日常检查和清洁,主要包括稳压电源的检查,系统空气过滤器、防尘网等进行检查和清洁,超声诊断系统及外围设备的经常清洁和维护等。超声探头作为超声信号发射和接收超声波的主要部件,属于精密器件,在日常使用过程中应特别注意轻拿轻放,避免撞击、掉落,使用间隙及时冻结,使用后及时擦除多余的耦合剂并清洁探头表面等,以延长探头的使用寿命。

（3）超声探头属于频繁地直接与患者的皮肤或黏膜接触的医疗器械,必须达到消毒水平,最大限度地避免交叉感染。应根据探头的类型、使用部位和消毒需求严格进行清洁、消毒、灭菌。

（4）为使声束有效进入人体,顺利进行超声检查,必须使用超声耦合剂。传统医用超声耦合剂必须符合 YY 0299—2008 的规定。有更高消毒需求的,还可选择医用消毒超声耦合剂,或者专用的密封包装灭菌耦合剂。

（5）超声检查室是超声诊断仪存放和工作的场所,应特别注意通风、控温、防漏电、防尘、防潮、防磁场,以避免仪器受到温度、灰尘、电源波动和磁场干扰等因素的影响。

（三）课后学习

1. 对本章节所学过的内容进行梳理和总结,加深对理论的理解、记忆,对本章节所涉及的各类知识进行归纳整理,形成一个完整的知识链,将所学知识牢记心中。

2. 独立认真完成课后作业。

3. 在以后的实验实训中注意对仪器的维护和清洁保养,出现问题及时用所学知识进行排查。

4. 可通过在线精品课程、慕课、微课、网络、图书馆等,对本章节知识的新进展、新规范以及新的知识点进行进一步学习和提高。

五、教学内容

（一）主机的维护与保养

1. 检查稳压电源的可靠性需要专线供电,且应有固定的接地装置,定期检查。

2. 清洁系统空气过滤器每周对系统空气过滤器、防尘网等进行检查并按需进行清洁,尽可能减少灰尘对元器件的损坏。

3. 清洁和维护超声诊断系统及外围设备包括清洁显示屏、操作控制界面、仪器外壳等。

（二）超声探头的日常维护与保养

1. 超声探头作为超声信号发射和接收超声波的主要部件,又属于精密器件,它的损坏将使超声诊断设备无法正常使用。正确使用、维护、保养探头对于确保超声设备正常使用,保证超声图像质量尤为重要。

2. 探头的维护不仅是要保护探头的晶体振元、匹配层和声透镜等重要元件,也要保护导线、外壳和护套装置。在日常使用过程中应特别注意轻拿轻放,避免撞击、掉落,避免用力拉扯、缠绕、弯折、碾压导线,使用间隙及时冻结,使用后及时擦除多余的耦合剂并清洁探头表面等,以延长探头的使用寿命。

（三）超声探头的清洁与消毒方法

超声探头频繁地直接与被检查者的皮肤或黏膜接触,具有传播微生物的潜在威胁,有可能引起疾病传播,直接影响受检者和操作者的安全。使用仪器防护隔离装置和正确仔细地清洁消毒探头是有效防止因超声探头引起院内感染的重要保障。

凡接触皮肤和黏膜的医疗器械、器具和物品必须达到消毒水平。《基层医疗机构医院感染管理基本要求》中规定:①超声探头(经皮肤、黏膜或经食管、阴道、直肠等体腔进行超声检查)必须做到一人一用一消毒或灭菌、外套隔离膜等。②每班次检查结束后,须对探头进行彻底清洁和消毒处理,干燥保存。

按照斯波尔丁分类原则(Spaulding classification),通常将医用探头分为低度风险、中度风险及高度风险三类:①接触完整皮肤的医用超声探头属于低度风险医用超声探头(例如腹部探头、心脏探头等),须做到一人一用一清洁一消毒。②接触黏膜或者不完整皮肤的医用探头属于中度风险医用超声探头(例如腔内探头 TRUS、TVUS 等),须做到一人一用一清洁一消毒、外套无菌膜,检查完毕须对探头进行有效的清洁和消毒。③接触无菌组织、器官或者无菌医疗操作区域的医用探头属于高度风险医用超声探头(例如术中探头、血管内探头、支气管内探头等),须做到一人一用一清洁一灭菌、外套无菌膜,使用前必须达到灭菌水平。

(四)耦合剂的合理选用

1. 超声耦合剂的概念。

2. 超声耦合剂的作用。

3. 如何选择合格的超声耦合剂《医用超声耦合剂的行业标准》YY0299—2008;传统超声耦合剂应具备的特性;医用消毒超声耦合剂的特点。

(五)超声检查室的环境要求

1. 原则通风、控温、防漏电、防尘、防潮、防磁场。

2. 供电要求　供电电源要稳压、可靠,符合仪器要求,一般为 220V,50Hz 交流电,专线供电;正确连接零线和火线;地线必须接地,切实防止漏电、电击。

3. 防止高频电干扰　超声诊断仪应避开电磁信号干扰,周围无配电装置、X 射线装置等干扰,远离高磁场环境;高压电源开关触点、高频电发射、电焊接、高频及中频理疗、短程无线电话、手机通话等,均可经探头及电缆感应进入超声放大系统而成为声像图上的噪声,严重时可致图像模糊。

4. 超声检查室消毒　超声检查室作为人流密集且复杂的公共场所,需保持必要的清洁,进行合适的消毒。

(1) 一般消毒:包括每天 1 次紫外线消毒,每天擦拭与打扫,污染物、污染地面消毒应立即清除、擦洗,可使用“空气净化机”进行空气消毒。

(2) 介入性超声室:除以上一般消毒外,还需每周彻底清洁消毒 1 次。

六、案例分析

某医院超声科为节省开支,平时经常用廉价的皱纹卫生纸擦拭探头上的耦合剂,结果导致探头外层保护罩橡皮边缘逐渐磨损、剥落,内层暴露,探头因此损坏而无法修复。另一家医院超声科的某工作人员,为清洁消毒探头,经常用 75% 酒精棉擦拭探头,结果探头外层保护罩橡皮也出现了脱胶开裂和变形老化。昂贵的超声探头为何如此“脆弱”? 我们该如何正确地维护与保养它呢?

1. 损坏原因分析

(1) 超声探头表面有一层声透镜,用粗糙纸张擦拭探头上的耦合剂,或用尖锐的器具(包括戒指)触碰探头时,往往会损伤声透镜,使声透镜的声束聚焦受到影响,声束穿透力下降。皱纹卫生纸擦拭探头,还会损伤外层保护罩,使保护罩上的橡皮逐渐老化、磨损、剥落。

(2) 医用酒精会使橡胶老化,损坏探头部分组件。

2. 正确保护方法　探头使用完毕,一定要及时将探头上残留的耦合剂擦拭干净,以防损坏透镜。清洁探头时,可用较温和的洗涤剂和湿润的柔软抹布清洁。对于耦合剂干结的情况,应先湿润软化耦合剂再用软布轻轻擦掉。探头的消毒建议用戊二醛溶液,不建议用使用含酒精的消毒剂进行探头消毒和清洁。

七、目标检测

（一）单项选择题

1. 放置超声诊断仪的工作环境条件,以下哪项是**错误**的:
   A. 超声监视器避免阳光直射
   B. 设备应避免放置在高温,潮湿的环境
   C. 超声设备的接地可直接用三头插座中的地线
   D. 超声设备要求使用稳压电源
   E. 要远离电场,高磁场

2. 对超声诊断仪的日常维护与保养,以下哪些是**不恰当**的:
   A. 防尘,保持室内清洁
   B. 防潮,经常开机
   C. 使用带地线的三相电源,不必再接专门的地线
   D. 防高温,避免阳光直晒
   E. 减少震动

3. 超声仪器的日常维护和保养中必须重视防尘工作,以下做法**有误**的是:
   A. 在超声检查室铺设地毯并使用一次性鞋套
   B. 可用清洁软布擦拭清洁控制面板
   C. 可用 LCD 专用液体屏幕清洁剂清洁超声显示屏幕
   D. 用清水冲洗过滤器,并马上安装回超声诊断仪
   E. 使用细软刷轻轻刷掉或用真空吸尘器吸掉过滤器上的灰尘

4. 以下**不符合**超声耦合剂选择条件的是:
   A. 声衰减系数小,透声良好　　　　　B. 声阻抗介于探头的面材与皮肤之间
   C. 油性高分子材料　　　　　　　　　D. 黏稠性适宜,润滑性能好
   E. 水性高分子凝胶

5. 下列对超声诊断仪的维护保养,哪项是**错误**的:
   A. 防尘　　　　　　　　　B. 防潮　　　　　　　　　C. 防高温
   D. 减少震动　　　　　　　E. 可自行拆卸机器研究内部结构

（二）多项选择题

1. 使用 70% 异丙醇消毒液清洁探头时,可清洁以下哪些部位:
   A. 探头外罩　　　　　　　B. 导线护线套　　　　　　C. 导线
   D. 探头接口外壳　　　　　E. 探头透镜

2. 关于探头的维护与保养,以下说法正确的是:
   A. 使用过程中必须小心轻放,不可让探头跌落,避免碰到尖锐物体
   B. 避免用力拉扯、缠绕、弯折连接探头的导线
   C. 不用时最好冻结图像
   D. 检查结束后应及时清洁探头上残留的耦合剂
   E. 探头消毒最好用高温消毒

3. 关于超声检查室室内消毒,以下做法正确的是:
   A. 每天进行紫外线消毒
   B. 开启“空气净化器”消毒室内空气

C. 可用0.5%氯己定或0.5%苯扎溴铵擦洗污染地面

D. 可用甲醛及过氧乙酸消毒污染地面

E. 可使用2%~3%苯酚消毒污染地面

4. 以下超声诊断仪机房环境**错误**的是：

A. 冬天要空调升温　　　　B. 夏天要空调降温　　　　C. 机房内要防尘

D. 可在机房内烧开水　　　E. 机房内光线要明亮

八、参考答案

（一）单项选择题

1. C　　2. C　　3. D　　4. C　　5. E

（二）多项选择题

1. AD　　　　2. ABCD　　　3. ABCE　　　4. DE

附：主教材正文思考题及参考答案

1. 如何做好超声主机的日常维护与保养？

答：（1）定期检查稳压电源的可靠性：专线供电，接地装置是否符合要求。

（2）每周对系统空气过滤器、防尘网等进行检查并按需进行清洁。

（3）清洁和维护超声诊断系统及外围设备：

1）清洁显示屏幕：先用无绒软布擦除灰尘；然后将LCD专用液体屏幕清洁剂喷洒在清洁布上，将屏幕擦拭干净；再用无绒软布擦干屏幕。

2）清洁控制面板：先用棉签或牙签除去按键或控件周围的任何固体物质，以确保不会将固体物质推到机箱内；再用蘸有肥皂水的湿润软布擦拭。

3）清洁轨迹球：松开轨迹球周围的压环，将轨迹球从安装区域取出，用无绒布或小刷子清洁轨迹球和安装区域，将轨迹球放回安装区域，最后，将压环重新卡上。

4）用蘸有肥皂水的湿润软布擦拭系统和手推车的其余外表面。

5）用浸有净化水的布擦去所有残留物；再用软布擦干或用机器风干，以防腐蚀。

6）如果设备上沾染了血迹或传染性物质，则需对系统表面和设备进行消毒。

2. 如何做好超声探头的日常维护与保养？

答：在探头的日常维护和保养中，应注意：

（1）使用前认真阅读探头使用说明书，严格遵守探头的使用规定。

（2）使用前应认真检查探头外壳、线缆是否有破损。

（3）轻拿、轻放、不磕碰，在运输、保管过程中应使用原厂家的探头包装盒或用软布包好超声探头。

（4）探头导线不折、不缠绕。

（5）不用就冻结，做完患者检查后及时按下冻结键，也可以在系统设置中进行配置，让键盘在一段时间没有操作后就自动冻结。

（6）及时清洁探头表面。

（7）选用合格的耦合剂。

（8）减少导线护线套位置所受的应力。

（9）探头的消毒应严格按照说明书操作。

3. 如何避免受检者因超声检查而引起交叉感染？

答：为避免受检者交叉感染，在超声检查中应做好超声检查室的环境消毒和探头消毒。经皮肤超声检查的常规探头,须做到一人一用一清洁一消毒。经体腔进行超声检查的探头(直肠内探头、阴道内探头),须做到一人一用一清洁一消毒、外套无菌膜。手术中超声探头(食管内探头、术中探头、腹腔镜内探头),须一人一用一清洁一灭菌、外套无菌膜。

4. 超声检查室的环境有何要求,如何才能达到要求?

答:超声检查室的环境应特别注意通风、控温、防漏电、防尘、防潮、防磁场。

(1) 超声检查室选位时应远离多尘、多烟区、远离放射科、理疗室、电话总机房、广播室等,更不能放置在通风不良、阴暗潮湿的地下室。

(2) 室内房顶、地面、墙壁均不得有粉尘脱落或扬尘。

(3) 室内配备空调、去湿机、电风扇等设备用以降温、防潮、通风等。

(4) 超声诊断仪设备的供电要求稳压、可靠,供电电源要符合仪器要求,一般为220V±10%、50Hz 交流电;最好专线供电,可选择用安装交流净化稳压电源,其外负载功耗应不大于稳压器输出最大功率的90%。

(5) 超声诊断仪应避开电磁信号干扰,周围无配电装置、X 射线装置等干扰,远离高磁场环境。

(陈益红　韦中国)

九、实训指导

超声仪器维护与保养

(一) 实训目的和要求

1. 掌握　超声主机和探头的日常维护与保养。
2. 熟悉　超声诊断仪的工作环境。
3. 了解　超声耦合剂的合理选用。

(二) 实训设备和材料

1. 仪器

(1) B 型超声诊断仪、彩色多普勒超声诊断仪。

(2) 废旧超声探头数把。

2. 超声耦合剂。

3. 卫生纸、无绒软布、小刷子、清洁剂。

4. 超声诊断仪用户使用说明书。

5. 影像资料　数字教材资源(教学 PPT 课件、操作视频)、多媒体教学资料、案例分析等。

(三) 实训内容和方法

1. 教师示教实训内容及方法

(1) 分组讨论法:让学生分组观察超声实训室及实验用仪器设备,评价学校或医院超声室的环境是否符合要求,每组形成一份评价报告。

(2) 演示法:演示讲解超声诊断仪日常维护与保养的方法和注意事项;演示讲解超声探头的维护与保养及使用中的注意事项。

2. 学生分组操作实践

(1) 学生按照5~6 人/小组进行分组,组内同学分工,由不同学生分别完成超声仪器和超声探头的简单维护与保养、完成探头的擦拭消毒,并由其他同学做好记录。最后汇总组长发言总结如何做好日常超声诊断仪和超声探头的维护与保养及使用注意事项。

（2）案例讨论法：利用实训室中废旧超声仪器和探头构建（还原）损坏案例，讨论正确使用和维护的方法。

3. 播放数字教材视频，展示说明书中相关内容页面，解答学生提问。

（四）实训评价和思考

1. 分析讨论实训过程中的问题，自评达到了哪些预期的实训目的和要求。

2. 完成实训报告（评价超声实训室的环境，评价组内同学的操作）。

3. 教师针对学生操作过程中所存在的问题及原因和实训报告中的共性问题择机点评，提出改进的办法和措施。

（五）实训时数

2 学时。

（陈益红　韦中国　周进祝）